# 普外科诊疗与监护技术

主　编　金振美　郭辛翔　田英　娄晓梅
　　　　李林芳　刘建捷　程帆　刘衫衫

吉林科学技术出版社

图书在版编目（CIP）数据

普外科诊疗与监护技术 / 金振美等主编. -- 长春：
吉林科学技术出版社, 2021.9
ISBN 978-7-5578-8565-6

Ⅰ.①普… Ⅱ.①金… Ⅲ.①外科 – 疾病 – 诊疗②外
科 – 疾病 – 护理 Ⅳ.①R6②R473.6

中国版本图书馆CIP数据核字(2021)第163390号

## 普外科诊疗与监护技术

| | |
|---|---|
| 主　　编 | 金振美　郭辛翔　田英　娄晓梅　李林芳　刘建捷　程帆　刘衫衫 |
| 出 版 人 | 宛　霞 |
| 责任编辑 | 史明忠 |
| 封面设计 | 周砚喜 |
| 制　　版 | 山东道克图文快印有限公司 |
| 幅面尺寸 | 185mm×260mm |
| 开　　本 | 16 |
| 印　　张 | 15.75 |
| 字　　数 | 260千字 |
| 页　　数 | 252 |
| 印　　数 | 1-1 500册 |
| 版　　次 | 2021年9月第1版 |
| 印　　次 | 2022年5月第2次印刷 |

| | |
|---|---|
| 出　　版 | 吉林科学技术出版社 |
| 发　　行 | 吉林科学技术出版社 |
| 地　　址 | 长春市净月区福祉大路5788号 |
| 邮　　编 | 130118 |
| 发行部传真／电话 | 0431-81629529　81629530　81629531 |
| | 81629532　81629533　81629534 |
| 储运部电话 | 0431-86059116 |
| 编辑部电话 | 0431-81629518 |
| 印　　刷 | 保定市铭泰达印刷有限公司 |

| | |
|---|---|
| 书　　号 | ISBN 978-7-5578-8565-6 |
| 定　　价 | 68.00元 |

# 编 委 会

# 目　录

# 第一章　胸膜疾病

## 第一节　胸腔积液

胸腔积液是指各种原因使胸腔内液体产生增多或吸收减少，超出正常范围而形成的一种病理状态。它并不是一种疾病，而是体内一种或多种疾病伴发的胸膜反应。胸膜腔是位于肺和胸壁之间的一个潜在的腔隙。正常情况下，胸膜腔内有3~15mL的微量液体，在呼吸运动时起润滑作用，其产生和吸收处于动态平衡状态。病理情况下，加速胸腔内液体产生或吸收减少时，均可出现胸腔积液（pleural effusion），一般分炎症性渗出液和非炎症性漏出液两大类。

### 一、诊断

#### （一）症状与体征

1. 症状　呼吸困难是最常见的症状，可伴有胸痛和咳嗽。呼吸困难与胸廓顺应性下降、患侧膈肌受压、纵隔移位、肺容量下降刺激神经反射有关。病因不同，其症状有所差别。结核性胸膜炎多见于青年人，常有发热、干咳、胸痛，随着胸腔积液量的增加胸痛可缓解，但可出现胸闷、气促。恶性胸腔积液多见于中年以上患者，一般无发热，胸部隐痛，伴有消瘦和呼吸道或原发部位肿瘤的症状。炎性积液多为渗出性，常伴有咳嗽、咳痰、胸痛及发热。心力衰竭所致胸腔积液多为漏出液，有心功能不全的其他表现。肝脓肿所伴右侧胸腔积液可为反应性胸膜炎，亦可为脓胸，多有发热和肝区疼痛。症状也和积液量有关，积液量少于300~500mL时症状多不明显，大量积液时心悸及呼吸困难更加明显。

2. 体征

（1）患侧胸廓饱满，呼吸运动减弱。

（2）纵隔、气管向健侧移位，癌性胸腔积液时气管向患侧移位。

（3）患侧语颤减弱、叩诊呈实音、呼吸音减弱或消失。

（4）积液量多时，患者呼吸加快。

（5）部分患者有消瘦、杵状指（趾）、锁骨上淋巴结肿大和腋下淋巴结肿大等恶性胸腔积液的表现。

（二）辅助检查

1. 胸部X线检查

（1）少量积液（<300mL）仅见肋膈角变钝，应借助透视和侧位斜胸片确定。

（2）中等量积液表现为中下肺野大片状均匀密度增高阴影，阴影上缘外高内低，凹面向上，基底部与纵隔相连，两侧与纵隔和胸膜相连。

（3）大量积液表现为患侧肺野为致密均匀阴影，纵隔移向健侧。

（4）叶间包裹积液表现为叶间边缘光滑梭形阴影。

（5）肺底积液表现类似横膈抬高，可借助侧卧位胸片鉴别，侧卧位见积液散开而膈肌显示。

2. 超声波检查　有助于胸液的诊断和定位。

3. 胸液检查

（1）常规检查：主要包括胸腔积液的外观、比重、Rivalta试验、细胞计数与分类等。

（2）生化检查：主要包括蛋白质定量、葡萄糖定量、pH测定、酶学测定、癌胚抗原（carcinoembryonic antigen，CEA）、胆固醇、血清糖链抗原（CA50、CA125、CA199）、透明质酸（hyaluronic acid，HA）测定等。

除根据胸液常规和生化检查将胸液分为漏出液和渗出液两大类（表1-1）外，符合下列3项中任何一项可称为渗出液：

1）胸液蛋白含量与血清蛋白含量比值>0.5。

2）胸液乳酸脱氢酶（lactate dehydrogenas，LDH）／血清LDH比值>0.6。

3）胸液LDH>200U／L或>正常血清LDH最高限的2／3。

表1-1　漏出液和渗出液鉴别

| 项目 | 漏出液 | 渗出液 |
| --- | --- | --- |
| 常见病因 | 充血性心力衰竭，缩窄性心包炎上腔静脉综合征，黏液性水肿，肝硬化，肾炎，肾病综合征，腹腔透析，低蛋白血症，Meig综合征 | 感染性疾病，肿瘤，结缔组织病，心肌梗死后综合征，肺梗死（部分），胰腺炎，胰腺囊肿，食管穿孔，尿毒症，变态反应性疾病 |
| 外观 | 清，常呈淡黄色 | 微浊或浑浊，可为草黄色、脓性、血性、乳糜性 |
| 比重 | <1.108 | >1.108 |
| Rivalta试验 | 阴性 | 阳性 |
| 蛋白定量 | <30g／L | >30g／L |

| 项目 | 漏出液 | 渗出液 |
|------|--------|--------|
| 细胞数 | $< 10 \times 10^7 / L$，主要为内皮细胞 | 常$> 50 \times 10^7 / L$，急性炎症以中性粒细胞为主，慢性炎症、肿瘤以淋巴细胞为主 $> 200U / L$ |
| LDH | $< 200U / L$ | 可找到病原菌 |
| 病原体 | 无致病菌 | |

（3）免疫学检查：

1）T淋巴细胞及其亚群测定：结核性胸腔积液$CD_4^+ / CD_8^+$比值增高，恶性胸腔积液$CD_4^+ / CD_8^+$的比值明显降低。

2）体液免疫：抗PPD抗体、抗分枝杆菌A60抗体、抗分枝杆菌P32抗体，结核性胸腔积液均显著高于非结核性胸腔积液。

（4）细胞学检查：

1）脱落细胞检查：50%以上的恶性胸腔积液可经细胞学检查而确诊。

2）染色体检查：恶性胸腔积液多数为非整倍体，并可出现染色体结构异常。

（5）病原体检查：渗出液离心沉淀可找到病原菌，进一步作需氧和厌氧菌培养。

4. 胸部CT检查　能显示极少量或局限性胸腔积液，亦能显示肺部和纵隔病变与胸膜和积液的关系。

5. 胸膜活检　经皮针刺胸膜活检或胸腔镜胸膜活检，对原因不明的胸腔积液病因诊断很有帮助。胸腔积液的性质与有关病因，见表1-2。

表1-2　胸腔积液性质与有关病因

| 胸液性质 | 病因 |
|---------|------|
| 中性粒细胞增多 | 化脓性感染、膈下脓肿、早期结核、肺梗死、胰腺炎 |
| 嗜酸性粒细胞增多 | 反应性胸膜炎、气胸、胸部创伤、肺梗死、寄生虫感染、真菌感染（组织胞浆菌、放线菌、球孢子菌）、病毒感染 |
| 淋巴细胞增多 | 恶性病变、结核、真菌、黏液性水肿、消散期肺炎 |
| 间皮细胞增多 | 恶性胸膜间皮瘤 |
| 血性 | 损伤、肿瘤、肺梗死、结核、病毒、出血性疾病 |
| 乳糜样 | 胸导管损伤、肿瘤、结核 |
| 葡萄糖减少 | 化脓性、结核性胸膜炎，类风湿关节炎 |
| 淀粉酶增高 | 急性胰腺炎、恶性肿瘤、食管破裂 |

| 胸液性质 | 病因 |
| --- | --- |
| 腺苷脱氨酶增高 | 结核性、化脓性胸膜炎，肺吸虫病 |
| 癌胚抗原增高 | 恶性病变 |
| 胆固醇增多>226mmol／L | 慢性感染、长期积液、胸膜增厚 |

（三）诊断要点

1. 确诊存在胸腔积液

（1）少量胸腔积液时常无明显症状，大量胸腔积液时患者可有气促、胸闷、心悸。

（2）随着积液量的增加，体检可见患侧胸廓饱满，呼吸动度减弱，气管向健侧移位，叩诊胸部呈浊音或实音，听诊呼吸音减弱或消失。

（3）X线检查：积液量<300mL时可见肋膈角变钝，包裹性积液可呈圆形或梭形密度增高影。

（4）CT检查可见积液或积液所掩盖的病变。

（5）超声波检查可见肺部积液征。

（6）诊断性胸腔穿刺抽出液体。

2. 胸腔积液性质判定　　根据外观和实验室检查区分胸腔积液为渗出液或漏出液。通常用于区别漏出液和渗出液的指标为测定胸腔积液中的蛋白含量和LDH含量，即Light标准。根据该标准，符合以下一个或一个以上标准的为渗出液。

（1）胸腔积液中的蛋白与血浆中蛋白的比值>0.5。

（2）胸腔积液中的LDH与血清中的LDH的比值>0.6。

（3）胸腔积液中的LDH>2000U／L。

漏出液常见于充血性心力衰竭、肾病综合征、肝硬化、低蛋白血症、甲状腺功能减退症、腹膜透析、上腔静脉阻塞、缩窄性心包炎、肺不张等。渗出液常见于结核性胸膜炎、肺炎、恶性肿瘤和结缔组织病等。

（四）鉴别诊断

1. 结核性胸膜炎　　是最常见的病因，多有发热、盗汗等结核中毒症状，以年轻患者为多，结核菌素试验阳性，体检见胸腔积液体征，胸液呈草黄色，淋巴细胞为主，腺苷脱氨酶（adenosine deaminase，ADA）活性明显高于其他原因所致的胸腔积液。

2. 恶性肿瘤侵犯胸膜引起的胸腔积液　　多呈血性、大量、增长迅速，乳酸脱氢酶>500U／L，常由肺癌、乳腺癌转移至胸膜所致，结合胸液脱落细胞学检查、胸膜活检、胸部影像学检查、纤维支气管镜等，有助于证实诊断。

3. 化脓性胸膜炎　　常表现为高热、消耗状态、胸胀痛，胸液中白细胞高达$10 \times 10^9$

／L， LDH >500U／L和葡萄糖含量降低＜1.11mmol／L。

4. 心、肝、肾或营养不良性疾病引起的胸腔积液 液体检查为漏出液，一般可有相关疾病的征象，诊断不难。

## 二、治疗

### （一）一般治疗

排出胸腔积液以减轻呼吸困难。慢性脓胸（病程3～6个月）应加强全身支持疗法；有血胸者，可输新鲜全血，以纠正失血性休克，并有协助止血的功能。乳糜胸乳糜液丢失率低于每小时0.25mL／kg者，可给予非手术治疗。

### （二）药物治疗

1. 抗结核治疗 给予正规的抗结核药物治疗。

2. 糖皮质激素 一般不常规应用，适应证为结核中毒症状明显、胸腔积液量较多或有积液分隔、包裹趋向时，应在抗结核药物治疗有效的基础上加用小剂量糖皮质激素，如泼尼松（强的松）每日15～30mg，分次口服，疗程不超过4～6周，症状得到控制后尽早减量、停药。

3. 化疗 小细胞肺癌（small cell carcinoma，SCLC）、恶性淋巴瘤、睾丸癌、乳腺癌等对化疗较敏感，由此引起的胸腔积液可采用全身化疗。

4. 抗生素 如为急性脓胸，应选用敏感抗菌药物控制感染。

### （三）胸腔局部治疗

1. 胸膜腔穿刺抽液 一般每周抽取胸腔积液1～2次，尤其是中等量以上胸腔积液患者，每次不宜超过800～1000mL，抽液速度不宜过快，否则发生肺水肿。

2. 局部化疗 适用于所有恶性胸腔积液患者，可采用肋间切开引流尽可能地将胸腔积液排空，经引流管注入抗癌药物，如顺铂40～80mg，或多柔比星30mg，或氟尿嘧啶750～1000mg等，既有杀灭癌细胞作用，又可以引起胸膜粘连。

3. 胸膜粘连术 向胸膜腔内注射高糖、四环素（每次<2g）或滑石粉（每次<5g）等，使胸膜形成无菌性炎症导致粘连，胸膜腔闭锁。在胸膜粘连术之前，必须尽可能减少胸腔积液量，以使脏层与壁层胸膜得以粘连。

4. 胸膜腔插管引流 对血胸患者给予胸膜腔插管引流，可动态观察有无活动性出血及其出血速度，并彻底排出积血。

### （四）手术治疗

慢性脓胸患者经药物治疗不能闭合脓腔者，可给予胸膜剥脱术和胸廓改形术以闭塞胸膜无效腔；有支气管胸膜瘘或一侧肺毁损者宜行手术切除。血胸外科手术治疗的适应证如下。

1. 病情凶险，24小时内胸腔引流量>1000mL者或每小时持续引流量>150mL者，血色鲜红，抽出静置后迅速凝固者。

2. 补充血容量后休克仍难以纠正者。

3. 持续胸膜腔引流，仍有活动性出血者。

4. 疑有凝固性血胸或胸膜腔积血难以引流者。

乳糜胸经非手术治疗无效的，可行胸导管结扎术。

（五）放射治疗

恶性肿瘤引起的乳糜胸患者可给予纵隔照射疗法，可使1／3～1／2的乳糜胸患者获得症状缓解。由淋巴瘤及其他放疗敏感的肿瘤阻塞纵隔淋巴结或淋巴管而形成的胸腔积液，可应用放疗。

（六）常见病因引发的胸腔积液及治疗

1. 恶性胸腔积液的病因及治疗

（1）病因：恶性肿瘤常伴发胸腔积液，有尸检显示15%死于恶性肿瘤者存在胸腔积液。约50%因胸腔积液就诊的患者最终被证实为恶性胸腔液体。肺癌和乳腺癌是胸膜转移最常见的恶性肿瘤，占恶性胸腔积液原发病的50%～65%。恶性胸腔积液常表现为渗出液，有调查显示42%～72%的渗出性胸腔积液为恶性肿瘤所致。

（2）治疗：

1）一般原则：对恶性胸腔积液的治疗首先应积极治疗原发病，如小细胞肺癌对化疗敏感，乳腺癌激素治疗有效等。对胸腔积液的局部处理目的多在于缓解症状。具体措施常根据积液量、症状严重程度、患者的预期寿命和体力状况决定。美国和英国胸科联合会关于治疗恶性胸腔积液的指南推荐：如患者无症状，则以观察为主。对呼吸困难明显，一般首先进行治疗性胸腔穿刺抽液，观察抽液后呼吸困难的缓解情况及积液的消长。对抽液后呼吸困难缓解、积液复长较慢的，可继续密切观察；对抽液后呼吸困难不缓解的，应考虑其他原因引发的呼吸困难，如癌性淋巴管炎、肺陷闭（trapped lung）、肺血栓形成或肿瘤性肺栓塞。对积液复长较快的可选择进一步的治疗措施。对大量胸腔积液伴纵隔移位者，也可直接选择胸廓造口插管引流或胸膜粘连术治疗。对预期寿命较短，体力状态差的患者推荐只进行反复胸腔穿刺抽液缓解呼吸困难。

2）胸膜粘连术治疗：进行胸膜粘连术前应对肺的膨胀状态进行评估。有些患者因肿瘤阻塞主支气管导致肺不张或广泛的胸膜浸润导致肺陷闭，不易行胸膜粘连术。凡大量胸腔积液，却不出现纵隔向健侧移位，或抽净胸腔积液后肺不复张的，均提示肺膨胀状态差，可进一步行纤维支气管镜或胸腔镜检查了解支气管阻塞及胸膜浸润情况。

许多药物可用于对恶性胸腔积液进行胸膜粘连治疗，但无菌滑石粉（2.5～10g）最为有效，有效率可达93%，高于四环素及抗肿瘤药物博莱霉素等。首选的方法是经内科胸腔镜术或电视胸腔镜术（video-assisted thoracoscopic surgery， VATS）以粉末的形式向胸腔内吹入滑石粉。具体方法是全面清除胸腔积液，并将粘连溶解后，通过胸腔镜的工作孔向胸腔内吹入不含石棉的无菌滑石粉。直视下确保滑石粉均匀地分布在所有的胸膜表面。也可经胸腔导管以混悬液的形式给药。局部麻醉下，插入胸腔引流管，经水封瓶闭式引流或负压吸引，24小时内使胸腔积液减少至50mL以下。之后经胸腔引流管胸腔内注入滑石粉混悬液（无菌滑石粉4～5g +2%利多卡因10mL+生理盐水40～90mL），随后夹管。嘱患者1小时内每10分钟变动体位1次，使药物均匀分布在胸膜表面。12小时后开夹管并负压吸引，直至24小时引流积液量在100～150mL。如48～72小时后每24小时积液引流量仍大于250mL，可以等剂量滑石粉再灌注1次。滑石粉治疗的不良反应有胸痛、发热、低血压、心动快速、低氧血症、急性呼吸窘迫综合征（acute respiratory distress syndrome，ARDS）等。术后应进行心电、呼吸、血压、血气监护。剧烈胸痛者可给予镇痛治疗。发热体温多不超过38℃，且多在2日内消失。滑石粉导致胸膜粘连的机制在于通过对胸膜的物理性刺激，引起强烈的胸膜炎症反应，促进胸膜纤维化和肉芽肿形成，最终导致胸膜腔闭锁。因此，有学者主张在滑石粉胸膜粘连术后应尽量避免应用激素等抗炎药物，以免降低疗效。

胸膜粘连术可能因操作者技术原因或患者原因（存在潜在肺膨胀不全）而失败。失败的病例多在行粘连术后短期内胸腔积液复发。对此类患者，根据不同情况，可选择再次胸膜粘连、反复胸腔穿刺引流、置管引流或胸腹腔分流术治疗。

3）肺癌引起胸腔积液的化疗：胸腔内局部注射化疗药物，以期控制胸腔积液生长是近年来肿瘤治疗领域的一个热点。应选择在胸腔内浓度较高，而全身性毒性反应低的药物。比较常用的药物如下。

博来霉素：博来霉素是从链霉菌轮枝孢菌属中分离出的抗肿瘤抗生素，本身能抑制DNA合成，是一种杀瘤和抑瘤的细胞毒性药物，同时它有轻度的胸膜腔硬化作用，形成壁层胸膜与脏层胸膜的粘连，所以胸腔内注射后疗效可能要高于其他药物。应用方法：胸腔穿刺或导管引流后，经B超检查证实胸腔积液量估计小于100mL时，胸腔内注射博来霉素60mg+生理盐水50mL+2%利多卡因5mL+地塞米松5mg。嘱患者分别取患侧卧位—健侧卧位—仰卧位—俯卧位—直立位，在胸腔内注射药物后的2小时内每15分钟变换1次体位，重复2次，以便药物在胸腔内与胸膜广泛充分接触。一次注射有效率可达85.7%。

顺铂：顺铂注入胸腔后，药峰浓度为血浆中药峰浓度的44倍，是治疗恶性胸腔积液有效率高的原因之一。据报道，其有效率达40%～100%。应用方法：胸腔穿刺或导管引流后胸腔内注射顺铂60mg+生理盐水50 mL+2%利多卡因5mL+地塞米松5mg。

化疗后1个月胸部X线片检查、胸腔积液B超，注射药物前及注射药物后1周、2周及3周检查血常规。观察患者有无发热、胸痛、恶心呕吐等不良反应。

疗效评价标准通常按WHO标准：完全吸收（CR）为胸腔积液消失持续4周以上；部分吸收（PR）为胸腔积液显著减少（大于1／2）持续4周以上；无效（NR）为未达到上述指标或有增加者；以CR+PR计算有效率。

此外，可选择的胸腔内注射化疗药物有丝裂霉素、氟尿嘧啶、多柔比星、氮芥等，或生物反应调节剂（如白介素-2、短小棒状杆菌），或中药制剂（如榄香烯、康莱特等）均有报道，但是疗效报道不一。近年来有学者提出转化生长因子、血管内皮生长因子、高聚金葡素有望取得良好疗效而毒性反应轻微，但目前尚缺乏充分的临床应用来验证。

2. 非肿瘤性胸腔积液的常见病因及治疗

（1）细菌性胸腔积液：累及胸膜的败血症和肺炎旁胸腔积液（parapneumonic pleural effusion，PPE）较为常见，可发生于半数以上的社区获得性肺炎患者。有些患者使用恰当的抗生素后，胸腔积液得到控制，预后较好。有些患者对抗生素治疗反应差，或合并全身性脓毒血症，病程长，预后差。对严重的PPE患者，仅给予抗生素治疗是不够的。尤其是合并脓胸，应及时进行胸腔积液引流。具体的方法可选择胸腔穿刺抽液术、胸廓造口插管引流、胸腔镜引流、VATS引流。对晚期脓胸合并胸膜肥厚者，应选择胸膜剥脱术治疗。

1）肺炎链球菌性肺炎伴胸腔积液：肺炎链球菌肺炎患者中29%～57%发生胸腔积液，多数表现为小量至中等量，发生于肺炎同侧，胸腔积液细菌培养阳性率<6%。治疗推荐使用β内酰胺类或大环内酯类抗生素，疗程多为4～8周。

2）肺炎支原体肺炎伴胸腔积液：肺炎支原体肺炎多发生于5～25岁人群，但亦可发生于各个年龄段的成人。肺炎支原体感染者中4%～20%发生PPE，通常为小量并发生于肺炎同侧，但少数患者亦可发生大量双侧胸腔积液。尤其是镰状红细胞贫血伴发肺炎支原体感染者胸腔积液发生率高且病情较严重。治疗可采用大环内酯类抗生素和四环素，疗程5～8周。

3）嗜肺军团杆菌伴胸腔积液：由嗜肺军团杆菌感染所致的社区获得性肺炎，严重程度不同，其中12%～35%患者合并PPE，亦有发生肺炎前即出现胸腔积液者。积液多为少量单侧，但也可表现为大量双侧。治疗推荐使用大环内酯类抗生素，治疗后胸腔积液介于5日至4个月之间吸收，多数需4周。

4）肺炎衣原体伴胸腔积液：在社区获得性肺炎中肺炎衣原体性肺炎发生率为3%～22%，但季节性流行时可高达43%。鹦鹉热衣原体肺炎患者中20%～55%可伴发胸腔积液，沙眼衣原体肺炎患者伴发胸腔积液甚为少见，肺炎衣原体肺炎患者中伴发胸腔积液的发生率为8%～53%。所有衣原体肺炎所致胸腔积液多表现为小量至中等量，大量积液非常少见。推荐使用大环内酯类抗生素治疗，疗程为4周。4%～20%病程大于12周者可伴发胸膜肥厚或粘连。

（2）真菌性胸腔积液：

1）粗球孢子菌感染所致胸腔积液：胸腔积液发生于7%～19%粗球孢子菌感染者，多在出现症状后1周内发生。积液通常为小量，偶尔可出现大量。急性粗球孢子菌所致胸腔积液多为自限性，病程多为1～8周，无须特殊治疗。胸腔穿刺抽液可缓解因大量胸腔积液所致呼吸困难。粗球孢子菌慢性感染多伴发胸膜支气管瘘和脓胸。此类患者需持续引流和系统性抗真菌治疗。

2）荚膜组织胞浆菌所致胸腔积液：荚膜组织胞浆菌在世界范围内流行。HIV阴性患者组织胞浆菌所致胸腔积液甚为少见，发生率为1%~5%。伴发胸腔积液多不影响预后。治疗取决于宿主的基本状态。对免疫力正常的宿主，多在2~4周自愈，如宿主处于免疫抑制状态或慢性感染胸腔积液持续存在4周以上，应开始使用两性霉素B，残留胸膜肥厚和广泛的胸膜纤维化需行胸膜切除术治疗。

（3）病毒性胸腔积液：病毒引起的下呼吸道感染可伴发胸腔积液，发生率为2%~9%。多种病毒感染包括流感病毒、副流感病毒、呼吸道合胞病毒、单纯疱疹病毒、巨细胞病毒、腺病毒均可引起胸腔积液，此类患者多存在免疫力低下。通常这种胸腔积液为小量，无症状，多在2周内自愈，无须胸液引流。

（4）艾滋病（acquired immure deficiency syndrome，AIDS）伴胸腔积液：AIDS患者合并胸腔积液发生率具有人群和地域差异。AIDS患者伴发胸腔积液的三大常见原因为继发于肺炎或脓胸、结核、Kaposi's肉瘤。

细菌性肺炎在HIV阳性者高于阴性者。AIDS社区获得性肺炎常较为复杂，表现为较高的细菌感染率，较高的肺炎旁胸腔积液发生率，较高的需导管引流的脓胸发生率。HIV阳性合并肺炎旁胸腔积液的治疗与其他免疫力正常的患者相似。然而，由于HIV阳性者金黄色葡萄球菌感染较为多见，应选用针对此种细菌的敏感抗生素。根据不同的文献报道，HIV阳性合并结核性胸膜炎发生率可高于、等于或低于HIV阴性者，但在AIDS患者中$CD_4^+$细胞计数>200者结核性胸腔积液发生率高于$CD_4^+$细胞计数<200者。HIV阳性合并结核性胸腔积液的治疗与HIV阴性者无明显差异。

（5）充血性心力衰竭伴胸腔积液：充血性心力衰竭是产生漏出性胸腔积液最常见的原因。根据临床表现心力衰竭合并胸腔积液的发生率为38%~46%，而尸检所见可达72%。此种胸腔积液多发生于双侧，但通常右侧积液量大于左侧，并伴有心脏扩大。如发生于单侧，以右侧最为多见。

通常认为，胸腔积液多见于左心衰竭而不是右心衰竭。因此，治疗应包括降低肺静脉压力，增加心排血量。如心力衰竭得到有效控制，胸腔积液多在1个月内消失。少数难以控制的胸腔积液需反复胸腔穿刺抽液或胸膜粘连术治疗以解除症状，亦可选用胸腹腔分流术治疗。

（6）心脏创伤后综合征（postcardiac injury syndrome，PCIS）：PCIS发生于各种心肌或心包创伤后数日、数周或数月。该综合征发生于心脏手术（心包切开后综合征）、心肌梗死（心梗后综合征或Dressler's综合征）、胸腔钝性创伤、心脏起搏器植入术后或血管成形术后。它是一种自身免疫性综合征，可表现为心包炎、发热、白细胞增多症、血沉增高、肺浸润和（或）胸腔积液。PCIS的发生率因损伤的持续状态不同而不同。心肌梗死后PCIS发生率为1%~7%，其中胸腔积液的发生率为40%~68%。心脏手术后

PCIS发生率为17%~31%，其中胸腔积液的发生率为47%~68%。

治疗可采用激素或非甾体抗炎药。疗程根据对抗炎药物的反应不同而不同。对多数心肌梗死后综合征患者在使用非甾体抗炎药或激素治疗1~5周后胸腔积液消失。心脏手术后，胸腔积液可在2个月后自愈，使用非甾体抗炎药后多数病例在数日至3周消失。

（7）冠状动脉旁路移植术后胸腔积液：冠状动脉旁路移植术后发生胸腔积液较为多见，发生率为40%~90%。通常胸腔积液为小量，常见于左侧，亦有发生于双侧大量的报道。

导致胸腔积液的原因多种多样。可为充血性心力衰竭、PCIS、肺膨胀不全，胸膜切开损伤淋巴组织，损伤内部乳腺动脉床、心包炎等。对冠状动脉旁路移植术并发胸腔积液的治疗应相对保守。仅对发热、大量胸腔积液或在一定时间内未吸收的胸腔积液采用较为积极的措施。通常此类胸腔积液多在8周内吸收，亦有持续存在3~20个月的报道。

（8）类风湿性关节炎（rheumatoid arthritis，RA）合并胸腔积液：胸膜受累是RA最为常见的胸腔内表现，约发生于5%的RA患者。然而，尸检结果表明RA合并胸膜炎、胸腔积液发生率为40%~70%。这种临床与尸检的差异提示多数患者无症状或使用抗炎药物掩盖了症状。RA合并胸膜炎、胸腔积液多见于男性、年龄>45岁及皮下结节患者。胸腔积液可发生于疾病的各个阶段，约20%发生于关节症状同时或之前，50%发生于关节症状出现后5年之内。其临床表现类似于细菌性胸膜炎。影像学通常表现为小量至中等量单侧积液，亦有大量积液的报道。类风湿性胸腔积液可以是短暂的、长期的或反复发作性。很少在4周内消失，通常在治疗后3~4个月内消失。50%患者迁延不愈，病程从7个月至5年不等，但很少出现胸膜肥厚粘连。

激素或非甾体抗炎药治疗类风湿性胸腔积液的疗效尚缺乏大规模临床实验证实。有人尝试系统性和胸膜腔局部应用激素治疗，治疗效果各有不同。如果其治疗的主要目的在于防止进行性胸膜纤维化，可考虑应用非甾体抗炎药物。合理的策略是在疾病早期考虑应用阿司匹林等非甾体抗炎药或泼尼松龙，如果8~12周积液消失，可停药。如积液不消失，可采用治疗性胸腔穿刺术和胸腔内给予激素治疗。

（9）系统性红斑狼疮（systemic lupus erythematosus，SLE）合并胸腔积液：SLE合并胸膜炎较为常见，通常表现为伴或不伴胸腔积液的胸痛，可发生于45%~56%的患者，多见于女性，是疾病晚期的表现。影像学通常表现为小量至中等量双侧性胸腔积液，亦有大量单侧的报道。

SLE患者伴发胸腔积液应除外其他原因，如肾病综合征、充血性心力衰竭、肺栓塞、PPE、尿毒症、药物相关性胸腔积液等。一旦除外这些原因，可考虑应用泼尼松龙每日60~80mg，显效后逐渐减量。与RA不同，SLE合并胸腔积液对激素治疗反应好，一旦应用激素治疗胸腔积液多很快消失，疗程通常为4~6周。极少数SLE伴胸腔积液病情重，胸腔积液量多，对激素治疗反应差，这时可加用一种免疫抑制药，如环磷酰胺或硫唑嘌呤。对免疫抑制剂疗效差者，可采用胸膜粘连术治疗。

（10）结节病合并胸腔积液：虽然90%结节病患者累及肺组织，但很少累及胸膜。结节病合并胸腔积液的发生率为0%～5%。合并胸腔积液的结节病患者通常伴有肺实质病变（2期或3期）或胸外表现。胸腔积液通常表现为单侧，小量至中等量积液，但亦有大量和双侧的报道。诊断胸膜结节病需除外结核和真菌感染所致。

结节病性胸腔积液通常在1～3个月自愈，有时需激素治疗。有报道称应用激素治疗后2周内胸腔积液消失者，亦有应用激素后6个月消失的报道。因此，对无症状型结节病性胸腔积液无需激素治疗，对症状明显、胸腔积液反复发作者应应用激素治疗。治疗不完全可发展为胸膜肥厚，有时需手术治疗。

（11）肺栓塞合并胸腔积液：急性单侧胸腔积液应考虑肺栓塞可能。肺栓塞患者中胸腔积液的发生率为10%～50%，常表现为病变同侧的小量积液，在栓塞3日后，胸腔积液不再增长，如发病3日后胸腔积液继续增长，应考虑是否存在再栓塞，使用抗凝剂过量所致血胸、继发感染等。

有研究表明，未发生肺梗死的胸腔积液72%在发病7日内消失，而发生肺梗死者胸腔积液常持续存在。

（12）石棉肺所致胸腔积液：石棉所致胸腔积液是暴露于石棉的最初20年内发生率最高的石棉相关性胸膜肺损伤。可发生于最初接触石棉后的1～60年间。良性石棉性胸腔积液（benign asbestos pleural effusion，BAPE）的诊断依赖于石棉接触史，除外其他原因所致胸腔积液，并除外3年内发生恶性肿瘤者。46%～66%的患者为无症状性胸腔积液，通常在健康查体时发现。表现为小量至中等量，单侧，10%患者表现为双侧大量积液。BAPE通常慢性反复发作。多数积液在3～4个月消失，80%～90%患者遗留肋膈角变钝，50%患者遗留弥漫性胸膜肥厚，30%～40%通常在3年内复发。许多患者在发生BAPE后演变为胸膜间皮瘤，但二者之间的关系尚需大规模临床实验证实。

（13）肺和心肺联合移植合并胸腔积液：有报道心肺联合移植术后100%发生胸腔积液，双侧肺移植发生率高于单侧肺移植。多发生于手术后早期，表现为小量至中等量，少数可发生大量积液。绝大多数病例，积液在移植后9～14日自愈，仅少数病例在移植后3周内发生积液量增多，可能与移植后2～4周发生的移植物淋巴组织的重建有关。3周后如积液仍吸收不良提示为病理现象，如合并肺移植反应、感染或急性肺损伤。在针对病因治疗的同时应尽可能引流清除积液。

（14）肝移植合并胸腔积液：与心肺疾病无关的胸腔积液通常发生于肝移植后，其发生率为48%～100%。手术中损伤右侧隔膜、围术期输入血液制品、低蛋白血症、肺膨胀不全均可能与胸腔积液有关。最重要的原因可能是手术横断肝脏淋巴组织，特别是与胸膜相连的肺系带。接近1/3的患者表现为双侧胸腔积液，但以右侧胸腔积液量较多，此类胸腔积液在手术后3～7日达到高峰，2～3周消失，少数可持续数月。胸腔穿刺术或胸廓造口插管术对缓解症状非常有效，胸腔积液的性质多表现为漏出性，如术后7日胸腔积液仍不断增长，应考虑合并横膈下感染可能。

（15）尿毒症合并胸腔积液：1836年，Bright等报道尸检发现仅29%蛋白尿患者胸膜正常。尸检发现20%～58%尿毒症患者合并纤维素性胸膜炎。肾衰竭患者发生胸膜损伤的原因可能有以下几种：①继发于心力衰竭；②继发于感染；③继发于同时伴有肾脏与胸膜损伤的疾病如SLE；④继发于尿毒症性心包炎；⑤继发于肺栓塞；⑥尿毒症性胸膜炎。

长期透析的尿毒症患者发生胸膜炎的概率为4%～16%。胸片多表现为单侧，中等量胸腔积液，少数发生双侧大量。此类积液在持续透析4～6周后多可消失，但很快复发。有些胸腔积液尽管进行了血液透析，仍持续存在，并逐渐发展为纤维胸，这时需胸膜剥脱术治疗。毒素或免疫复合物不能经由血液透析去除可能是胸腔积液不易消失的机制，因此，可尝试血浆析出术治疗。

（16）胰腺炎所致胸腔积液：胰腺炎所致胸膜肺综合征非常常见，但急性胰腺炎和慢性胰腺炎合并胸腔积液的临床表现、治疗和预后各不相同。

慢性胰腺炎较急性胰腺炎而言合并胸腔积液的发生率较低。慢性胰源性胸腔积液与胰胸膜瘘形成有关。患者多为男性，> 90%患有酒精性胰腺疾病。虽然胰源性胸腔积液由胰腺炎所致，这些患者可无腹部症状。常见的主诉为呼吸困难或胸痛。首先可选用非手术治疗，包括降低胰液分泌、胃肠减压、全胃肠外营养、胸腔穿刺放液治疗。约50%患者经非手术治疗后9日至2个月内积液消失。有报道称奥曲肽治疗重症胰源性胸腔积液有效。内镜下胰导管支架植入术亦是有希望的选择之一。因胰源性胸腔积液并发症多，死亡率高，因此常选择手术治疗，手术前，应行内镜下逆行性胰造影和腹部CT检查清楚判断胰腺破裂和瘘管形成情况。

### 三、病情观察

造成胸腔积液的原因很多，根据患者的症状、体征确认为胸腔积液者，应尽可能地明确积液的原因，采用相应的治疗。治疗过程中，主要应仔细观察患者治疗胸闷、气急的改善程度，伴随症状或原发疾病的缓解与否，有无治疗药物本身的副作用，以便及时调整治疗用药。

### 四、病历记录

1. 门、急诊病历　记录患者胸闷、胸痛的持续时间和主要伴随症状。记录有无原发病（如结核、肿瘤）的临床特征、诊断及治疗状况。体检记录原发疾病和胸腔积液的体征。实验室检查记录X线表现、胸腔积液常规、生化及病理学检查结果。

2. 住院病历　记录患者门、急诊的诊疗经过、治疗效果；重点记录本次入院后的诊治经过，反映治疗后的胸腔积液等症状的改善程度，记录胸腔积液的实验室检查结果。如需特殊检查或治疗，须有患者或亲属签署的知情同意书。

### 五、注意事项

#### （一）医患沟通

胸腔积液是由许多疾病引起的临床征象，如明确为胸腔积液，则应告诉患者及家属可能的病因，并向其说明需要胸腔抽液行相关的生化、脱落细胞等检查，以明确胸腔积液原因；如为恶性胸腔积液，则应进一步行B超、CT等影像学检查，寻找原发病灶。应告知患者及家属，明确胸腔积液原因比治疗更为重要，以便患者及家属能理解、配合；如为结核性，应讲明抗结核治疗的药物、疗程，使患者能增加对治疗的依从性；如为恶性胸腔积液，则应讲明治疗的难度、预后等，以便家属能理解。如需行胸腔注射药物或行其他特殊治疗，均应由患者或亲属签署知情同意书。

#### （二）经验指导

1. 胸腔积液本身容易诊断，关键是要明确病因。目前，最常见的原因有结核、肿瘤、感染、外伤、结缔组织疾病等。

2. 下列的体检发现有助于病因诊断，如患者胸部淋巴结肿大，胸壁呈非凹陷性水肿，胸膜增厚明显，胸痛剧烈，应考虑恶性胸腔积液可能性大；若短期内患者发热，毒性症状重，局部胸壁水肿，则以脓胸可能性大；若患者为青年女性，有发热、胸腔积液、免疫异常则要考虑系统性红斑狼疮等可能。结核性胸膜炎大多数发生于青壮年，多有结核的毒血症状，临床上与癌性胸腔积液难以鉴别，可给予试验性抗结核治疗，抗结核治疗有效则支持结核性胸腔积液的诊断。

3. 约有15%的患者经详细检查后仍可能为病因不明，这一点，临床实际工作中常有碰到，需强调的是对所有临床、实验室资料要做综合分析，另外，如症状允许，可安排患者密切随访观察。

4. 临床上发现有胸腔积液的要尽量抽取积液，行相关检查，以明确胸腔积液性质。原发疾病的诊断是本病治疗有效的前提，治疗前明确胸腔积液的病因显得十分重要。

5. 临床上，胸腔积液的治疗是综合性的治疗，胸腔积液症状明显或大量胸腔积液引起生命体征不稳定时，要及时抽取积液。脓胸患者中毒性症状重，应积极引流，可注射尿激酶至胸腔以减少脓液稠度，利于引流，其次，脓胸患者的支持治疗也很重要。有手术指征时要及时外科治疗。

## 第二节　结核性胸膜炎

结核性胸膜炎（tuberculous pleurisy）是由结核杆菌感染引起的胸膜炎症，属于肺结核的一种类型，目前列为第Ⅳ型肺结核。可发生于任何年龄，是儿童和青年最常见的胸膜炎，近年来国内报道的100例以上胸腔积液的原因分析中，结核性胸膜炎所占比例都在45%以上。结核性胸膜炎分为干性胸膜炎和渗出性胸膜炎，干性胸膜炎多发生在肺尖后部胸膜，其次为胸下部的胸膜，症状很少或没有症状，常产生局限性胸膜粘连而自愈，其诊断通常是回顾性的。当机体处于高度变态反应状态时，结核分枝杆菌及其代谢产物侵入胸膜，产生胸腔积液，称为渗出性胸膜炎。

## 一、诊断

### （一）症状与体征

**1. 症状**

（1）全身症状：包括发热、盗汗、乏力、食欲缺乏、腹泻、体重减轻等，其中发热的特点为午后低热为主，也可表现为中、重度发热。

（2）呼吸系统症状：干性胸膜炎主要症状为尖锐的针刺样胸痛，疼痛很剧烈。深呼吸及咳嗽时疼痛明显，浅呼吸、平卧或者患侧卧位，胸痛可以减轻，所以患者呼吸常急促表浅。渗出性胸膜炎在积液比较少时也出现胸痛，待积液增多时，胸痛反而减轻或消失。形成大量积液时可引起憋气、胸闷，积液越多，憋气、胸闷症状也越明显。如果短时间出现大量积水，可出现呼吸困难、发绀、反射性干咳。

**2. 体征**　　干性胸膜炎患病的一侧呼吸运动受限，局部有压痛。触诊有胸膜摩擦感，听诊有胸膜摩擦音。渗出性胸膜炎积液量较少时无明显体征，中或大量积液时，胸膜炎一侧的胸廓饱满，肋间隙增宽，呼吸动度变小，语颤消失，叩诊呈浊音或实音，呼吸音减弱或消失，气管、纵隔均可移向健侧。如果出现胸膜粘连，可导致胸廓局部凹陷，呼吸音减弱。

结核性胸膜炎可分为纤维素性胸膜炎（干性胸膜炎）及渗出性胸膜炎。前者胸膜表面有少量纤维蛋白渗出，表面粗糙而渗液较少或迅速吸收，仅遗留轻度胸膜增厚粘连，患者可感胸痛不适或症状轻微而被忽视。后者多发生于变态反应增强的患者，常有少量、中等量乃至大量积液，也可逐渐局限为包裹性积液，可根据积液的局限部位不同而命名为肺下积液、叶间积液或纵隔胸膜炎等。

### （二）辅助检查

**1. 实验室检查**

（1）血液检查：白细胞计数正常或在早期略升高，以中性粒细胞为主，红细胞沉降率增快。

（2）胸液检查：胸液为渗出液，多为草黄色，或初期微带血性，白细胞总数 $10 \times 10^8 / L$，以淋巴细胞为主，或初期为中性粒细胞，以后淋巴细胞逐渐增多。间皮细胞<5%，腺苷脱氨酶（adenosine deaminase，ADA）增高常>45U／L，胸液 $LDH_4$、$LDH_5$

增高，结核菌培养可阳性（8%～25%）。

2. X线检查　干性胸膜炎常无异常X线征，若有广泛纤维蛋白渗出时，则可见肺野透光度普遍降低。病变位于胸下部者，膈肌运动受限制。

浆液渗出性胸膜炎的X线征随积液量多少而不同。少量积液时，仅见肋膈角模糊、变钝。仰卧透视观察，液体散开，肋膈角恢复锐利。中等量积液时肺野下部密度均匀阴影，其上缘外高内低、凸面向肺内，与肺野有明显的分界。叶间积液在后前位胸片上有时误诊为肺炎，侧位胸片显示边缘锐利的梭形阴影，位置与叶间裂有关。肺底积液在肺底和膈之间，有时误认为膈肌升高，当患者卧位时，积液散开，则看到膈影，有助于区别。

3. 超声波检查　可以准确地判断有无胸腔积液，并能引导胸腔穿刺定位，尤其是少量或包裹性积液时。此外，对有无胸膜增厚也有一定提示作用。

4. 胸膜活检　有1／2病例可见干酪或非干酪肉芽组织。

5. 结核菌素试验　多为阳性或强阳性，因机体变态反应较高所致。

（1）旧结素（old tuberculin，OT）试验：OT试验多用于人群中普查时。具体方法：以1∶2000的OT稀释液0.1mL（5U），在前臂屈侧做皮内注射，经48～72小时测量皮肤硬结直径，如<5mm为阴性（－），5～9mm为弱阳性（＋），10～19mm为阳性反应（＋＋），≥20mm或局部出现水疱与坏死者为强阳性反应（＋＋＋）。常作为卡介苗接种与筛选对象、质量监测及临床辅助的诊断。由于OT抗原不纯，可能引起非特异性反应，故现已少用。

（2）结核纯蛋白衍生物（purified protein derivative，PPD）试验：PPD试验是目前广泛应用的结核菌素试验。其制剂有50U／mL和20U／mL两种制剂，每1U效价是一致的。我国推广国际通用的皮内注射法（Mantoux法），是将PPD注射剂5U注入前臂内侧上中1／3交界处皮内，使局部形成皮丘。经48～96小时（一般为72小时）观察反应，结果判断以局部硬结直径为依据：无硬结或硬结平均直径<5mm为阴性（－），5～9mm为一般阳性（＋），10～19mm为中度阳性（＋＋），≥20mm为强阳性反应（＋＋＋），局部除硬结外还有水疱破溃、淋巴管炎及双圈反应为极强阳性反应（＋＋＋＋）。

（三）诊断要点

1. 起病较急，常有发热、胸痛、干咳、呼吸困难等症状，胸部常有胸腔积液的体征，早期或吸收期可闻及胸膜摩擦音。并发肺结核或多发性浆膜炎或其他部位结核病时可有相应的临床症状及体征。

2. 胸部X线片示胸腔积液或包裹性积液、叶间积液、肺下积液的相应表现。

3. 胸腔B超有液性暗区及胸膜增厚表现。

4. 胸腔穿刺可抽出黄色积液，偶可为血性胸腔渗液，常以淋巴细胞占优势。

5. 胸腔积液抗酸杆菌涂片染色（＋）或培养（＋），或PCR（＋）而肿瘤细胞

（－），各项肿瘤标记物（－）。

6. 胸膜活检（针吸或开胸）、组织结核菌培养（＋）或组织病理检查有干酪坏死性肉芽肿改变。

7. 胸腔积液中腺苷脱氨酶ADA＞45U／L或胸腔积液ADA／血ADA＞1.0，胸液中ADA-2增多，或胸腔积液中IFN-γ、TNF-α增高。

8. 经抗结核治疗，体温迅速下降，胸液吸收乃至消失。

凡具有第1～4项，合并第5、6项中任何1项者可确诊。第7、8项有重要临床参考意义。

（四）鉴别诊断

1. 干性胸膜炎　以胸痛为主，要与肋间神经痛、心绞痛、大叶性肺炎及带状疱疹早期的胸痛及支气管肺癌胸膜转移等相鉴别。胸痛可放射到腹部，要与急腹症区别。

2. 渗出性胸膜炎　要与以下疾病鉴别。

（1）感染性疾病所致胸腔积液，包括细菌、病毒、支原体、真菌、寄生虫等引起的胸腔积液。

（2）肿瘤性，如支气管肺癌、恶性肿瘤胸膜转移及胸膜间皮瘤等。

（3）结缔组织性疾病，如系统性红斑狼疮、类风湿性胸膜炎等。

（4）其他原因致胸腔积液。

## 二、治疗

治疗目的是消灭结核感染，并防止复发；缓解症状，减轻患者痛苦；防止胸膜肥厚粘连。

（一）治疗原则

对大多数免疫力正常的患者，结核性胸腔积液可在2～4个月自愈。然而，如不经治疗约65%患者可在5年内发生肺结核或肺外结核，因此对结核性胸腔积液患者正规的抗结核治疗是非常重要的。同样应遵循早期、规律、全程、适量、联合的原则。

（二）药物治疗

抗结核药物治疗其疗程一般为12个月，轻症患者可适当缩短疗程，但不短于9个月。另有一些学者则认为异烟肼联合利福平治疗6个月非常有效，有研究表明治疗后6个月胸部X线片观察胸腔积液吸收好，连续观察3年复发率为0，但胸膜肥厚可持续数年。目前国内外普遍采用的标准抗结核方案为异烟肼+利福平+吡嗪酰胺联合治疗2个月，继之异烟肼+利福平联合治疗4个月（2HRZ／4HR）。在最初治疗的数周内，少数患者可发生胸液增多的现象，但这并不代表治疗失败。

1. 常用抗结核药物

（1）异烟肼（isoniazid，INH）：

1）用药方法：口服，成人剂量每日300mg，顿服；或按每周2次，每次600～800mg，儿童为每日5～10mg／kg，最大剂量每日不超过300mg。静脉注射或静脉滴注，300～600mg，加5%葡萄糖注射液或生理盐水20～40mL，缓慢静脉注射，或加入输液250～500mL静脉滴注。

2）不良反应：胃肠道症状，如食欲缺乏、恶心、呕吐、腹痛、便秘等；血液系统症状，如贫血、白细胞减少、嗜酸性粒细胞增多，引起血痰、咳血、鼻出血、眼底出血；肝损害，偶可发生药物性肝炎；变态反应，皮疹或其他；内分泌失调，如男子女性化乳房、泌乳、月经不调、阳痿等；中枢症状，如头痛、失眠、疲倦、记忆力减退、精神兴奋、易怒、欣快感、反射亢进、幻觉、抽搐、排尿困难、昏迷等；周围神经炎，如表现为肌肉痉挛、四肢感觉异常、视神经炎、视神经萎缩等，如发生周围神经炎可加服维生素B$_6$，每日10～20mg，分1～2次服。

3）注意事项：INH可加强香豆素类抗凝药、抗癫痫药、降压药、抗胆碱药、三环抗抑郁药等的作用，合用时须注意。用药期间注意检查肝功能，肝功能异常者、有精神病和癫痫病史者慎用，孕妇慎用，抗酸药尤其是氢氧化铝可抑制本品的吸收，不宜同服。异烟肼对氨基水杨酸盐，耐INH菌株中，部分对它敏感，国内常用于治疗多重耐药结核菌（multidrug resistant tuberculin，MDR-TB）。

（2）利福平（rifampicin，RFP）

1）用药方法：成人剂量为每日8～10mg／kg，体重在50kg以下者为450mg，50kg以上者为600mg，顿服。儿童每日10～20mg／kg。

2）不良反应及预防措施：胃肠道症状，如食欲缺乏、恶心、呕吐、腹泻、腹胀、腹痛等；血液系统症状，如白细胞减少、血小板减少、嗜酸性粒细胞增多；其他，如脱发、头痛、疲倦、蛋白尿、血尿、肌病、心律失常、低血钙反应；还可引起多种变态反应，如药物热、皮疹、剥脱性皮炎、肾衰竭、胰腺炎、休克等。某些情况下尚可发生溶血性贫血、肝损害，用药后如出现一过性转氨酶增高可继续用药，同时加用保肝治疗，并密切观察，如出现黄疸应立即停药。间歇用药时可出现流感样症状、皮肤综合征等。

3）注意事项：有酶促作用，可使双香豆素类抗凝药、口服降糖药、洋地黄类、皮质激素、氨苯砜等药物加速代谢而降低疗效。长期服用本品，可降低口服避孕药的作用而导致避孕失败。用药期间注意检查肝功能，肝功能严重不全、胆管阻塞。3个月以内孕妇禁用，小婴儿、一般肝病患者、3个月以上孕妇慎用。利福平及其代谢物为橘红色，服用后大小便、眼泪等可出现橘红色样变，应对患者解释清楚。食物可阻碍本品吸收，宜空腹服用。

4）利福平衍生物如利福喷汀、利福布汀：耐RFP菌株中部分对它仍敏感。

5）利福喷汀（环戊哌利福霉素、Rifapentine、DL-473、RPE）：是我国首先用于临床的利福霉素类药物。其特点是药代动力学是血浆蛋白结合率高和生物半衰期较长，其生物半衰期是利福平的5倍。全国利福喷汀临床协作组将利福喷汀与利福平做临床疗效对照，其结果说明，利福喷汀的近期和远期疗效均较好。

6）利福布汀（Rifabutin、Ansamycin、LM427、RBU、RBT）、利福布汀对耐利福平菌仍有抗菌活性。利福布汀对各型分枝杆菌的作用均强于利福平，尤其对鸟型复合分枝杆菌（mycobacterium avium complex，MAC）有较强的抗菌活性。由于艾滋病的流行，鸟型分枝杆菌已成为第二位多发的分枝杆菌病，在美国利福布汀被广泛用于艾滋病合并分枝杆菌病的治疗。利福布汀亲脂性强，在胃肠道吸收很快。利福霉素长效衍生物还有CGP29861、CGP7040、CGP27557、FCE22250，以上4个药物的半衰期分别为40小时、30小时、8小时、20小时。

（3）吡嗪酰胺（pyrazinamide，PZA）：①成人用量每日1.5g，儿童用量为每日30~40mg/kg。②常见不良反应为高尿酸血症、肝功毒性反应（ALT升高和黄疸）、胃肠道症状（食欲不振等）、关节痛等。③用药期间注意检查肝功能，孕妇禁用。

（4）乙胺丁醇（ethambutol，EMB）：①成人用量为每日0.75~1.0g，口服。②常见不良反应为视神经炎（表现为视敏感度降低、变色力受损、视野缩窄、出现暗点），应在治疗前测量视力和视野，治疗中密切观察，并对患者告知警示；胃肠道症状，如恶心、呕吐、腹泻等；偶见变态反应、肝损害、粒细胞减少、高尿酸血症、关节炎、下肢麻木、精神症状（幻觉、不安、失眠）。③注意事项：乙醇中毒者、婴幼儿禁用。13岁以下儿童尚缺乏应用经验需慎用。糖尿病患者必须在控制糖尿病的基础上方可使用本品。已发生糖尿病眼底病变者慎用本品，以防眼底病变加重。老年人及肾功能不良者，减量慎用。

（5）链霉素：口服不吸收，只对肠道感染有效，现已少用。用于结核病时每次0.75~1.00g，每日1次，肌内注射。儿童剂量20mg/kg，隔日用药，分2次给予。新生儿每日10~20mg/kg。

不良反应及注意事项：①本品可引起口麻、四肢麻感等一过性症状，此种症状往往与药品的质量有关。②对第八对脑神经有损害作用，可引起前庭功能障碍和听觉丧失。若发现耳有堵塞感或耳鸣，应立即停药。③对肾脏有轻度损害作用，可引起蛋白尿、管型尿，一般停药后可恢复，肾功能不全者应慎用。④若引起荨麻疹、药物热、关节痛、肌肉痛、黏膜水肿、嗜酸性粒细胞增多、药物性肺炎、急性喉头水肿、血管神经性水肿、接触性皮炎等过敏症状，应及时停药，并对症处理。⑤可引起过敏性出血性紫癜，应立即停药，并给予大量维生素C治疗。⑥偶可引起过敏性休克。本品皮试的阳性率低，与临床上发生变态反应的符合率也不高，不应过于信赖。

（6）PAS对氨基水杨酸钠：①口服每次2~3g，每日8~12g，饭后服；小儿每日200~300mg/kg，分4次服。静脉滴注4~12g（先从小剂量开始），以生理盐水或5%葡萄糖注射液溶解后配成3%~4%浓度滴入；小儿每日200~300mg/kg。胸腔内注射10%~20%溶液10~20mL/次注入（用生理盐水溶解）。②不良反应及注意事项：最常见的不良反应是胃肠道刺激症状。本品能干扰利福平的吸收，故不宜同服。如同时应用，二者应该间隔6～8小时。

（7）氨硫脲（thiosemicarbazone，T）：①口服易被胃肠道吸收，服用后4～6小时血浆浓度达高峰。②不良反应及注意事项：最常见的为胃肠系统反应，且不良反应与剂量有关。对已确定的耐多药结核患者来说，在WHO标准方案中的继续期使用乙胺丁醇和氨硫脲，很可能是无效的。在HIV阳性的患者，由于有发生严重不良反应的危险，禁止使用该药。

（8）氨基糖苷类：卡那霉素（kanamycin，KM）价廉，阿米卡星（amikacin，A）与卡那霉素一样有效，且耐受性较好，但价格昂贵得多。目前出现了脂性质体包裹的阿米卡星，以及气雾剂阿米卡星。

阿米卡星为半合成氨基糖苷类抗生素，对一些耐卡那霉素菌株仍有效。阿米卡星对大多数结核分枝杆菌的最低抑菌浓度（minimum inhibitory concentration，MIC）为4～8mg／L。对吞噬细胞作用很弱，若采用脂质体包裹的制剂（LE-AMK）则可提高细胞内药物浓度，因而其抗菌作用随之增加，可提高对鸟型复合分枝杆菌感染小鼠的疗效。阿米卡星优于KM，在于它的耳毒性小，且肌注给药的疼痛比KM轻。

卷曲霉素（Capreomycin CPM）：对耐链霉素、卡那霉素和阿米卡星的患者非常有效，但价格非常贵。

（9）硫胺类：乙硫异烟胺（1314THO）、乙硫异烟胺（ethionamide-1314TH）或丙硫异烟胺（Ptothionamide-1321TH）是同一活性物质的两种不同形式，有杀菌活性。

（10）氟喹诺酮类：环丙沙星、左旋氧氟沙星、氧氟沙星、司帕沙星。对杀灭巨噬细胞内结核菌有协同作用，长期应用安全性和肝耐受性也较好。氧氟沙星和环丙沙星是两种不同的药，不过在该类药中完全交叉耐药。这些药有低的杀菌活性，与其他药联用有效。氧氟沙星的药动学优于环丙沙星。司帕沙星由于严重的皮肤不良反应应避免使用。

（11）环丝氨酸／特立齐酮（terizidone）：这是相同的抑菌剂，具有两种不同的组成配方，与其他抗结核药无交叉耐药。对神经系统毒性大，应用范围受到限制。

2. 特殊情况下抗结核药物

（1）妊娠：妊娠期间使用链霉素可导致胎儿永久性耳聋。妊娠期间禁用链霉素，以乙胺丁醇代替之。链霉素经肾排泄，乙胺丁醇和氨硫脲则部分经肾排泄。如有替代药物则避免使用链霉素与乙胺丁醇，否则应延长间歇时间并酌情减量。

（2）肾功能衰退：肾功能衰退时利福平、异烟肼及吡嗪酰胺是安全的。肾功能衰退时禁用氨硫脲，因为其治疗量接近中毒量。

（3）肝脏疾病：大多数抗结核药物可引起肝损害，出现黄疸的结核患者应接受下列治疗方案：25HE／10HE。有肝病者禁用吡嗪酰胺。

3. 激素的应用　约50%结核性胸膜炎患者在开始正规抗结核治疗后6～12个月发生

胸膜肥厚，其机制不明。有研究证实，激素治疗可缓解发热、胸痛、呼吸困难等症状，降低血沉、促进胸腔积液吸收，但不能防止胸膜肥厚粘连，亦不能减低胸腔积液复发率，因此不推荐常规应用激素。仅推荐在有效抗结核药物应用的基础上，存在严重的发热、胸痛或呼吸困难患者不能耐受时，短期应用激素。一般为泼尼松每日15～30mg，分3次口服，疗程4～6周，待症状消失，胸液减少，可逐渐减量至停药。

4. 胸膜肥厚的治疗　传统的经验认为反复胸腔穿刺抽液可去除胸腔积液内的有毒有害物质，可能防止结核性胸膜炎治愈后所遗留的胸膜肥厚粘连。但最近的研究证实，反复胸腔穿刺抽液并不能降低胸膜肥厚的发生率。

胸液中TNF-α、溶菌酶增高、葡萄糖水平减低和低pH是胸膜肥厚纤维化的预测因子。对胸膜肥厚粘连影响呼吸功能的患者，必要时可行胸膜剥脱术治疗。

5. 对症处理　对呼吸困难、胸痛等症状明显的患者应及时对症处理，尽最大可能缓解患者的不适感。

6. 支持疗法　结核性胸膜炎是一种慢性消耗性疾病，因机体长期消耗，蛋白质分解代谢显著增强，结核病活动期因全身毒血症状而使患者食欲减退，多种营养摄取不足，胸腔积液时，可有大量蛋白质丢失。以上综合因素导致患者易出现蛋白质-热能营养不良。据文献报道，高浓度的氨基酸本身即可成为刺激组织细胞物质转运的重要因素，从而达到蛋白质合成的目的。在结核性胸膜炎治疗和修复期更需要蛋白质，因此恰当的营养支持能增加蛋白质合成，对结核性胸膜炎患者，给予积极的、合理的营养支持十分重要。

（三）胸腔穿刺抽液

胸腔穿刺抽液可迅速缓解症状，减少胸膜粘连。每周抽液2～3次，直至胸液基本消失。每次抽液不宜超过1000mL。

### 三、病情观察

1. 诊断明确者　主要观察抗结核治疗后患者的症状是否改善，发热、盗汗、乏力、食欲缺乏、腹泻、体重减轻、针刺样胸痛、憋气、胸闷等有无缓解，胸腔积液有无逐渐减少直至消失，有发热者是否降至正常。同时，应观察有无药物治疗的不良反应，对症治疗的效果如何。

2. 诊断不明确者　不论门诊、急诊或入院治疗，不论患者是否以发热或胸腔积液、胸闷、胸痛就诊，均应仔细询问病史，结合体检及上述辅助检查明确诊断。并应告知患者及家属本病的诊断、治疗方案等，以使患者理解、配合，如需试验性抗结核治疗，应告知患者及家属，征得同意后进行。同时应注意对患者治疗后的定期随访，以评估治疗效果，诊断是否正确。

## 四、病历记录

1. 门、急诊病历　记录患者主诉的特点，如胸痛、胸闷、憋气等；有无乏力、食欲缺乏、消瘦等表现。详细询问有无结核毒血症症状。注意记录有无肺等其他部位的结核病史。有无肝炎、血吸虫病史。如为女性，应记录有无月经紊乱史。以往是否就诊过，如有，应记录以往的诊断方法、治疗用药及效果如何。体检记录有无浅表淋巴结肿大，腹痛的部位，有无压痛、反跳痛，有无腹腔积液，是否有腹壁柔韧感及腹部包块，有无肝脾肿大等。辅助检查记录血、粪常规，血沉、B超、X线等检查的结果。

2. 住院病历　详尽记录患者主诉、主要临床症状的特点，如实记录以往诊疗经过。首次病程记录提出本病诊断依据、治疗计划。重点记录上级医师查房的意见、治疗过程中临床表现变化、有关辅助检查的结果。如需试验性抗结核治疗，应请患者或其亲属签字同意为据。

## 五、注意事项

### （一）医患沟通

1. 本病是一种慢性疾病，治疗时间较长，患者往往不能坚持，导致病情的反复或治疗效果不佳，从而增加患者痛苦，也增加治疗难度，因此，需要医师耐心向患者解释病情，取得患者的信任，使其主动参与治疗过程。如高度疑诊，予以试验性抗结核治疗，应向患者及家属谈明，同意并签名后进行。

2. 住院或门诊治疗时，应向患者及家属交代本病的发生、发展过程，可能发生的并发症，应向患者及家属强调抗结核治疗的疗程必须规范，否则可能治疗不彻底，易产生各种并发症，治疗过程中如有不良反应，应及时与经治医师联系，调整治疗药物和方案。

### （二）经验指导

1. 结核性胸膜炎的典型病例诊断并不困难，但因其起病较隐匿，表现复杂多样，及早正确诊断此病并不轻而易举。仔细地询问病史和全面认真地查体很重要。应注意询问工作、饮食习惯、既往史及结核接触史。查体时应注意不放过任何可疑的体征，并进一步通过相应辅助检查进行判断。

2. 本病的治疗主要依靠抗结核治疗，保证全程、早期、联合、规范的治疗原则至关重要，治疗时应选择一线抗结核药物联合应用，如有肝功能损害，则应选用对肝功能影响小的药物使用，并密切观察治疗。对有大量胸腔积液者，可在足量抗结核前提下，进行胸腔穿刺抽液。

3. 鉴于本病是一种消耗性疾病，在抗结核治疗的同时，要加强对症、支持治疗，如有低蛋白血症，可输注入白蛋白、血浆等，并嘱患者加强营养，以增强抵抗力。

4. 试验性抗结核治疗是目前诊断及治疗本病的重要方法，如综合患者临床表现、体征、辅助检查疑诊本病，应请示上级医师予以试验性抗结核治疗。治疗时应注意患者治疗的依从性如何，这对治疗亦很重要。

# 第三节　胸膜间皮瘤

胸膜间皮瘤是一种源于胸膜间皮组织的肿瘤，约占胸膜肿瘤的5%，却是胸膜最常见的原发肿瘤。间皮瘤除了发生在胸膜外，还可发生在腹膜、心包膜和睾丸鞘膜等部位。胸膜间皮瘤占了整个间皮瘤的50%。临床上常见弥漫性恶性胸膜间皮瘤，胸膜间皮瘤起病隐匿，因早期症状没有特异性常被忽视，有的在常规查体时被发现。有石棉接触史者，平均潜伏期长达35年，最短潜伏期10年。恶性胸膜间皮瘤年龄多发于50～70岁（平均诊断年龄约60岁），男性多于女性。临床症状主要为持续性胸痛和呼吸困难。

## 一、诊断

### （一）症状与体征

1. 症状

（1）胸痛：胸膜间皮瘤的胸痛症状通常为非胸膜炎样疼痛，但有时也可为胸膜炎样疼痛。与结核性胸膜炎不同，随着胸液量的增加胸痛不缓解，而是逐渐加重。胸痛多为单侧，常放射到上腹部、肩部和双上肢。胸痛表现为钝性和弥漫性，有时也呈神经性。有的间皮瘤患者以胸痛为首发症状，胸部X线片正常，但在以后几个月的随访中出现胸腔积液。也有少数患者最初出现急性胸膜炎样疼痛和少量胸腔积液，在胸腔抽液后很长时间没有积液出现而被认为是良性胸膜炎，直到再次出现积液而被确诊。

（2）呼吸困难：呼吸困难也是间皮瘤的一个常见症状，在早期与胸腔积液有关，在后期主要与胸壁活动受到限制有关。

（3）其他常见症状：如发热、盗汗、咳嗽、乏力和消瘦等。有的患者出汗量相当多，咳血则很少见。有的患者可发现胸壁肿块。与其他石棉相关性胸膜疾病相比，间皮瘤的杵状指发生率高。偶有副癌综合征出现，如间断性低血糖和肥大性骨关节病等。此外，可发生第二肿瘤。

2. 体征　肺部体征主要与胸膜增厚和胸腔积液有关。胸部扩张受到限制。患者可表现为呼吸困难，疾病进展时消瘦。有的患者可出现胸壁包块，可以发现杵状指（趾）。与肺癌不同，间皮瘤很少在就诊时出现颈部淋巴结肿大或与远处转移相关的临床表现。在有心包积液时可出现心脏压塞表现。

### （二）辅助检查

1. 实验室检查　有不少患者表现为血小板增多。有些出现血糖减低，甚至出现低血糖昏迷。高钙血症、抗利尿激素分泌异常综合征也有报道，但少见。

2. 胸腔积液检查　　胸膜间皮瘤常出现的胸腔积液多为血性，也可为黄色渗出液，相对密度较高（1.020～1.028），非常黏稠，容易堵塞穿刺针头。胸腔积液蛋白质含量高，葡萄糖和pH降低。胸腔积液透明质酸和乳酸脱氢酶浓度较高。细胞计数间皮细胞增多，中性和淋巴细胞无明显增高。细胞学检查对间皮瘤的诊断率为21.0%～36.7%。对胸腔积液中癌标记物检查发现细胞角质蛋白19片段抗原21-1（cyto-keratin 19 fragment antigen 21-1，CYFRA21-1）增高而CEA不增高对间皮瘤的诊断很有提示意义；而CYFRA21-1和CEA均增高或CEA单独增高提示间皮瘤的可能性小，但支持为恶性胸腔积液。

3. 胸膜活检和胸腔镜检查　　胸膜活检可以帮助诊断。盲目胸膜活检的阳性率较低（30%），这可能与胶原纤维多、质韧、脱落细胞少、活检难、标本少、细胞易变性等因素有关。临床医师可以通过多次活检、及时处理标本来提高诊断率。B超和CT引导下胸膜活检会明显增加诊断阳性率（80%）。

胸腔镜检查为诊断间皮瘤的最佳手段，可窥视整个视野，对肿瘤形态、大小、分布和邻近脏器受累情况了解较为充分，并可在直视下多个部位取到足够的标本，因此可以确诊大部分患者。胸腔镜下间皮瘤的主要表现为胸膜结节或肿块，或融合成葡萄样的结节病变；其他包括局限性胸膜增厚和非特异性炎症表现，包括细小肉芽肿、充血或局部增厚等。如果不具备胸腔镜检查条件，必要时也可考虑开胸胸膜活检。间皮瘤可沿穿刺部位侵犯至胸壁。虽然其他恶性胸腔积液在穿刺部位也可出现肿瘤细胞，但在胸壁穿刺部位出现肿块对间皮瘤诊断仍有提示意义。

4. 影像学检查　　主要表现为胸腔积液、胸膜增厚和胸膜肿块。多为单侧病变，双侧病变在就诊时罕见，但在晚期病变中并不少见。在胸腔积液引流后胸部X线片检查可以更好地发现胸膜肿块和增厚，也可能发现其他与石棉接触的证据，如胸膜斑。为了更好地显示胸膜病变，可在抽液注气后摄胸部X线片。典型的表现为胸内弥漫性不规则胸膜增厚和突向胸膜腔内的驼峰样多发性结节，呈波浪状阴影。并发大量胸腔积液时，呈大片致密阴影，纵隔可向对侧移位。因胸膜被间皮瘤广泛包绕，有时虽然胸腔积液量较多，可不发生纵隔移位。

胸部CT检查可以更好地显示病变的范围和程度，以及脏器（胸壁、心包、膈、纵隔、大血管、淋巴结）受累情况，应列为常规检查。间皮瘤也向叶间裂扩展。良性胸膜增厚在CT上与间皮瘤的鉴别在于增厚胸膜和胸壁之间有一条脂肪线。对于胸腔积液和盲目胸膜活检阴性的患者，CT还可引导胸膜结节和肿块的穿刺活检。

胸部磁共振成像（magnetic resonance imaging，MRI）在评价间皮瘤形态和病变范围方面与CT的价值相当或要更好一些。在$T_1$加权像间皮瘤的信号强度稍高于肋间肌，但在$T_2$加权像，间皮瘤的信号强度相当高。

5. 超声检查　　对于诊断胸腔积液和胸膜包块很有帮助，并可帮助胸腔积液穿刺定位和引导胸膜活检。

6. 支气管镜检查　在恶性胸腔积液和原因不明的胸腔积液的鉴别诊断中有辅助诊断价值。对于了解气道内病变以及对可疑病变进行活检均有帮助。

7. 病理学检查　在胸膜间皮瘤的诊断中起了至关重要的作用。早期间皮瘤为小的、圆形胸膜斑点或结节，主要发生在壁层胸膜。随着病情的发展，小的肿瘤病灶融合成大的结节，并导致胸膜增厚、脏层和壁层胸膜粘连，并包裹整个胸腔。在晚期，肿瘤通过淋巴管和血液转移。间皮瘤的局部转移很常见，如肺、纵隔、横膈和心包等部位。与其他肿瘤相比，早期出现远处转移少见。弥漫型恶性间皮瘤的组织形态分为上皮型、肉瘤型及混合型，三者分别占60.6%、12.1%和27.3%。在光镜下，间皮瘤细胞与其他恶性肿瘤有时较难鉴别，可采用免疫组织化学方法帮助鉴别。超微结构显示恶性间皮瘤表面有很多细长微绒毛，密集成刷状。细胞间桥粒大、多，胞间及胞质内核周可见张力丝。绒毛的一个客观评定指标是长度和直径之比（length to diameter ratio， LDR）， LDR>15是间皮瘤的特征性表现，而腺癌的LDR<10。

（三）诊断要点

1. 临床表现

（1）可能有石棉接触史或其他致癌物接触史。

（2）胸痛、呼吸困难、胸壁肿块、大量胸液、胸膜增厚和结节。

（3）病理学上有恶性胸膜间皮细胞。

符合以上第（2）、第（3）项或还有一项者可诊断胸膜间皮瘤。

2. 分期　目前，常用的分期方法为国际间皮瘤研究组织的TNM分期。

（1）原发肿瘤（T）：

$T_{1a}$：肿瘤局限于同侧壁层胸膜，包括纵隔和膈胸膜，脏层胸膜未受累。

$T_{1b}$：肿瘤局限于同侧壁层胸膜，包括纵隔和膈胸膜，脏层胸膜有散在病灶。

$T_2$：肿瘤侵犯同侧各胸膜表面（壁层、纵隔、膈、脏层），并有以下至少一点：膈肌受累；或脏层胸膜有肿瘤融合（包括叶间裂）或脏层胸膜肿瘤扩展至其下肺实质。

$T_3$：局限的进展期肿瘤，但仍有可能切除。肿瘤侵犯整个同侧胸膜表面（壁层、纵隔、膈、脏层），并有以下至少一点：胸内筋膜受累；扩展至纵隔脂肪；或扩展至胸壁软组织，心包非跨壁受累。

$T_4$：局限的进展期肿瘤，不能手术切除。肿瘤侵犯整个同侧胸膜表面（壁层、纵隔、膈、脏层），并有以下至少一点：弥漫的或多发的胸壁肿瘤，有或无肋骨受累；肿瘤直接跨膈侵犯；直接扩展到对侧胸膜；直接扩展到一个或多个纵隔器官；直接扩展到脊柱；肿瘤侵犯心包内面，伴或不伴有心包积液；或肿瘤侵犯心肌。

（2）淋巴结（N）：

$N_x$：局部淋巴结无法评价。

$N_0$：无局部淋巴结转移。

$N_1$：同侧支气管肺或肺门淋巴结转移。

$N_2$：转移至隆突下或同侧纵隔淋巴结，包括同侧乳房内结节。

$N_3$：转移至对侧纵隔、对侧乳房内，同侧或对侧锁骨上淋巴结。

（3）转移（M）：

$M_x$：有不能评价的远处转移。

$M_0$：没有远处转移。

$M_1$：有远处转移。

（4）分期：

Ⅰa期：$T_{1a}N_0M_0$。

Ⅰb期：$T_{1b}N_0M_0$。

Ⅱ期：$T_2N_0M_0$。

Ⅲ期：任何$T_3M_0$，任何$N_1M_0$和任何$N_2M_0$。

Ⅳ期：任何$T_4$、任何$N_3$和任何$M_1$。

国际抗癌联盟也有一个相似的TNM分期。治疗前的分期对确定治疗方案、观察疗效和判断预后均有重要意义。

（四）鉴别诊断

1. 胸腔积液和肺部阴影　间皮瘤在鉴别诊断方面首先遇到的问题是胸腔积液和肺部阴影。需要确定是否存在胸膜病变；肺部阴影来自肺内还是胸膜；胸腔积液的性质，良性还是恶性胸腔积液；胸腔积液和胸膜结节或肿块的最终诊断。对于大部分胸腔积液和胸膜包块，临床上做出诊断并没有太大困难。然而，胸膜疾病，特别是胸腔积液的诊断对于呼吸科医师却依然是一个挑战。引起胸腔积液的原因非常之多。通常，通过诊断性胸腔积液检查，了解积液为漏出液还是渗出液。如果胸腔积液为漏出液，应将重点治疗相应的全身疾病。如果为渗出液，应对胸腔积液进一步的分析，如pH、细胞分类、细胞病理学、葡萄糖、淀粉酶及病原学检查（结核杆菌和细菌等），下一步诊断措施应考虑胸膜活检。如果诊断还不清楚，应注意有无肺血栓栓塞症的可能。肺血栓栓塞症是胸腔积液鉴别诊断中常容易忽视的一个疾病。最后，可检查PPD皮肤试验和胸腔积液ADA，如果PPD阳性，ADA> 45U／L，可考虑给予试验性抗结核治疗，否则可以随访观察。对于诊断确实困难者，应考虑胸腔镜检查。

2. 结核性胸膜炎　在我国结核病是常见病。结核性胸膜炎是胸腔积液的常见原因之一。有不少间皮瘤患者被考虑为结核病而给予抗结核治疗。临床上出现以下情况时，需要对诊断重新评价。

（1）抗结核治疗后患者一般情况未见好转反而恶化，乏力、消瘦明显，胸部出现疼痛。

（2）胸腔穿刺多次，胸腔内注射药物后，胸痛不但不缓解，反而进行性加重，胸腔积液进行性增多。

（3）胸腔穿刺处出现包块，有明显触痛。

3. 间皮增生　间皮细胞的反应性增生有时与间皮瘤在形态上难以区分。间皮细胞增生可导致形态上的异常，如单一或复杂的乳头状突起，胸膜表面间皮细胞聚集，有时还有有丝分裂相、不典型细胞增生、成簇间皮细胞陷夹于纤维组织。事实上，可能与体内其他部位上皮的癌前病变相似，间皮的不典型增生或许代表了一种癌前病变。良性增生性间皮细胞与恶性间皮细胞可通过一些特殊染色帮助鉴别，如bcl-2、p53、P-170糖蛋白和PDGF-R的β链。其他方法，如染色体分析、DNA含量分析、核仁组织导体区域（nucleolus organizing region，NOR）定量测定、增殖细胞核抗原（proliferating cell nuclear antigen，PCNA）定量测定和核浆比分析等也有助于鉴别。对于良性间皮增生的病例，需要随访其变化。

4. 与腺癌的鉴别诊断　间皮瘤与其他转移性恶性肿瘤常难区分。上皮型间皮瘤需要和胸膜转移性肺腺癌相区分。

（1）光镜：间皮瘤可见到上皮样瘤细胞和梭形瘤细胞同时存在，如果发现这两种成分相互移行过渡现象，则有助于间皮瘤的诊断。腺癌无此特征。

（2）组织化学：间皮瘤细胞能产生高酸性黏液物质如透明质酸，用奥辛兰及Hale胶体铁染色阳性；而65%～70%肺腺癌细胞内含有中性或弱酸性黏液物质，PAS及黏液卡红染色阳性。

（3）免疫组织化学染色：有许多标记物被研究，单用一个指标并不可靠，需要多项指标同时检查。表1-3列出了上皮型间皮瘤和肺腺癌常用的鉴别诊断方法。上皮膜抗原在间皮瘤和腺癌均为阳性，但在增生间皮为阴性。

表1-3上皮型间皮瘤和肺腺癌的鉴别诊断

| 上皮型间皮瘤 | 肺腺癌 |
| --- | --- |
| 细胞质含有糖原，没有淀粉酶抵抗的PAS阳性物质 | 糖原含量小，可包含淀粉酶抵抗的PAS阳性黏液 |
| 肿瘤细胞表面腺体澳辛兰阳性透明质酸 | 细胞内或细胞表面没有透明质酸 |
| CEA、Leu M1、Bet Ep4和AuAl阴性 | CEA、Leu M1、Bet Ep4和AuAl阳性 |
| Calretinin（阳性核染色*），细胞角蛋白5/6和血栓调节素阳性 | Calretinin（阴性核染色*），细胞角蛋白5/6和血栓调节素阴性 |

*Cahetinirl染色对于间皮瘤和腺癌的胞质均为阳性

肉瘤型间皮瘤和肉瘤型癌的鉴别很困难。血管肉瘤可有血管标记物阳性，平滑肌肉瘤有一些肌肉标记物阳性（肌动蛋白）。通常肉瘤样癌的糖蛋白AB染色阴性。

（4）电镜：间皮瘤细胞表面有无数细长微绒毛，而腺癌细胞微绒毛少，且短粗直。

5. 胸膜局限性纤维性瘤　在过去被称为局限性或良性间皮瘤，临床上很少见。与石棉接触没有关系，手术切除后预后良好。肿瘤被浆膜很好地覆盖和局限。在显微镜下，可见低分化梭形细胞瘤。免疫细胞化学染色对波形蛋白和肌动蛋白阳性，但对细胞角蛋白和上皮膜抗原阴性。在80%的病例，$CD_{34}$阳性，在间皮瘤，$CD_{34}$仅局限于血管。

## 二、治疗

胸膜间皮瘤目前缺乏有效的治疗手段，现主张采用包括化疗、手术和放疗等多种方法的综合治疗。传统的化疗药物对间皮瘤的单药有效率为10%~20%，合并用药并未显著提高治疗有效率。一些新的化疗药物和方案正在研究之中，如吉西他滨（Gemcitabine）单用时无优势，但在与顺铂合用时具有协同作用，吉西他滨+顺铂作为间皮瘤新辅助化疗方案的研究也在进行之中，并初步取得了一些让人鼓舞的结果。

一些新研制的化疗药品如培美曲塞，在间皮瘤的治疗中也可能有一些很好的治疗效果，值得关注。生物免疫调节药，如IL-2和IFN-α，在临床上也很常用，但疗效有限。由于间皮瘤病例少、治疗效果差，建议在选择化疗方案时加入一种手术治疗方案。对于胸腔积液无法控制者，可采用胸膜固定或粘连术、胸腔镜下胸膜切除术等。其他治疗包括支持治疗和对症治疗等。

### （一）用药原则

1. 有胸痛者用罗通定、吲哚美辛、哌替啶等止痛。

2. 多柔比星是治疗本病的有效药物，多与顺铂、丝裂霉素、环磷酰胺、氨甲蝶呤等联合使用。

3. γ-干扰素、白介素作为辅助治疗措施。

4. 胸腔积液多者可用滑石粉、四环素等作胸膜粘连。

### （二）预防

胸膜间皮瘤常与接触石棉有关，因此，注意劳动防护，减少或避免与石棉接触是预防本病的有效措施。局限型者多为良性，手术治疗效果好；即使是恶性弥漫型者，应用以多柔比星为主的化疗方案也可取得肯定的效果，可大大延长生存期。

## 三、病情观察

诊断不明确者，应建议行胸部X线片检查，以明确诊断。诊断明确者，应密切注意观察患者胸痛、胸闷和呼吸困难的程度、持续时间，应注意患者临床征象的变化；应密切注意治疗的效果，患者的症状是否缓解。

## 四、病历记录

1. 门、急诊病历　记录患者胸闷、气急、胸痛、呼吸困难、发热、盗汗、咳嗽、乏力和消瘦等的时间和程度，本次发作的诱发因素。既往史中记录有无慢性胸、肺疾病史等，如有，记录过去诊断和治疗情况。体检记录患者肺部体征，胸部扩张受到限制患者可表现为呼吸困难，疾病进展时消瘦。有的患者可出现胸壁包块，可以发现杵状指（趾）。与肺癌不同，间皮瘤很少在就诊时出现颈部淋巴结肿大或远处转移相关的临床表现。辅助检查记录胸部X线片、超声检查、支气管镜检查、病理学检查、胸膜活检和胸腔镜检查、胸腔积液检查的结果。

2. 住院病历　记录患者治疗后的反应，临床症状是否缓解；需行放疗或化疗者，应记录与患者及家属的谈话过程，并请家属签署知情同意书。

### 五、注意事项

（一）医患沟通

本病大多急性起病，若平素体健、年轻，患者可无症状；若年龄大且肺部有基础疾病时则病情较重，常有焦虑不安甚至濒死感，应耐心向患者解释清楚，消除其顾虑，并积极、有效处理。

（二）经验指导

1. 间皮瘤主要表现为胸痛、呼吸困难和胸膜异常（胸腔积液和胸膜增厚）。临床上出现以下情况时需要注意间皮瘤的可能。

（1）胸腔积液伴有显著的胸痛症状，或骨关节疼痛、发热、低血糖症、贫血等。

（2）胸腔积液抽出后又迅速出现明显的胸膜增厚，穿刺部位出现皮下结节。

（3）胸部X线表现为胸膜孤立性肿块、胸膜多发性分叶状肿块，胸腔积液减少后出现显著的胸膜增厚，尤其是肺尖出现胸膜增厚。

（4）持续的诊断不明的胸腔积液。

2. 虽然胸痛是一个常见症状，而且也很具有提示诊断价值，但有相当多的患者在出现胸腔积液时不伴有胸痛。有的报道中，高达1／3的患者没有胸痛症状。

3. 间皮瘤合并的胸腔积液通常为中到大量，单侧积液多，血性积液多，可呈草莓样，胸腔积液较为黏稠，抽液困难。

4. 对于任何怀疑间皮瘤的患者均需要仔细了解职业史，但对于无石棉接触史的患者，间皮瘤也需要考虑。在我国，很多间皮瘤患者并无明显的石棉接触史。在北京协和医院最近的20例间皮瘤中，只有3例有石棉接触史。

5. 间皮瘤倾向于局部侵犯，而不是远处转移。在症状出现时，首先以远处转移为表现的少见。但在后期，远处转移并不少见。除非经过根治性手术，病情会呈持续性进展。

6. 如果胸腔积液细胞学或胸膜活检多次检查阴性，需要进一步检查，如B超或CT引导下行胸膜活检或胸腔镜检查。

7. 对于任何原因不明的胸腔积液，均需要CT检查。CT检查对于了解胸膜情况以及肺、纵隔和心包的病变均有重要价值。

8. 间皮瘤的诊断需要临床、影像学、病理学和免疫组织化学等多种手段的综合应用。根据以往经验，使用电镜做超微结构的检查对间皮瘤与腺癌的鉴别诊断很有帮助。

# 第四节　自发性气胸

气体进入胸膜腔，造成积气状态，称为气胸（pneumothorax）。一般是由于脏层胸膜破裂，空气通过破裂孔进入胸膜腔，从而使胸腔内压力升高，常致负压变成正压，导致肺脏压缩，静脉回心血流受阻，可产生不同程度的肺、心功能障碍。临床上以自发性气胸最多见，主要表现有突然胸痛、胸部憋闷和气急。严重者可出现焦躁不安、极度呼吸困难、发绀，甚至意识障碍和休克。

## 一、诊断

（一）症状与体征

1. 症状　典型症状为突发性胸痛，继之有胸闷和呼吸困难，并可有刺激性咳嗽。这种胸痛常为针刺样或刀割样，持续时间很短暂。刺激性干咳因气体刺激胸膜所致。大多数起病急骤，气胸量大或伴肺部原有病变者，则气促明显。部分患者在气胸发生前有剧烈咳嗽、用力屏气大便或提重物等诱因，但不少患者在正常活动或安静休息时发病。年轻健康人的少量气胸很少有不适，有时患者仅在体格检查或常规胸部透视时才被发现；而有肺气肿的老年人，即使肺压缩不到10%，亦可产生明显的呼吸困难。张力性气胸患者常表现精神高度紧张、恐惧、烦躁不安、气促、窒息感、发绀、出汗，并有脉搏细弱而快、血压下降、皮肤湿冷等休克状态，甚至出现意识不清、昏迷，若不及时抢救，往往引起死亡。

气胸患者一般无发热，白细胞数升高或血沉增快，若有这些表现，常提示原有的肺部感染（结核性或化脓性）活动或发生并发症（如渗出性胸膜炎或脓胸）。

2. 体征　典型的体征可见患侧胸廓饱满，呼吸运动减弱，气管及心尖冲动向健侧移位，肋间隙增宽，叩诊鼓音，语颤及呼吸音减弱或消失。右侧气胸时肝浊音界下降，左侧气胸时心浊音界叩诊不清。如为液气胸，可有积液体征。

（二）辅助检查

1. X线检查　为诊断气胸最可靠的方法。可显示肺压缩的程度，肺部情况，有无胸膜粘连、胸腔积液以及纵隔移位等。典型X线表现为外凸弧形的细线条形阴影，系肺组织和胸膜腔内气体的交界线，线内为压缩的肺组织，线外见不到肺纹理，透亮度明显增加。气胸延及下部，则肋膈角显示锐利。少量气体往往局限于肺尖部，常被骨骼掩盖。深呼气时，使萎缩的肺更为缩小，密度增高，与外带积气区呈更鲜明对比，从而显示气胸带。局限性气胸在后前位X线检查时易遗漏，透视下转动体位方能见到气胸。大量气胸时，则见肺被压缩聚集在肺门区呈圆球形阴影。若肺内有病变或胸膜粘连时，则呈分叶状或不规则阴影。大量气胸或张力性气胸显示纵隔和心脏移向健侧。气胸并发胸腔积液时，则具液-气面。若围绕心缘旁有透光带，应考虑有纵隔气肿。胸部X线片，大致可计算气胸后肺脏受压萎陷的程度，这对临床处理有一定的意义。

2. CT检查　表现为胸膜腔内出现极低密度的气体影，伴有肺组织不同程度的压缩改变。一般应在低窗位的肺窗条件下观察，含极少量气体的气胸和主要位于前中胸膜腔的局限性气胸，X线片上可漏诊，而CT上则无影像重叠的缺点，诊断非常容易。多数学者认为，对创伤患者，尤其是进行机械呼吸器通气者，做CT扫描时，应对上腹部、下胸部的CT图像进行肺窗观察，以便发现隐匿型少量气胸。CT还可鉴别位于纵隔旁的气胸与纵隔气肿以及肺气囊，对有广泛皮下气肿存在的患者，CT检查常可发现X线片隐匿性的气胸存在。

3. 胸膜腔内气体成分压力的测定　有助于鉴别破裂口是否闭合。通常抽出胸膜腔内气体做分析，若$PO_2>6.67kPa$（50mmHg），$PCO_2<5.33kPa$（40mmHg），应怀疑有持续存在的支气管胸膜瘘；反之，$PO_2<5.33kPa$（40mmHg）及$PCO_2>6kPa$（45mmHg），则提示支气管胸膜瘘大致已愈合。

4. 胸腔镜检查　是诊治胸膜疾病的重要手段。为寻找自发性气胸的病因，指导选择合理的治疗方法，以胸腔镜检最为理想。

5. 胸膜造影　是将造影剂注入胸膜腔，在X线下观察胸膜内解剖结构关系和相应肺脏病变部位的一项特殊诊断技术，有助于对胸膜病变的诊断和鉴别诊断。

（三）诊断要点

1. 突然发生的呼吸困难、胸痛和刺激性咳嗽，体征可有叩诊鼓音，呼吸音明显减弱或消失。

2. 胸部X线检查显示胸腔积气、肺萎陷。

3. 排除医源性、创伤性及机械通气所致的肺实质和脏层胸膜破裂。

符合以上3项者可以诊断为自发性气胸。根据临床症状、体征及影像学表现，气胸的诊断通常并不困难。X线或CT显示气胸是确诊的依据，若病情十分危重无法搬动做X线检查时，应当机立断在患侧胸部体征最明显处试验穿刺，如抽出气体，可证实气胸的诊断。

（四）鉴别诊断

1. 支气管哮喘与阻塞性肺气肿　两者均有不同程度的气促及呼吸困难，体征亦与自发性气胸相似，但支气管哮喘常有反复哮喘发作史，阻塞性肺气肿的呼吸困难多呈长期缓慢性进行性加重。当哮喘及肺气肿患者突发严重呼吸困难、冷汗、烦躁时，支气管舒张药、抗感染药物等治疗效果不好，且症状加剧，应考虑并发气胸的可能，X线检查有助于鉴别。

2. 急性心肌梗死　患者亦有突然胸痛、胸闷甚至呼吸困难、休克等临床表现，但常有高血压、动脉粥样硬化、冠状动脉粥样硬化性心脏病史。体征、心电图、X线检查、血清酶学检查有助于诊断。

3. 肺血栓栓塞症　大面积肺栓塞也可突发起病，呼吸困难、胸痛、烦躁不安、惊恐甚至濒死感，临床上酷似自发性气胸，但患者可有咳血、低热和晕厥，并常有下肢或盆腔血栓性静脉炎、骨折、脑卒中、心房颤动等病史，或发生于长期卧床的老年患者。体检、胸部X线检查可鉴别。

4. 肺大疱　位于肺周边的肺大疱，尤其是巨型肺大疱易被误认为气胸。肺大疱通常起病缓慢，呼吸困难并不严重，而气胸症状多突然发生。影像学上肺大疱气腔呈圆形或卵圆形，疱内有细小的条纹理，为肺小叶或血管的残遗物。肺大疱向周围膨胀，将肺压向肺尖区、肋膈角及心膈角，而气胸则呈胸外侧的透光带，其中无肺纹理可见。从不同角度进行胸部透视，可见肺大疱为圆形透光区，在大疱的边缘看不到发丝状气胸线，肺大疱内压与大气压相仿，抽气后大疱容积无明显改变。如误对肺大疱抽气测压，极易引起气胸，需认真鉴别。

5. 其他　消化性溃疡穿孔、胸膜炎、肺癌、膈疝等，偶可有急性胸痛、上腹痛及气促等，亦应注意与自发性气胸鉴别。

## 二、治疗

自发性气胸的治疗目的是促进患侧肺复张、消除病因及减少复发。治疗具体措施有非手术治疗、胸腔减压、经胸腔镜手术或开胸手术等。应根据气胸的类型与病因、发生频次、肺压缩程度、病情状态及有无并发症等适当选择。部分轻症者可经非手术治疗治愈，但多数需做胸腔减压以助患肺复张，少数患者（10%～20%）需手术治疗。

影响肺复张的因素包括患者年龄、基础肺疾病、气胸类型、肺萎陷时间长短以及治疗措施等。老年人肺复张时间通常较长；交通性气胸较闭合性气胸需时长；有基础肺疾病、肺萎陷时间长者肺复张时间亦长；单纯卧床休息，肺复张时间显然较胸闭式引流或胸腔穿刺抽气为长。有支气管胸膜瘘、脏层胸膜增厚、支气管阻塞者，均可妨碍肺复张，并易导致慢性持续性气胸。

（一）非手术治疗

主要适用于稳定型小量气胸，首次发生的症状较轻的闭合性气胸。应严格卧床休息，酌情给予镇静、镇痛等药物。由于胸腔内气体分压和肺毛细血管内气体分压存在压力差，每日可自行吸收胸腔内气体容积（胸部X线片的气胸面积）的1.25%～1.8%。高浓度吸氧可加快胸腔内气体的吸收。非手术治疗需密切监测病情改变，尤其在气胸发生后24～48小时。如患者年龄偏大并有肺基础疾病如肺气肿，其胸膜破裂口愈合慢，呼吸困难等症状严重，即使气胸量较小，原则上亦不主张采取非手术治疗。

此外，不可忽视肺基础疾病的治疗。如明确因肺结核并发气胸，应给予抗结核药物，由肺部肿瘤所致气胸者，可先做胸腔闭式引流，待明确肿瘤的病理学类型及有无转移等情况后，再进一步做针对性治疗。慢性阻塞性肺疾病（chronic obstructive pulmonary disease，COPD）并发气胸者应注意积极控制肺部感染，解除气管痉挛等。

### （二）手术治疗

1. 胸腔穿刺抽气　适用于小量气胸、呼吸困难较轻、心肺功能尚好的闭合性气胸患者。抽气可加速肺复张，迅速缓解症状。通常选择患侧胸部锁骨中线第2肋间为穿刺点，局限性气胸则要选择相应的穿刺部位。皮肤消毒后用气胸针或细导管直接穿刺入胸腔，随后连接于50mL或100mL注射器或气胸机抽气并测压，直到患者呼吸困难缓解为止。一次抽气量不宜超过1000mL，每日或隔日抽气1次。张力性气胸病情危急，应迅速解除胸腔内正压以避免发生严重的并发症，紧急时亦需立即胸腔穿刺排气，无其他抽气设备时，为了抢救患者生命，可用粗针头迅速刺入胸膜腔以达到暂时减压的目的。亦可用粗注射针头，在其尾部扎上橡皮指套，指套末端剪一小裂缝，插入胸腔进行临时排气，高压气体从小裂缝排出，待胸腔内压减至负压时套囊即塌陷，小裂缝关闭，外界空气即不能进入胸膜腔。

2. 胸腔闭式引流　适用于不稳定型气胸、呼吸困难明显、肺压缩程度较重、交通性或张力性气胸、反复发生气胸的患者。无论气胸容量多少，均应尽早行胸腔闭式引流。插管部位一般多取锁骨中线外侧第2肋间或腋前线第4～5肋间，如为局限性气胸或需引流胸腔积液，则应根据胸部X线片或在X线透视下选择适当部位进行插管排气引流。插管前，在选定部位先用气胸箱测压以了解气胸的类型，然后在局部麻醉下沿肋骨上缘平行做1.5～2cm皮肤切口，用套管针穿刺进入胸膜腔，拔去针芯，通过套管将灭菌胶管插入胸腔。亦可在切开皮肤后，经钝性分离肋间组织达胸膜，再穿破胸膜将导管直接送入胸膜腔。一般选用胸腔引流专用的硅胶管，或外科胸腔引流管。16～22F导管适用于大多数患者，如有支气管胸膜瘘或机械通气的患者，应选择24～28F大导管。导管固定后，另一端可连接HeimLich单向活瓣，或置于水封瓶的水面下1～2cm，使胸膜腔内压力保持在0.098～0.196kPa（1～2cm H$_2$O）以下，插管成功则导管持续逸出气泡，呼吸困难迅速缓解，压缩的肺可在几小时至数日内复张。对肺压缩严重、时间较长的患者，插管后应夹住引流管分次引流，避免胸腔内压力骤降产生肺复张后肺水肿。如未见气泡溢出，1～2日，气急症状消失，可夹管24～48小时，复查胸部X线片，肺全部复张后可以拔除导管。有时虽未见气泡溢出，但患者症状缓解不明显，应考虑为导管不通畅或部分滑出胸膜腔，需及时更换导管或做其他处理。

原发性自发性气胸经导管引流后，即可使肺完全复张。继发性者常因气胸分隔，单导管引流效果不佳，有时需在患侧胸腔插入多根导管。两侧同时发生气胸者，可在双侧胸腔插管引流。若经水封瓶引流后未能使胸膜破口愈合，肺仍不能复张，可在引流管加用负压吸引装置。常用低负压可调节吸引机，如吸引机形成负压过大，可用调压瓶调节，一般负压为-0.981~1.96kPa（-10~-20cmH$_2$O），如果负压超过设置值，则空气由压力调节管进入调压瓶，因此胸腔所承受的吸引负压不会超过设置值，可避免过大的负压吸引对肺的损伤。

闭式负压吸引宜连续开动吸引机，如经12小时后肺仍未复张，应查找原因。如无气泡冒出，表示肺已复张，停止负压吸引，观察2~3日，经X线透视或胸部X线片证实气胸未再复发后，即可拔除引流管，用凡士林纱布覆盖手术切口。

水封瓶应放在低于患者胸部的地方（如患者床下），以免瓶内的水反流进入胸腔。应用各式插管引流排气过程中，应注意严格消毒，防止发生感染。

3. 化学性胸膜固定术　由于气胸复发率高，为了预防复发，可胸腔内注入硬化剂，产生无菌性胸膜炎症，使脏层和壁层胸膜粘连，从而消灭胸膜腔间隙。主要适用于拒绝手术的下列患者：①持续性或复发性气胸；②双侧气胸；③并发肺大疱；④肺功能不全，不能耐受手术。

4. 并发症的处理

（1）持续性和复发性气胸：1/3的自发性气胸2~3年常有复发，发作频繁或3周以上持续不愈合者可行胸膜粘连术。在局麻下经胸腔镜将滑石粉混悬液等注入胸膜内，再让患者多方转动体位让胸膜充分粘连胸腔闭锁。也可用硝酸银稀释液喷涂裂口，或用四环素、短小棒状杆菌菌苗等黏合剂经闭式引流管注入实行胸腔粘连术。

（2）脓气胸：多由金黄色葡萄球菌、肺炎杆菌、铜绿假单胞菌及厌氧菌引起的肺炎、肺脓肿而并发脓气胸。除应用有效、足量的抗生素外，因多有胸膜支气管瘘形成，故应酌情行外科治疗。

（3）血气胸：小量出血者经胸腔闭式引流肺复张后出血可自行停止和吸收；大量出血时应积极手术止血并及时、适量输血以防失血性休克的发生。

（4）纵隔气肿和皮下气肿：经胸腔闭式引流可随气胸好转、胸膜腔内压力减低而逐渐缓解和自行吸收。吸入高浓度氧气以加大纵隔内氧浓度，有利于气体的消散。纵隔气肿张力过高而影响呼吸和循环时，可作胸骨上窝穿刺或切开排气。

### 三、病情观察

诊断不明确者，应建议行胸部X线片检查，以明确诊断。

诊断明确者，应密切注意观察患者胸痛、胸闷和呼吸困难的程度、持续时间，决定暂不抽气的，应注意患者临床征象的变化。如行抽气治疗，应密切注意治疗的效果，患者的症状是否缓解；如剧烈胸痛持续存在，患者有心动过速、气急不缓解。提示有血气胸可能，必须立即行胸腔闭式引流，进行生命体征监护，以便及时调整治疗用药。

## 四、病历记录

1. 门、急诊病历 记录患者胸闷、气急、胸痛的时间和程度；本次发作的诱发因素；是否伴有呼吸困难等。既往史中记录有无慢性胸、肺疾病史等；有无气胸病史，如有，记录过去诊断和治疗情况。体检记录患者血压，是否有患侧胸廓饱满、肋间隙增宽、运动减弱、叩诊鼓音、呼吸音及语颤减弱或消失等体征。有无大汗、发绀、不能平卧等张力性气胸的表现。辅助检查记录胸部X线片或胸透结果，必要时记录血红蛋白的检测结果。

2. 住院病历 记录患者对吸氧、抽气等治疗的反应，临床症状是否缓解；需行胸腔闭式引流的，应记录与患者及家属的谈话过程，并请家属签署知情同意书。如有血气胸可能，须密切观察记录患者的血压、心率、血红蛋白的变化及采用相应治疗措施后的治疗效果。

## 五、注意事项

### （一）医患沟通

本病大多急性起病，若平素体健、年轻，患者可无症状；若年龄大且肺部有基础疾病时则病情较重，且有焦虑不安甚至濒死感，应耐心向患者解释清楚，消除其顾虑，并积极、有效处理。张力性气胸有时可出现皮下气肿，应给予积极治疗，有时可产生持续漏气，此时若病情无恶化，则可继续观察，并做好家属及患者思想工作。部分张力性气胸的处理较为困难，尤其是合并肺部感染时，大多预后不良，须及时与患者家属沟通。

### （二）经验指导

1. 本病可有不同程度的胸闷、呼吸困难表现，其程度与患者原有的肺功能状况、气胸类型、肺被压缩的面积以及气胸发生的速度快慢有关。基础肺功能较差的患者，即使肺被压缩面积在10%～20%，亦可见明显呼吸困难，甚至发生呼吸衰竭死亡。而慢性气胸患者，由于通气／血流比例调整和代偿，患者逐渐适应，胸痛和呼吸困难可不明显。

2. 根据患者的临床症状、体征与X线表现，气胸的诊断一般并不难。需注意的是胸部X线片显示"气胸线"是确诊本病的依据。部分患者病情重，无床边摄片，则须在有经验的医师指导下行诊断性穿刺，亦可帮助明确诊断。

3. 临床上需注意隐匿性气胸的处理，因有时肺部存在粘连带，胸部X线片不能发现气胸的存在，CT可以明确诊断。

4. 确定治疗方案时，应考虑患者的气胸类型、程度、发生速度、症状、体征、胸部X线片的变化、胸膜腔内压力、有无胸腔积液及原有肺功能状态、首次发病抑或复发以及患者年龄、一般状况、有无呼吸循环功能不全等并发症确定治疗方案。

5. 一般自发性气胸经抽气等非手术治疗，1~2周即可好转，若时间超过1周，且肺压缩明显，可行胸腔闭式引流，必要时负压吸引，但必须注意负压吸引装置的正确连接。若患者存在持续漏气，则须转外科手术治疗。当考虑有张力性气胸时，应紧急处理，予以胸腔抽气且置管引流，必要时请外科置大号管引流。

6. 一部分患者经过排气后，出现胸闷、气急加重、咳嗽明显，提示有复张后肺水肿，应积极处理，可给予高流量吸氧、糖皮质激素、利尿药等治疗，临床上给予患者排气治疗时一般宜缓慢排气，每次排气量一般不宜超过1000mL，以避免此种情况发生。

# 第二章　心脏疾病

## 第一节　动脉导管未闭

### 一、概述

动脉导管未闭是指存在于主动脉与肺动脉之间的先天性异常通道，位置在左锁骨下动脉远侧的降主动脉峡部和左肺动脉根部之间。导管外径粗细和长度不一，外径大多10mm左右，长度6～10mm。外形可为管状或漏斗状，短粗者为窗状。

### 二、病因和病机

胎儿期动脉导管发育异常而出生后未能自行闭合。正常主动脉压力超过肺动脉压，由于未闭动脉导管的存在，血液从主动脉持续流向肺动脉，形成左向右分流。分流量大小取决于导管直径和主动脉、肺动脉之间的压力阶差和导管粗细。为维持全身血液循环，左心容量负荷加重，导致左心室肥大、肺充血，甚至左心衰竭。肺小动脉承受大量分流血液后发生反应性痉挛，长期痉挛会导致管壁增厚和纤维化，导致肺动脉压力持续升高，若接近或超过主动脉压力，则左向右分流消失，甚至逆转为右向左分流，病人发绀，导致Eisenmenger综合征，最终可导致肺动脉高压和右心衰竭。

### 三、临床表现

（一）症状

1. 导管细、分流量小者，多无自觉症状，常在体检时发现。

2. 导管细、分流量大者，可出现气促、咳嗽、乏力、多汗、心悸等症状，因肺充血而易患感冒或呼吸道感染，早产儿病人易致呼吸窘迫症。

3. 若肺血管发生器质性变化并出现双向分流时，病人轻度活动即可发生左心衰竭而致死。

（二）体征

1. 心脏　在胸骨左缘第2肋间可闻及粗糙响亮的连续性机器样杂音，杂音占据整个收缩期和舒张期，向颈部或背部传导，局部常可触及震颤；肺动脉高压明显者可闻及收缩期杂音，肺动脉瓣区第二音亢进；分流量大者，可闻及心尖部柔和的舒张中期隆隆样杂音。

2. 周围血管　脉压增大，颈动脉搏动加强，四肢动脉搏动处可触及水冲脉、闻及枪击音，但会随着肺动脉压力的增高和分流量的下降而不明显，甚至消失。

## 四、诊断

### （一）心电图检查

轻者可无明显异常变化，典型表现示电轴左偏、左心室高电压或左心室肥大。肺动脉高压明显者，示左、右心室均肥大。晚期则以右心室肥大为主，并有心肌损害表现。

### （二）胸部 X 线检查

肺血管增粗，左室或左右室增大，肺动脉段增粗，主动脉结增宽。

### （三）超声心动图检查

左心房、左心室增大，肺动脉增宽；如存在肺动脉高压，右心室亦可增大，在主动脉与肺动脉分叉之间可见异常的管道交通；彩色多普勒显示降主动脉至肺动脉的高速双期分流；连续多普勒可测得双期连续高速血流谱。

### （四）升主动脉造影检查

左侧位连续摄片示升主动脉和主动脉弓部增宽，峡部内缘突出，造影剂经此处分流入肺动脉内，并显示出导管的外径、内径和长度。

许多从左向右分流心内畸形在胸骨左缘可听到同样的连续性机器样杂音或接近连续的双期心杂音，难以辨识。

### （五）在建立动脉导管未闭诊断进行治疗前必须予以鉴别

1. 主–肺动脉间隔缺损。
2. 主动脉窦瘤破裂。
3. 冠状动脉静脉瘘。
4. 室间隔缺损合并主动脉瓣关闭不全。

## 五、常见并发症

1. 高血压　手术结扎导管后导致体循环血流量突然增大，术后可出现高血压，甚至持续状态而导致高血压危象，所以术后应密切监测血压变化。

2. 喉返神经麻痹　左侧喉返神经自迷走神经分出后，紧绕导管下缘，向后沿食管、气管沟上行，手术中极易误伤。术后应密切观察患者发音情况。

## 六、治疗原则

主要为手术治疗。早产儿、婴幼儿反复发生肺炎、呼吸窘迫、心力衰竭或喂养困难者应及时手术治疗。无明显症状者，多主张于学龄前择期手术。近年来，也有人主张更早期手术。但并发 Eisenmenger 综合征者禁忌手术。

手术方式包括：

1. 动脉导管结扎或钳闭术。
2. 动脉导管切断缝合术。
3. 内口缝合法。
4. 导管封堵术。

## 七、护理评估

1. 按中医整体观念，运用望、闻、问、切的方法评估病证、舌象、脉象及情志状态。
2. 评估患者局部和全身症状以及既往病史和生活史。
3. 了解病人家庭情况。

## 八、一般护理

1. 按外科及本系统疾病一般护理常规执行。行体外循环者按体外循环护理常规护理。
2. 保持病室环境安静、整洁、舒适、温度适宜。
3. 适量休息，保证病人充足睡眠。
4. 少食多餐，鼓励多进蔬菜水果。术前成人禁食8~12小时，儿童禁食4~6小时。
5. 病情观察

（1）注意血压变化，> 16kPa（120mmHg）的患者给予扩血管药物，并积极控制血压。术后通常有心率增快表现。脉搏超过160次／分，注意容量的补充及给予少量镇痛药物。

（2）发现代谢性酸中毒，注意容量的补充及给予小剂量碳酸氢钠。

（3）密切观察体温、脉搏、呼吸、血压、胸腔引流液的性状与量，并做好记录。如有血压下降、心率增快、呼吸急促、引流量多者，提示有内出血的可能。

（4）尽早脱离呼吸机辅助，注意肺部并发症，儿童尤其是幼儿易发生肺部感染或肺不张等，应加强呼吸道护理，保持呼吸道通畅，协助咳嗽排痰，给予药物雾化吸入，定期叩背，鼓励咳嗽。动脉导管切断缝合术后早期，应避免用力咳嗽，必要时可给予镇咳剂口服。伴肺动脉高压者，要密切观察呼吸，合理应用抗生素，预防呼吸道感染及呼吸衰竭。

（5）观察有无喉返神经损伤症状出现，发现声音嘶哑或饮食呛咳等，应立即报告给医生。

### 九、健康教育

1. 向病人讲解疾病的相关知识。
2. 适当地活动，可促进先天性心脏病患儿的康复。术后3个月不可过度运动。
3. 保持室内清洁卫生，避免到公共场所游玩，预防感冒，防止呼吸道感染。
4. 保持情绪稳定，避免过喜过悲。
5. 按医嘱继续服药。
6. 遵医嘱定期复查，如有不适及时就诊。

# 第二节　房间隔缺损

### 一、概述

房间隔缺损（atrial septal defect）系指因左、右心房之间的间隔因先天性发育不全、遗留缺损而导致的存在于两心房之间的异常通路。

### 二、病因和病机

房间隔缺损是由于胎儿期两心房之间的间隔发育异常所致。近年来认为引起胎儿心脏发育畸形的主要原因与胎儿发育的宫内环境因素、母体情况和遗传基因有关。

### 三、临床表现

（一）症状

1. 原发孔缺损症状　主要为轻度劳动后气急、心悸或反复呼吸道感染等；也有病人症状出现早而重，常发生在婴儿和儿童期，病程进展也较快，早期就出现明显的心脏扩大和重的肺部充血等现象。

2. 继发孔缺损症状　在儿童期多无明显症状，一般到青年期症状才开始表现.包括劳力性气促、心悸、乏力、心房颤动，肺循环血量增多时易发生右心衰竭和呼吸道感染。

（二）体征

1. 右心室明显肥大，左侧前胸廓略膨隆。可触及心搏增强、少数可触及震颤。

2. 肺动脉瓣区，即胸骨左缘第2~3肋间可闻及Ⅱ~Ⅲ级吹风样收缩期杂音，伴第二音亢进和分裂。分流量大者心尖部可闻及柔和的舒张期杂音。肺动脉高压者，肺动脉区收缩期杂音减轻，第二音更加亢进和分裂。原发孔缺损伴二尖裂缺者，可闻及心尖部Ⅱ~Ⅲ级收缩期杂音。

3. 可出现发绀、杵状指（趾）、多发生于由右向左分流者。

## 四、诊断

1. 心电图检查  原发孔缺损者电轴左偏，PR间期延长，可有左心室高电压、肥大继发孔缺损者电轴右偏，呈不完全性或完全性右束支传导阻滞，右心室肥大、P波高大。

2. 胸部X射线检查  可见右心增大，肺动脉圆锥突出，主动脉弓缩小，呈典型梨状原发孔缺损可见左心室扩大，肺门血管影增粗。

3. 超声心动图检查  继发孔缺损者显示右心房、室增大，原发孔缺损可见右心和左心扩大，二尖瓣裂缺及其所致的二尖瓣反流。

## 五、常见并发症

1. 急性左心衰竭  加强观察，当病人表现为呼吸困难、发绀和咯泡沫痰时，应警惕急性肺水肿，需及时报告医师。遵医嘱及时应用吗啡、强心剂、利尿剂、血管扩张剂，并吸出气管内分泌物。

2. 肺功能不全  应用呼吸机辅助呼吸的病人，若血气分析结果仍表现为肺通气或弥散功能异常，或不能脱离呼吸机者，即为呼吸功能不全，应继续采用呼吸机治疗，并根据血气分析结果，协助调整各项参数或采用呼气末正压通气（positive end expiratory pressure，PEEP），同时加强呼吸道管理。

## 六、治疗原则

以手术治疗为主。无症状但有右心房室扩大者应手术治疗。房间隔缺损合并肺动脉高压者应尽早手术。Eisenmenger综合征则是手术禁忌证。

手术方法是在体外循环下切开右心房，直接缝合或修补缺损；近年来开展的导管伞封堵术无须开胸，具有创伤小，术后恢复快的特点，但费用较高。

## 七、护理评估

1. 按中医整体观念，运用望、闻、问、切的方法评估病证、舌象、脉象及情志状态。

2. 评估患者局部和全身症状以及既往病史和生活史。

3. 心理和社会支持状况，如病人对疾病的认知程度；有无心理问题。病人家属对病人的关心程度、支持力度、家庭经济承受能力等。

## 八、一般护理

1. 按外科及本系统疾病一般护理常规执行。

2. 保持病室环境干净、舒适、整洁、安静、温湿度适宜。

3. 卧床休息  嘱病人减少活动量，密切观察其有无心力衰竭、感冒或肺部感染等症状。

4. 加强呼吸道护理

（1）术前：吸氧，以提高肺内氧分压，利于肺血管扩张、增加肺的弥散功能，纠正缺氧。

（2）术后：

1）充分给氧，特别是吸痰前后应增加给氧浓度，以维持充分的氧合状态，防止低氧血症对各主要器官的损害，又能降低肺动脉压。

2）吸痰动作轻柔敏捷，每次吸痰时间小于15秒，以免缺氧。

5. 术后应24小时持续监测心律变化，出现心率过缓或过速、室性期前收缩、房室传导阻滞等，应及时通知医师处理。

### 九、健康教育

1. 向病人讲解疾病的相关知识。

2. 术后2周应多休息，预防感染，尽量回避人员聚集的场所，适当的活动，避免做跑跳和过于剧烈的运动，防止造成心脏的负担。

3. 适当补充营养，宜食有营养易消化的饮食，如面片、馄饨、稀饭，以保证充足的蛋白质和维生素的摄入，如瘦肉、鱼、鸡蛋、水果、各种蔬菜，但不要暴饮暴食，宜少量多餐，根据医生要求合理控制出入量。

4. 用药期间遵医嘱应定期到医院检查，观察药物的疗效和毒性、不良反应等，并在医师的指导下根据情况调整用药剂量或停药、换药。

5. 日常生活中要注意口腔卫生，牙齿的护理是手术后预防感染性心内膜炎的重要手段。应每半年检查1次，手术后3～6个月不适合治疗牙齿。


# 第三节　室间隔缺损


### 一、概述

室间隔缺损（ventricular septal defect）是指室间隔在胎儿期因发育不全，在左右心室之间形成的异常交通。室间隔缺损引起血液自左向右分流，导致血流动力异常。

### 二、病因和病机

室间隔缺损是由于胎儿期两心室之间的间隔发育异常而导致。近年来研究认为其主要原因与胎儿发育的宫内环境因素、母体情况和遗传基因有关。根据缺损的解剖位置不同，通常分为膜部缺损、漏斗部缺损和肌部缺损三大类。其中以膜部缺损最常见，肌部缺损最少见。绝大多数是单个缺损，偶见多个缺损。室间隔缺损时，左心室血液向右分流，分流量取决于两侧心室间的压力阶差、缺损大小和肺血管阻力。肺动脉压力随右心负荷增大而逐渐增高。早期肺小动脉痉挛，管壁内膜和中层增厚，阻力增加，导致梗阻性肺动脉高压，左至右分流明显减少，后期出现右向左分流，导致 Eisenmenger 综合征。

### 三、临床表现

缺损小者无症状，缺损大者在出生2～3个月后即开始出现症状。

#### （一）症状

1. 胎儿期可反复发生呼吸道感染，甚至左心衰竭，但随着生长发育缺损逐渐缩小，症状亦逐渐减轻；2岁后症状好转，但常见劳累后气促、心悸。

2. 进行性阻塞性肺动脉高压者，幼年即可出现右心衰竭。

#### （二）体征

1. 心前区轻度隆起。

2. 胸骨左缘第2～4肋间能扪及收缩期震颤，并闻及Ⅲ级以上粗糙响亮的全收缩期杂音。高位漏斗部缺损者，杂音和震颤位于第2肋间。听诊肺动脉区第二音明显亢进；分流量大者心尖部可闻及柔和的功能性舒张中期杂音；肺动脉高压导致分流量减少者，收缩期杂音逐渐减轻，甚至消失，而肺动脉瓣区第二音亢进分裂明显，并可伴随肺动脉瓣关闭不全的舒张期杂音。

3. 发育迟缓和不良。

### 四、诊断

1. 心电图检查　缺损小者心电图正常或电轴左偏；缺损大者左心室高电压、肥大或左右心室均肥大。重度肺动脉高压时，显示双心室肥大、右心室肥大或伴劳损。

2. 胸部X线检查　中度以上缺损时，心影轻度到中度扩大，左心缘向左下延长，肺动脉段突出，肺纹理增多提示因左向右分流使肺血流量增多；重度梗阻性肺动脉高压时，肺门血管影明显增粗，肺外周纹理减少，甚至肺血管影呈残根征。

3. 超声心动图检查　示左心房、左心室内径增大。二维超声可明确缺损大小和部位。多普勒超声证实有左心室向右心室的分流。

### 五、常见并发症

1. 急性左心衰竭　加强观察，当病人表现为呼吸困难、发绀和咯泡沫痰时，应警惕急性肺水肿，需及时报告医师。遵医嘱及时应用吗啡、强心剂、利尿剂，血管扩张剂，并吸出气管内分泌物。

2. 肺功能不全　应用呼吸机辅助呼吸的病人，若血气分析结果仍表现为肺通气或弥散功能异常，或不能脱离呼吸机者，即为呼吸功能不全，应继续采用呼吸机治疗，并根据血气分析结果和医嘱，协助调整各项参数或采用PEEP，同时加强呼吸道管理。

### 六、治疗原则

1. 缺损小、无血流动力学改变者，可暂观察。部分病例可自行闭合。

2. 缺损大、分流量大于50%或伴肺动脉高压的婴儿，应早期在低温体外循环下行心内直视修补术。

3. 严重肺动脉高压、由右向左逆向分流者，即 Eisenmenger 综合征者禁手术。

## 七、护理评估

1. 按中医整体观念，运用望、闻、问、切的方法评估病证、舌象、脉象及情志状态。

2. 评估患者局部和全身症状以及既往病史和生活史。

3. 观察患者意识、瞳孔、生命体征及神经系体征变化。

4. 了解病人家庭情况。

## 八、一般护理

1. 按外科及本系统疾病一般护理常规执行。

2. 保持病室环境干净、舒适、整洁、安静、温湿度适宜。

3. 卧床休息　嘱病人减少活动量，密切观察其有无心力衰竭、感冒或肺部感染等症状。

4. 加强呼吸道护理

（1）术前：吸氧，以提高肺内氧分压，利于肺血管扩张、增加肺的弥散功能，纠正缺氧。

（2）术后：

1）充分给氧，特别是吸痰前后应增加给氧浓度，以维持充分的氧合状态，防止低氧血症对各主要器官的损害，又能降低肺动脉压。

2）吸痰动作轻柔敏捷，每次吸痰时间小于15秒，以免缺氧。

5. 术后应24小时持续监测心律变化，出现心率过缓或过速、室性期前收缩、房室传导阻滞等，应及时通知医师处理。

## 九、健康教育

1. 向病人讲解疾病的相关知识。

2. 适当的活动，可促进先心病患儿的康复。不仅要积极配合医生的治疗，而且孩子出院后要注意心肺功能的恢复，避免做跑跳或过于剧烈的运动，防止造成心脏的负担。

3. 适当补充营养，宜食有营养易消化的饮食，如面片、馄饨、稀饭，以保证充足的蛋白质和维生素的摄入，如瘦肉、鱼、鸡蛋、水果、各种蔬菜，但不要暴饮暴食，宜少量多餐，根据医生要求合理控制饮食的出入量。

4. 按医嘱准确服药，定期检查，观察药物的疗效和毒副反应等，并在医师的指导下根据情况调整用药剂量或换药、停药。

5. 术后注意增强患儿的机体抵抗力，预防上呼吸道感染。注意房间的清洁、定时通风。尽量避免去人多的公共场所，避免与感冒的人群接触，避开吸烟区。

6. 定期复查，一般3个月或半年左右复查一次即可。

# 第四节　法洛四联症

## 一、概述

法洛四联症（tetralogy of Fallot）是包括肺动脉狭窄、室间隔缺损、主动脉骑跨和右心室肥厚在内的联合心脏畸形，是常见的复杂的发绀型先天性心脏病。

## 二、病因和病机

由于胎儿期心脏发育畸形所导致。近年来研究认为其主要原因与胎儿发育的宫内环境因素、母体情况和遗传基因有关。

## 三、临床表现

（一）症状

1. 发绀　由于动脉血氧饱和度降低，新生儿即可发绀，哭的同时更为显著，且随着年龄增大而逐年加重。

2. 气促和呼吸困难　患儿步行后可出现气促，喜爱蹲踞是特征性姿势，蹲踞时发绀和呼吸困难有所减轻。严重患儿常在活动后突然呼吸困难，发绀加重，出现缺氧性昏厥和抽搐，甚至死亡。

（二）体征

1. 多伴发育障碍，口唇、指（趾）甲床发绀，杵状指（趾）。

2. 胸前区心搏增强。

3. 胸骨左缘第2～4肋间能扪及震颤，并闻及Ⅱ～Ⅷ级喷射性收缩期杂音。

4. 肺动脉瓣区第二音减弱或消失，严重肺动脉狭窄者，杂音很轻或无杂音。

## 四、诊断

1. 实验室检查　白细胞计数和血红蛋白增高，且与发绀程度成正比，动脉血氧饱和度降低。

2. 心电图检查　右心室肥大，电轴右偏。

3. 胸部X线检查　心影正常或稍扩大，肺动脉段回陷，心尖变圆，呈靴状心。升主动脉增宽，肺血流量减少，肺血管纹理纤细。

4. 超声心动图检查　二维左心室长轴切面显示升主动脉内径增宽，骑跨于室间隔上方。室间隔的连续性中断，右心室增大，右心室流出道、肺动脉瓣或肺动脉主干狭窄。多普勒超声可见心室水平由右向左分流的血流信号。

5. 心导管检查　显示右心室压力等于或略高于主动脉压力，肺动脉压力低，有时导管可通过缺损进入左心室或升主动脉。

6. 右心造影术　能明确主动脉与肺动脉的位置关系，肺动脉狭窄的部位和程度，肺动脉分支和左心室发育情况。

### 五、常见并发症

低心排血量综合征病人由于术前肺血流量减少和左心室发育不全，术后易出现低心排血量综合征。

### 六、治疗原则

1. 矫治手术　低温体外循环下修补室间隔缺损，解除动脉狭窄。

2. 姑息手术　婴儿期严重缺氧，屡发呼吸道感染和昏厥者，可先行姑息手术，即锁骨下动脉-肺动脉吻合术或右心室流出道补片扩大术，以增加肺循环血流量，改善缺氧，等条件成熟后再作矫治手术。

### 七、护理评估

1. 按中医整体观念，运用望、闻、问、切的方法评估病证、舌象、脉象及情志状态。

2. 评估患者局部和全身症状以及既往病史和生活史。

3. 观察患者意识、呼吸、生命体征及神经系体征变化。

4. 了解病人家庭情况。

### 八、一般护理

1. 按外科及本系统疾病一般护理常规执行。

2. 保持病室环境干净、舒适、整洁、安静、温湿度适宜。

3. 休息　严格限制病人活动量，注意休息，减少急性缺氧性昏厥的发作。

4. 加强呼吸道管理

（1）术前：为避免病人严重缺氧，给予吸氧，氧流量每分钟4～6L，每日2～3次，每次20～30分钟。改善微循环，纠正组织严重缺氧，必要时遵医嘱输注改善微循环的药物，如低分子右旋糖酐等，并嘱病人适当多饮水。注意保暖，预防呼吸道感染。

（2）术后：给予呼吸机辅助呼吸，并充分供氧。及时吸痰以保持呼吸通畅，严防低氧血症的发生和二氧化碳潴留；吸痰时注意无菌操作，动作轻柔；注意观察痰液的颜色、性质、量以及唇色、胸起伏情况、甲床颜色、血氧饱和度、心率、血压等。

（3）拔除气管插管后，应延长吸氧时间3～5日。

5. 低心排血量综合征的预防和护理　低心排血量综合征表现为低血压、心率快、少尿、多汗、末梢循环差、四肢湿冷等。应密切观察其生命体征，外周循环及尿量等，遵医嘱给予强心、利尿药物，并注意保暖。

### 九、健康教育

1. 向病人讲解疾病的相关知识。

2. 适当的活动，可促进先心病患儿的康复。不仅要积极配合医生的治疗，而且孩子出院后要注意心肺功能的恢复，避免做跑跳或过于剧烈的运动，防止造成心脏的负担。

3. 适当补充营养，易食有营养易消化的饮食，如面片、馄饨、稀饭，以保证充足的蛋白质和维生素的摄入，如瘦肉、鱼、鸡蛋、水果、各种蔬菜，但不要暴饮暴食，易少量多餐，根据医生要求合理控制饮食的出入量。

4. 按医嘱准确服药，定期检查，观察药物的疗效和毒性、不良反应等，并在医师的指导下根据情况调整用药剂量或换药、停药。

5. 术后注意增强患儿的机体抵抗力，预防上呼吸道感染。注意房间的清洁、定时通风。尽量避免去人多的公共场所，避免与感冒的人群接触，避开吸烟区。

6. 定期复查，一般3个月或半年左右复查一次即可。

# 第五节　二尖瓣狭窄

### 一、概述

二尖瓣狭窄（mitral stenosis）指二尖瓣膜受损害、瓣膜结构和功能异常所导致的瓣口狭窄。

### 二、病团和病机

二尖瓣狭窄主要是风湿热所致。女性发病率高于男性，儿童或青年时期发生风湿热后，往往在20～30岁之后才出现临床症状。

### 三、临床表现

取决于瓣口狭窄的程度和活动程度。

（一）症状

1. 病人表现为气促、咳嗽、咯血和发绀等。瓣口狭窄面积在2.5cm²左右者，静息时不出现症状；当瓣口面积小于1.5cm²时，病人即可出现症状。气促通常出现在活动时，其轻重程度与活动量大小密切相关。剧烈体力活动、情绪激动、呼吸道感染、妊娠、房颤等均可诱发阵发性气促、端坐呼吸或急性肺水肿。

2. 多见于活动、夜间入睡后或肺血加重时。10%～20%的病人出现咯血。常有心悸、乏力、心前区闷痛等表现。

（二）体征

1. 二尖瓣面容 面颊和口唇轻度发绀。

2. 并发房颤者，脉律不齐；右心室肥大者，心前区可扪及收缩期抬举样搏动；多数病人在心尖部能扪及舒张期震颤。心尖部可闻及第一心音亢进和舒张中期隆隆样杂音；在胸骨左缘第3、第4肋间常可闻及二尖瓣开瓣音；肺动脉区第二心音增强，轻度分裂；重度肺动脉高压伴动脉功能性关闭不全者，可闻及胸骨左缘第2、第3或第4肋间舒张早期高音调吹风样杂音，呼气未减弱，而吸气未增强。

3. 右心衰竭者可表现为肝大、腹腔积液、颈静脉怒张和踝部水肿等。

## 四、诊断

（一）心电图检查

轻度狭窄者心电图正常；中度以上狭窄者表现为电轴右偏、P波增宽、呈双峰或电压增高；肺动脉高压者可出现右束支传导阻滞或右心室肥大；病程长者常示房颤。

（二）X线检查

1. 胸部X线检查 轻度狭窄者无明显异常，而中度、重度狭窄者可见到左心房扩大。肺间质性水肿者表现为肺野下部的横向线条状阴影，称之为Kerley线。长期肺淤血者可出现致密的粟粒形或网形阴影，是肺组织含铁血黄素沉着所致。

2. 食管吞钡检查 可见左房向后压迫食管，心影右缘出现左右心房重叠的双心房阴影，以及二尖瓣型心特征，即主动脉结缩小，肺动脉段隆出，左心房隆起，肺门区血管影纹增粗。

（三）超声心动图检查

1. M型超声心动图 表现为瓣叶活动受限，大瓣正常活动波形消失，代之以城墙垛样的长方波，大瓣与小瓣呈同向活动；左心房前后径增大。

2. 二维或切面超声心动图 可直接显示二尖瓣瓣叶增厚和变形、活动异常、瓣口狭窄、左心房增大。还可判断左心房内有无血栓、瓣膜有无钙化，并估算肺动脉压力增高的程度，排除左心房黏液瘤等情况。

## 五、常见并发症

1. 术后出血 若术后3～4小时内，心包、纵隔引流液呈鲜红色，量＞100mL／h，或有较多血细胞凝集块，伴血压下降、脉搏增快、躁动、出冷汗等低血容量表现，提示有活动性出血的可能，应立即通知医师处理。

2. 感染　遵医嘱应用抗菌药物预防感染。

3. 脑功能障碍　术后密切观察病人的意识、瞳孔、运动和感觉有无异常，若出现神志不清、烦躁和定位体征，提示脑功能障碍的可能，应及时通知医师处理。

## 六、治疗原则

### （一）非手术治疗

无症状或心功能Ⅰ级者，不主张手术。应避免剧烈体力活动，注意休息、控制钠盐摄入和预防感染等，定期（6～12个月）复查；呼吸困难者应减少体力劳动，限制钠盐摄入，口服利尿剂，避免和控制诱发急性肺水肿的因素，如急性感染、贫血等。

### （二）手术治疗

心功能Ⅱ级以上者均宜手术治疗。重度狭窄伴心衰、房颤者，术前应给予强心、利尿纠正电解质失衡等措施，待全身情况和心功能改善后再进行手术。常用手术方法如下。

1. 经皮穿刺球囊导管二尖瓣交界扩张分离术　适用于隔膜型二尖瓣狭窄，尤其是瓣叶活动好、无钙化、心尖部第一心音较脆，有开瓣音、无房颤以及左心房内无血栓者。

2. 闭式二尖瓣交界分离术　适用于单纯性二尖瓣狭窄，估计瓣膜无或少有钙化，发生不到半年，无血栓形成者。但约10%的病人在术后5年内因再度发生狭窄而需再次手术，故该手术目前已很少采用。

3. 直视分离术　需在体外循环下进行。若瓣膜重度纤维化、硬化、挛缩或钙化，病变严重，则需切除瓣膜，行人工瓣膜二尖瓣替换术。

## 七、护理评估

1. 按中医整体观念，运用望、闻、问、切的方法评估病证、舌象、脉象及情志状态。

2. 评估患者局部和全身症状以及既往病史和生活史。

3. 观察患者意识、呼吸、生命体征及神经系体征变化

4. 了解病人家庭情况。

## 八、一般护理

1. 按外科及本系统疾病一般护理常规执行。

2. 保持病室环境干净、舒适、整洁、安静、温湿度适宜。

3. 改善缺氧和促进有效呼吸

（1）休息：减少活动量。

（2）吸氧：气促和呼吸困难者，提供吸氧，以改善缺氧情况。

（3）加强呼吸道护理：术后定时协助病人翻身、拍背，指导其咳嗽咳痰；对留有气管插管的病人，及时吸痰和湿化气道，以保持气道通畅。

4. 维持有效血容量和改善心功能

（1）密切观察血压、心率、尿量、外周循环和中心静脉压的变化，注意有无血容

量不足的表现，一旦发生及时补足。

（2）控制心律失常：根据医嘱，应用控制心律失常的药物。

### 九、健康教育

1. 饮食结构合理，指导患者培养规律的排便习惯。

2. 根据心功能恢复情况逐渐增加活动量，注意防寒保暖，避免呼吸道感染。

3. 家属应监测儿童症状，有无气促、发绀、呼吸困难、尿量减少，若发生任何异常情况，应及时就诊。

4. 服用洋地黄类强心药的病人应学会测脉搏；用利尿剂的应测量尿量。

# 第六节　二尖瓣关闭不全

### 一、概述

二尖瓣关闭不全指二尖瓣膜受损害、瓣膜结构和功能异常导致的瓣口关闭不全。

### 二、病因和病机

主要由于风湿性炎症累及二尖瓣所致，半数以上的二尖瓣关闭不全病人常合并二尖瓣狭窄，病因包括以下几方面。

1. 风湿热所致的心脏瓣膜病。

2. 感染性心内膜炎所致二尖瓣叶赘生物或穿孔。

3. 各种原因所致的腱索断裂／乳头肌功能不全或二尖瓣脱垂等。

### 三、临床表现

病变轻，心脏功能代偿良好者可无明显症状；但病人一旦出现临床症状，病情可在短时间内迅速恶化。

（一）症状

1. 气促　病变重、病程长者出现心悸、乏力和劳累后气促等。

2. 急性肺水肿和咯血　此症状的发生率明显低于二尖瓣狭窄者。

（二）体征

1. 心尖冲动增强，且向左下移位。

2. 心尖部可闻及全收缩期杂音，向左侧腋中线传导；肺动脉瓣区第二音亢进，第三音减弱或消失。

3. 晚期病人出现右心衰竭体征，如肝大和腹腔积液等。

### 四、诊断

1. 心电图检查　轻者可正常，重者出现电轴左偏、二尖瓣型P波、左心室肥大和劳损。

2. X线检查　胸部X线检查示左心房和左心室均明显扩大，钡管X线检查可见食管受压向后移位。

3. 超声心动图检查　M型检查显示二尖瓣大瓣曲线呈现双峰或单峰型，上升和下降速率均增快。左心室和左心房前后径明显增大，左心房后壁出现明显凹陷波。合并狭窄可呈现城墙垛样长方波。二维或切面超声心动图可直接显示心瓣收缩时二尖瓣口不能完全闭合。多普勒超声显示舒张期血流湍流，可估计关闭不全的轻重程度。

4. 心导管检查　右心导管检查可显示肺动脉和肺毛细血管压力增高，心排血指数降低。

5. 左心室造影　向左心室内注入造影剂，心脏收缩时可见造影剂反流入左心房重关闭不全者造影剂反流量多，但左心室排血指数降低。

### 五、常见并发症

1. 呼吸道感染　长期肺淤血易导致肺部感染，可进一步加重或诱发心力衰竭。
2. 心力衰竭　是常见并发症和致死主要原因。
3. 心房颤动　常见于慢性重度二尖瓣关闭不全患者，出现较晚。
4. 感染性心内膜炎。
5. 栓塞　由于附壁血栓脱落而致，脑栓塞最为多见。

### 六、治疗原则

#### （一）非手术治疗

主要为药物强心、利尿、纠正水电解质失衡和心律失常，改善心功能和全身状况，可给予洋地黄制剂、血管扩张剂和利尿剂等。

#### （二）手术治疗

症状明显、心功能受影响、心脏扩大者均应及时在体外循环下实施直视手术。

1. 二尖瓣修复成形术　适用于膜病变轻、活动度较好者，即利用病人自身组织和部分人工代用品修复二尖瓣，以恢复其功能。

2. 二尖瓣替换术　适用于二尖瓣损伤严重、不宜实施修复成形术者。

### 七、护理评估

1. 按中医整体观念，运用望、闻、问、切的方法评估病证、舌象、脉象及情志状态。

2. 监测心电图、判断心律失常的类型。

3. 有无排出量减少的症状。

4. 二便及有无虚症征象。

5. 中医临床辨证，舌象，脉象及情志状态。

## 八、一般护理

1. 按外科及本系统疾病一般护理常规执行。

2. 病室保持清洁，安静，光线柔和，室内空气流通，温湿度适宜。病情较重时减少探视。

3. 病人平卧位或半卧位，衣着应宽松，盖被不要太厚重，重病人床边应加床档。

4. 给予低盐，低脂，低热量，高蛋白，高维生素，清淡易消化，避免产气食物，可适当增加新鲜水果，蔬菜的摄入量。忌辛辣，烟酒，咖啡等食品。

5. 遵医嘱给予氧气吸入。

6. 保持大便通畅、指导病人正确排便。

7. 严密观察病情，注意心力衰竭的临床表现。监测心率，心律，血压，血氧饱和度电解质的变化及酸碱平衡。

8. 遵医嘱给予纠正心功能不全的药物，注意观察和预防药物的副作用。

9. 做好心理护理，保持稳定的情绪，减轻焦虑。

## 九、健康教育

1. 向病人或家属讲解疾病的相关知识。

2. 保持心情愉快，避免不良刺激。

3. 饮食清淡，禁肥甘味厚。饮食有节，进食勿过饱。

4. 保持大便通畅。

5. 季节变化及时增减衣服，避免感染。

6. 积极治疗原发疾病，坚持遵医嘱服药。


# 第七节　主动脉瓣狭窄


## 一、概述

主动脉瓣狭窄是由于先天性叶发育畸形或者风湿性病变侵害主动脉瓣致叶增厚粘连，瓣口狭窄。

## 二、病因和病机

主动脉瓣是心脏瓣膜中功能最重要的阀门，它是心脏搏出血液通往全身的门，因此其在人体中发挥重要的功能，一旦主动脉瓣出现狭窄，心脏搏出血液受阻，一则心脏需要用更大的力量，二则心脏搏出的血液量减少，因此会引起全身器官供血不足，其表现为头晕、眼花、乏力、胸痛等症状，严重的甚至引起突发性晕厥、猝死等。

### 三、临床表现

（一）症状

轻度狭窄者无明显的症状。中度和重度狭窄者可有乏力、眩晕或昏厥、心绞痛、劳累后气促、端坐呼吸、急性肺水肿等症状，还可并发细菌性心内膜炎或猝死。

（二）体征

胸骨右缘第2肋间能扪及收缩期震颤。主动脉区可闻及粗糙喷射性收缩期杂音，向颈部传导，主动脉瓣区第二音延迟并减弱。重度狭窄者脉搏细小、血压偏低脉压小。

### 四、诊断

1. 心电图检查　示电轴左偏，左心室肥大、劳损、T波倒置、部分人可出现左束支传导阻滞、房室传导阻滞或房颤。

2. 胸部X线检查　早期心影无改变，后期呈现左心室增大，心脏左缘向左向下延长，升主动脉显示狭窄后扩大。

3. 超声心动图　M型检查显示主动脉瓣叶开放、振幅减小，瓣叶曲线增宽，舒张期可呈多线；二维或切面超声图像显示主动脉瓣增厚、变形或钙化，活动度减小和瓣口缩小等。

4. 心导管检查

（1）左心导管检查可测定左心室和主动脉之间的收缩压力阶差，明确狭窄程度。

（2）选择性左心室造影可明确狭窄的瓣口、左心室腔大小以及是否伴有二尖瓣关闭。

### 五、常见并发症

1. 心律失常　10%可发生心房颤动，致左心房压升高和心排血量明显减少，导致严重的低血压、晕厥或肺水肿。主动脉瓣钙化侵及传导系统可致房室传导阻滞；左心室肥厚、心内膜下心肌缺血或冠状动脉栓塞可致室性心律失常。

2. 心脏性猝死　一般发生于先前有症状者，无症状者发生猝死少见。

3. 感染性心内膜炎　不常见，年轻人的较轻瓣膜畸形较老年人的钙化性瓣膜狭窄发生感染性心内膜炎的危险性大。

4. 体循环栓塞　栓子为来自钙化性狭窄瓣膜的钙质或增厚的二尖瓣上的微血栓。

5. 心力衰竭　多为左心衰竭。

## 六、治疗原则

临床上呈现心绞痛，昏厥或心力衰竭者，一旦出现症状，病情往往迅速恶化，在 2～3 年内有较高的猝死发生率，故应争取尽早施行手术，切除病变的瓣膜，进行人工瓣膜主动脉瓣膜替换术。经心尖或经皮支架瓣膜植入术在近年得到应用，但仅在不适合手术的病人才考虑选用。

## 七、护理评估

1. 按中医整体观念，运用望、闻、问、切的方法评估病证、舌象、脉象及情志状态。
2. 呼吸率，节律，深度，有无气促，是否使用呼吸机。
3. 有无异常心音。
4. 焦虑的程度及其正常的应对机制。
5. 皮肤的颜色，温度，湿度，心率，心律。
6. 舌脉象及精神状态。

## 八、一般护理

1. 按外科及本系统疾病一般护理常规执行。
2. 保持空气清新，环境安静，整洁。
3. 给予清淡易消化，低热量，高蛋白流质饮食，少食多餐。
4. 限制病人活动量，注意观察心率和血压情况，防止心绞痛或晕厥。
5. 呼吸道管理

（1）保持人工气道通畅，定时叩背，及时吸痰，注意无菌操作。

（2）观察气管插管深度和双肺呼吸音：固定气管插管，测量气管插管距门齿的距离并做好标记，防止其滑进或脱出；若双侧呼吸音强弱不等，常见原因是气管插管过深进入侧支气管、痰多、肺不张等，应通知医师及时查找原因并及时处理。

（3）定时监测血气分析结果，根据病人的生命体征和血气情况，随时调整呼吸机的参数。

（4）遵医嘱适当给予镇静剂、肌肉松弛剂、止痛剂。

（5）尽早拔除气管插管，拔管后加强雾化吸入、叩背、促进咳嗽排痰，并加强呼吸功能锻炼。

6. 心排出量减少的观察和护理

（1）密切观察心率、心律、血压、尿量、中心静脉压的变化，并监测心电图，注意有无血容量不足、心律失常的表现，一旦发生，遵医嘱及时补充血容量，并纠正心律失常。

（2）保持引流通畅：对放置的心包、纵隔、胸腔引流管，每 2 小时挤压 1 次，记录每小时引流量和24小时引流总量，若单位时间内突然引流量减少，且有中心静脉压升高、血压下降，提示心包引流不畅、心脏压塞，应立即通知医师并协助处理。

7. 术后并发症的预防和护理

（1）出血的预防和护理：术后严密观察病情变化，测血压、脉搏、中心静脉压等，分析有无出血所致血容量不足和心脏压塞等现象。

（2）密切观察术后病人应用抗凝药物的情况，并做好服药指导。①按时按量服药。②注意饮食对抗凝药物的影响。③加强自我监测，如有皮肤青紫瘀斑、牙龈出血等现象应及时就医。

（3）注意观察病人的瞳孔、神志和肢体情况，及时发现脑栓塞、脑出血征象，并通知医师及时处理。

### 九、健康教育

1. 向病人或家属讲解疾病的相关知识。
2. 采取合适的体位，注意休息，避免劳累。
3. 注意安全防护，防止坠床、摔倒等意外发生。
4. 注意保暖，预防感染。
5. 饮食给予低盐，低脂，清淡，易消化食物，少量多餐。
6. 给予酒精湿化的氧气时间不宜过长，以免引起酒精中毒。
7. 嘱家属要多陪伴和安慰病人，解除病人紧张和恐惧心理。
8. 保持病人皮肤清洁，干燥，每日用温水擦洗。
9. 保持床铺干燥，平整，清洁。

# 第八节　主动脉瓣关闭不全

### 一、概述

主动脉瓣关闭不全是主动脉瓣叶结构异常，导致瓣叶不能严密对合。

### 二、病因和病机

主要的血流动力学改变是舒张期血液自主动脉反流入左心室，左心室容量负荷逐渐增多，左心室舒张容积增加，心室肌离心性增生肥厚，左心室扩大，病情进一步发展出现左室舒张（末）压升高，引起左心房压也逐渐升高，肺静脉回流受阻，导致肺瘀血、肺水肿，从而出现左心衰竭表现，如呼吸困难等。舒张期主动脉血反流入左心室使左心室舒张末容积增加，收缩期搏出量增加，收缩压增加，脉压差增加，最后出现舒张压下降，心肌供血不足，出现劳力性心绞痛症状。主动脉瓣关闭不全病人表现为左心室容量负荷和压力负荷均增加。

### 三、临床表现

1. 急性主动脉瓣关闭不全　急性左心衰和肺水肿。

2. 慢性主动脉瓣关闭不全

（1）左心室功能代偿期：可无任何症状，严重关闭不全者有心悸、胸部冲撞感及心尖部搏动感。

（2）左心室功能失代偿期：体力活动后乏力或疲倦，劳累性呼吸困难，劳力性心绞痛。严重左心功能减退可有明显的活动后乏力、呼吸困难，甚至端坐呼吸和夜间阵发性呼吸困难。

### 四、诊断

临床诊断主要是根据典型的舒张期杂音和左心室扩大，超声心动图检查可明确诊断。

### 五、常见并发症

1. 心绞痛　因为舒张压降低.冠状动脉供血不足，部分患者会出现心绞痛症状。

2. 心力衰竭　晚期心脏发生离心性肥大后出现，是晚期常见并发症和致死原因。

3. 呼吸道感染　由长期慢性肺瘀血引起。

4. 瓣膜相关并发症。

### 六、治疗原则

人工瓣膜置换术是治疗主动脉瓣关闭不全的主要手段，应在心力衰竭症状出现前施行。

### 七、护理评估

1. 按中医整体观念，运用望，闻，问，切的方法评估病证、舌象、脉象及情志状态。

2. 心功能及有无心衰。

3. 劳累后有无气急，咯血和咳嗽，有无胸痛，心悸，头昏和疲乏。

4. 有无细菌性心内膜炎和风湿活动症状。

5. 对手术相关知识的了解程度和对手术的耐受能力。

### 八、一般护理

1. 按外科及本系统疾病一般护理常规执行。

2. 保持空气清新，环境安静，整洁。

3. 术前护理

（1）提供低盐，低脂，高蛋白，高维生素饮食。少食多餐，鼓励多进食蔬菜水果。便秘者可遵医嘱口服缓泻药。

（2）卧床休息，充足睡眠，术前晚给予安眠药。

（3）有呼吸困难者，给予吸氧，以供应脑部与心脏充足的氧气，预防组织缺氧。

（4）正确服用利尿剂和洋地黄，观察用药后的反应。术前3天停用洋地黄，β阻断剂类药，以预防术后心脏传导阻滞。

（5）练习深呼吸及有效咳嗽，预防术后肺不张。

（6）进入手术室前可在尾部贴褥疮贴，以预防术中因低温，手术时间过长使皮肤受损。

（7）告知手术相关知识，解除病人恐惧心理。

4. 术后护理

（1）全麻清醒，血压稳定后可取半卧位。

（2）保持病房的安静，保证病人病情稳定，遵医嘱给予镇痛药。

（3）气管插管拔出后可给予清淡的流质饮食，逐步过渡到软食，应低热量，低盐，高蛋白，高维生素，适当限水，少刺激。

（4）观察：术后连续监测心电图3～4日，观察心律的变化；观察呼吸的频率和幅度；气管插管拔除后是否有呼吸窘迫的征象；定时监测血钾，以观察补钾的效果；以及引流管是否通畅，颜色，性质，量；有无急性左心衰，肺水肿，急性肾衰竭，出血，低心排综合征等术后并发症的发生。

（5）做好呼吸道、口腔、皮肤黏膜的护理。

（6）保持大便通畅，避免用力憋气。

## 九、健康教育

1. 注意休息避免体力劳动半年到一年。

2. 防止感冒，衣着保暖，防止受凉，少到公共场所。

3. 注意饮食营养及卫生，禁烟酒，少盐，忌辛辣刺激的食物。

4. 讲解心理因素与疾病康复的关系和重要性，学会调节情绪的方法，如赏花、阅读等。

5. 告知换瓣后病人需长时间服强心，利尿，补钾，抗凝药物。

6. 出院后定期复查，根据检查结果调整抗凝剂。

# 第九节 冠状动脉粥样硬化性心脏病

## 一、概述

冠状动脉粥样硬化性心脏病简称冠心病，是由于冠状动脉粥样硬化病变，引起冠状动脉管腔狭窄或阻塞，导致心肌供血不足或缺氧所引起。主要侵及冠状动脉主干及其近端分支，左冠状动脉的前降支和回旋支的发病率高于右冠状动脉。此病多见于中老年人群，男性发病率和死亡率均明显高于女性。

## 二、病因

病因尚未完全明确，主要的危险因素有血脂增高或异常，血压增高、吸烟、糖尿病等；次要的危险因素包括肥胖，从事体力活动少而脑力活动紧张，进食高热量和高动物脂肪以及遗传因素。

## 三、临床表现

（一）症状体征

1. 心绞痛　轻者无症状，重者冠状动脉血流量可减少到只能满足静息时的心肌需氧量；但在情绪激动、体力劳动或饱餐等情况下，则可因心肌需氧量增加而引起，甚至加重心肌供血供氧不足的表现，从而出现心绞痛等症状。

2. 心肌梗死　突发的剧烈、持续心前区疼痛，可伴有恶心、呕吐、大汗、发热、心律失常、发绀、血压下降、休克、心力衰竭或心室壁破裂等，有较高的死亡率。

3. 发生过心肌梗死者，即陈旧性心肌梗死病人，因坏死心肌被瘢痕组织代替，病变的心室壁薄弱，日后可形成室壁瘤。若病变累及乳头肌或腱索坏死断裂，即可并发二尖瓣关闭不全。若病变累及室间隔，可因穿孔而导致室间隔缺损。

4. 心功能不全　心肌可因长期缺血、缺氧而发生广泛变性和纤维化，引起心肌扩张，临床出现一组以心功能不全为主的综合征。包括心脏增大、心力衰竭和心律失常，称之为缺血性心肌病，预后较差。

（二）常见证型

1. 心血瘀阻　心胸疼痛较剧，如刺如绞，痛有定处，甚则心痛彻背，背痛彻心，或痛引肩背，伴有胸闷，舌质暗红、紫暗，或有瘀斑，舌苔薄，脉弦涩或结代。

2. 气阴两虚　心胸隐痛，胸闷气短，面色苍白，易出汗，头晕，口干，盗汗，颜面潮红，脉细数或结代。

3. 心肾阳虚　心悸而痛，胸闷气短，神疲怯寒，遇冷则心痛加剧，肢冷，面色苍白，自汗，舌质淡胖，苔白或腻，脉沉细迟。

## 四、诊断要点

根据典型的发作性胸痛，结合年龄和存在的冠心病危险因素，除外其他原因所致的心绞痛，一般即可建立诊断。诊断仍有困难者，可考虑做动态心电图，冠状动脉造影等。

## 五、常见并发症

1. 心律失常和心肌梗死。
2. 预防出血和血栓形成。
3. 急性肾衰竭。

## 六、治疗原则

### （一）非手术治疗

1. 药物治疗　主要目的是缓解症状、减缓冠脉病变的发展。目前常用的药物有：

（1）防栓药物（阿司匹林口服，一般剂量为每天50～100mg），可抑制血小板聚集，避免血栓形成。

（2）硝酸酯类药物（硝酸甘油，舌下含服，每次0.3～0.6mg），可扩张血管，改善心肌供血。

（3）β阻滞剂（美托洛尔，口服，每日100mg），可减缓心肌收缩力降低心肌耗氧。

（4）调脂治疗（辛伐他丁，口服，每日10～20mg），可降低血脂。

（5）钙离子拮抗剂（合心爽，口服，每6～8小时30～60mg），可抑制血管痉挛。

2. 介入治疗　主要包括经皮冠状动脉腔内形成术（percutaneous transluminal coronary angioplasty，PTCA）；有时还在病变部位放入冠状动脉内支架，即支架置入术。该治疗技术是通过应用心导管技术，在冠状动脉造影的基础上经皮穿刺血管，将导管送达冠状动脉并以球囊扩张狭窄的病变部位，达到解除狭窄、增加血供和使闭塞的冠状动脉再通的目的。介入治疗主要适用于单支或局限性血管病变，以及急性心肌梗死时。

### （二）手术治疗

主要通过冠状动脉旁路移植手术（搭桥）为缺血心肌重建血运通道，以改善心肌供血、供氧，缓解和消除心绞痛等症状，改善心肌功能，延长寿命。

1. 手术适应证

（1）经内科治疗心绞痛不能缓解，影响生活和工作，经冠状动脉造影显示冠状动脉主干或主要分支明显狭窄，但狭窄远端血流通畅者。

（2）左冠状动脉主干狭窄和前降支狭窄者。

（3）虽然心绞痛不严重，但冠状动脉主要分支，如前降支、回旋支和右冠状动脉有两支以上明显狭窄者

2. 手术方式

（1）冠状动脉旁路移植手术，即取一段自体的大隐静脉，将静脉的近心端和远心端分别与狭窄段远端的冠状动脉分支和升主动脉作端侧吻合术，以增加心肌的血液供应。

（2）胸廓内动脉与狭窄段远端的冠状动脉分支端侧吻合术。

（3）对于有多根或多处冠状动脉狭窄者，可实施单根大隐静脉或胸廓内动脉与邻近的数处狭窄血管做贯序或蛇形端侧和侧侧吻合术。

## 七、护理评估

1. 按中医整体观念，运用望、闻、问、切的方法评估病证、舌象、脉象及情志状态。

2. 有无心绞痛及心绞痛的类型。

3. 心电图改变ST段呈水平型或下斜型压低大于或等于1mm，或ST段急性抬高大于或等于2mm，T波低平或倒置，出现病理性Q波。

4. 疲乏无力、呼吸困难。

5. 全身营养状况，有无其他并发症。

6. 心理状态，对于手术相关知识的了解程度。

## 八、一般护理

（一）术前护理

1. 心理护理　向患者讲解疾病的相关知识，消除恐惧心理。并讲解手术时麻醉为气管插管全麻，麻醉清醒时气管插管有点难受要忍耐，术后会放置胸腔引流管、导尿管以及桡动脉测压管和中心静脉置管等及各种管道的作用和放置的时间，使患者理解和取得配合，以免术后醒来产生恐惧。

2. 饮食准备　给予高维生素，低热量，低盐低脂，适量蛋白质，易消化的清淡饮食，少量多餐，避免过饱，多食新鲜蔬菜，水果，保持大便通畅。

3. 一般护理　加强营养，积极治疗并发症，根据患者身高、体重计算每日所需热量，制定营养食谱，严密监测血糖，尿糖，控制心率，血压至最佳水平。

4. 常规准备　指导患者做腿部运动，锻炼下肢肌肉，练习床上大小便，教会患者有效的咳嗽及深呼吸的方法。术前一天手术区备皮，术前禁食12小时，禁水6～8小时，术前晚给予中药通腑合剂400mL灌肠，备血。术前晨给予吗啡5mg，东莨菪碱10mg，阿托品0.5mg肌肉注射作为术前麻醉。按全麻术后护理备好呼吸机，吸引器，氧气装置，心电监护仪及血气分析仪等。

（二）术后护理

1. 呼吸系统监护　术后患者以呼吸机辅助呼吸，在使用呼吸机时，要经常检查管道连接情况，防止接管脱落，移位。注意观察呼吸机各项参数。当病人神志清醒，肌力恢复正常，可考虑拔除气管插管。早期插管有许多益处，可改善静脉回流，降低右心后负荷，增加左心室充盈，从而增加心排血量。拔管后床头抬高30°，给予面罩或鼻导管吸氧，鼓励病人咳嗽，咳痰，做深呼吸，定时协助病人翻身，叩背，可给予氨溴索30mg雾化吸入，每日3次。

2. 循环系统的监护　术后密切观察生命体征，中心静脉压，血容量及电解质的变化，维持正常体温及尽快恢复末梢循环，可使心肌耗氧量降低，术后早期积极复温，注意保暖，体温高于38℃及时采取降温措施，用冰敷或物理降温。严密观察心率、心律及QRS波形的变化。有创动脉血压监测，动脉压是循环功能监测的重要指针，血压维持在16／10.7kPa左右。维持水、电解质及酸碱平衡。定时测量血气分析。

3. 管道护理　术后保持心包及胸腔闭式引流通畅，每隔30～60分钟挤压引流管1次，以防血凝块堵塞，并观察引流液的颜色、性质、量及波动情况，发现异常及时处理。尿量与循环状态密切相关，保持尿量每小时≥30mL，术后早期尿量偏多，有利于排出体内过多的晶体成分，对患者有利，但多尿会引起血容量不足，注意补充血容量。

4. 患肢的护理　冠状动脉搭桥术患者手术中需截部分大隐静脉，术后使用弹力绷带包扎、以防止下肢静脉栓塞，并给予抬高患肢15°～30°，以利于血液循环，还应观察末梢皮肤色泽，温度及肿胀情况，术后第2天可以间断的活动患肢，防止血栓形成。

5. 饮食的护理　术后加强营养，少食动物脂肪及高胆固醇类食品，要适量摄入一些植物蛋白食物，避免辛辣刺激性食物，多食新鲜蔬菜瓜果等，禁烟酒，避免剧烈运动或外伤引起出血，避免心脏负担过重，增加心肌耗氧而诱发心肌梗死，糖尿病患者要严密控制血糖，合理使用降糖药物，鼓励患者养成良好的饮食习惯。

## 九、症状和证候施护

（一）心血瘀阻

1. 监护室内环境应舒适，整洁，温度适宜，合理安排休息，顺应四季的气候变化。

2. 饮食忌寒凉及油腻，多食桃仁粥、木耳汤等行气活血食品。

3. 保持大便通畅，勿用力排便，避免心阳暴脱。

4. 常用汤剂为血府逐瘀汤，宜温服。

5. 嘱病人早晚用温水（40～50℃）泡脚1次，每次10～20分钟，可活血化瘀、通络止痛。

6. 保持心情舒畅，防止思则气结。

（二）气阴两虚

1. 室内空气流通清新，通风良好。保证充足睡眠，注意休息，减少活动。

2. 多食参芪粥、山药粥等益气养阴之品，忌食伤胃亏肺、易生浊的生冷食物，少食多餐，不宜过饱。

3. 汤药常用参脉散合人参养荣汤，宜温服。

4. 密切观察脉率、脉律，发现脉结代或促脉要立即报告医师进行处理。

（三）心肾阳虚

1. 注意保暖，避免冷刺激。

2. 饮食给予高蛋白、高热量易消化的温补之品，少食过冷、过酸及油腻食物。

3. 水肿病人要详细记录出入量。

4. 多关心体贴病人，使其精神宁静，乐观愉快，忌过分惊喜，以免诱发心绞痛。

## 十、健康教育

1. 向病人讲解疾病相关知识。

2. 手术健康教育

（1）各种检查的必要性及注意事项。

（2）训练床上大小便。

（3）练习深呼吸训练，有效咳嗽咳痰，腹式呼吸。

（4）介绍术后监护环境及各种仪器可能造成的干扰。

（5）各种管道的重要性及可能造成的不适以及如何克服。

（6）早期活动的方法及意义。

（7）保持大便通畅，预防便秘。

（8）戒烟酒的意义。

3. 保持心情愉快，缓解精神压力。避免情绪激动和过度劳累，如观看刺激的电视、电影节目，体育比赛，工作压力过大等。

4. 加强营养，合理饮食，进食低脂、低胆固醇、高纤维素饮食，戒烟酒。

5. 术后1年内避免重体力劳动、剧烈运动、外伤等意外情况的发生。合理安排活动与休息，运动量以不感心慌、呼吸困难为度。

6. 养成规律的排便习惯，以防便秘。

7. 遵医嘱用药，如有异常及时就医。

8. 自我监测尿量、自觉症状，定时监测血压、血糖、血脂，定期复诊。

## 十一、药膳食疗方

1. 韭白粥　韭白30g，粳米100g。韭白洗净，粳米淘净。韭白、粳米放入锅内，加清水适量，用武火烧沸后，转用文火煮至米烂成粥。每日两次，早、晚餐食用。

2. 玉米粉粥　玉米粉50g，粳米100g。粳米洗净，玉米粉放入大碗内，加冷水调稀。粳米放入锅内，加清水适量，用武火烧沸后，转用文火煮至米九成熟，将玉米粉糊倒入，边倒边搅，继续用文火煮至玉米烂成粥。每日两次，早、晚餐食用

3. 木耳烧豆腐　黑木耳15g，豆周60g，葱、蒜各15g，花根1g，辣椒3g，菜油适

量。将锅烧热，下菜油，烧至六成热时，下豆腐，煮十几分钟，再下木耳翻炒，最后下辣椒、花根葱、蒜等调料，炒匀即成。

4. 芹菜红枣汤　芹菜根5个，红枣10个，水煎服，食枣饮汤。每日2次。

5. 山楂玉面粥　红山楂5个，去核切碎，用蜂蜜1匙调匀，加在玉米面粥中服食。每日服1～2次。

6. 海带粥　水发海带25g，与米同煮粥，加盐、味精、麻油适量，调味服食。每日早晨服食。

7. 菊花山楂饮　菊花、生山楂各15～20g，水煎或开水冲浸，每日1剂，代茶饮用。

8. 柠檬玉米面粥　柠檬1个，切成片，用蜂蜜3匙渍透，每次5片，加入玉米面粥内服食。每日服2次。

9. 海藻黄豆汤　昆布、海藻各30g，黄豆150～200g，煮汤后加适量调味品服食，适用于冠心病并高脂血症、高血压者食用。

10. 大蒜粥　紫皮蒜30g，置沸水中煮1分钟后捞出蒜瓣，再将粳米100g煮粥，待粥煮好后，将蒜再放入粥中略煮。可早晚食用。

# 第十节　主动脉夹层

## 一、概述

主动脉内膜和中层弹力膜发生撕裂，血液进入主动脉壁中层，顺行（或）逆行剥离形成壁间假腔，称为主动脉夹层（aortic dissection）。发生机制不明，好发危险因素为主动脉中层囊性坏死或退变，遗传性结缔组织疾病、先天性二叶主动脉瓣、动脉炎、动脉瘤、高血压、动脉粥样硬化或医源性损伤等。本病发生率为0.5～2.95／（10万人·年），中老年居多，男性高于女性。

## 二、病因

1. 动脉粥样硬化、高血压。
2. 动脉中层囊性坏死。
3. 马方综合征。
4. 主动脉缩窄、大动脉炎。
5. 外伤及梅毒。

西方国家以高血压为主，国内多为先天性中层发育不良，如马方综合征等，但近年来动脉硬化、高血压的比例逐渐增高。

### 三、临床表现

急性期90%病人有前胸、后背或腹部突发性剧烈疼痛，疼痛可沿大动脉走行方向传导和转移，75%病人伴有高血压和心动过速，病人多烦躁不安、大汗淋漓，需与心绞痛、心肌梗死和肺动脉栓塞症相鉴别。

### 四、诊断

急起剧烈胸痛、血压高、突发主动脉瓣关闭不全、两侧脉搏不等或触及搏动性肿块应考虑此症。胸痛常被考虑为急性心肌梗死，急性心肌梗死是指冠状动脉急性闭塞，血流中断，所引起的局部心肌的缺血性坏死，临床表现可有持久的胸骨后疼痛、休克、心律失常和心力衰竭，并有血清心肌酶增高以及心电图的改变。但心肌梗死时胸痛开始不甚剧烈，逐渐加重，或减轻后再加剧，不向胸部以下放射，用止痛药可收效，伴心电图特征性变化，若有休克则血压常低，也不引起两侧脉搏不等，以上各点足以鉴别。

近年来各种检查方法对确立主动脉夹层有很大帮助，超声心动图、CT扫描、磁共振均可用以诊断，对考虑手术者主动脉造影仍甚必要。

### 五、常见并发症

1. 出血　心率增快、中心静脉压及血压下降等休克症状。

2. 神经系统并发症　昏迷、苏醒延迟、定向力障碍、抽搐、偏瘫、双下肢肌力障碍。

3. 急性肾衰竭　大多都经过少尿期、多尿期、恢复期3个阶段。少尿期指24小时内尿量少于400mL或每小时少于17mL，全身水肿、肺水肿、脑水肿、充血性心力衰竭等：高血钾、低血钠、低血钙、高血镁等；代谢性酸中毒。肌酐、尿素氮迅速升高。处理原则：利尿、碱化尿液，维持良好血流动力学状况，纠正水电解质、酸碱失衡，禁用肾毒性药物，记录每小时出入量，监测功能变化。必要时血液滤过或血液透析。

4. 血栓栓塞　栓塞远端肢体出现疼痛、麻木、皮肤颜色苍白、皮温降低等栓塞症状，心房血栓脱落时，患者可出现呼吸困难的表现，应立即查明是否有肺栓塞的出现，处理原则：严密监测，发现异常及时报告医生，遵医嘱正确使用抗凝血药物和解除血管痉挛药物，积极做好手术准备。

### 六、治疗原则

主动脉夹层急性期应迅速给予镇定、止痛、持续监护和支持治疗，使用药物控制血压、心率，防止夹层继续扩展和主动脉破裂。急性和亚急性期 Stanford A 型主动脉夹层应积极地施行手术治疗。急性Stanford B型主动脉夹层手术治疗的发生率和死亡率高，手术治疗与内科药物治疗的效果大致相同，应首先内科治疗，内科治疗下高血压难以控制，疼痛无法缓解，出现夹层动脉瘤或主动脉破裂征象应采用介入治疗或杂交治疗。介入治疗临床成功的标准为完全封闭破口，无明显内漏和严重并发症，假腔消失或血栓形成，较之外科手术具有创伤小、成功率高、恢复快，并发症少等优点。

## 七、护理评估

1. 按中医整体护理观念，运用望、闻、问、切的方法评估病证、舌象、脉象及情志状态。

2. 全身营养状况，有无其他并发症。

3. 心理状态，对于手术相关知识的了解程度。

## 八、一般护理

### （一）术前护理

1. 焦虑、恐惧　与患者对环境陌生、担心手术效果、术后预后、术后并发症及缺乏心理准备、缺乏家庭支持有关。

2. 舒适的改变　与疼痛有关。

3. 气体交换受损　与肺部渗出增多、无菌性炎症有关。

4. 活动无耐力　与心脏功能不全有关。

5. 自理能力下降　与活动受限有关。

6. 有动脉瘤破裂的危险　与高血压升高、心率快、情绪激动、便秘等有关。

7. 潜在并发症　心脏压塞、左侧胸膜腔积液、腹膜后血肿、休克、左心衰、心肌缺血、心肌梗死、周围动脉阻塞、脑供血不足、昏迷、偏瘫、截瘫、消化道出血、肾功能损害、肾性高血压等。

### （二）术后护理

1. 限制活动、卧床休息　主动脉夹层动脉瘤起病急、病情重、死亡率高，故入院后给予加强重症监护，绝对卧床休息。提供患者安静、舒适的环境，减少不良刺激。持续监测血压、心率和血氧饱和度。

2. 控制血压　用微量泵持续输入硝普钠，从小剂量开始逐渐增加。测量并记录血压的变化，维持血压在（100~130）／（70~80）mmHg。防止血压升高增加主动脉的负担，使主动脉中层营养血管处于痉挛收缩状态。

3. 控制心率　心率快则使用美托洛尔、艾司洛尔治疗，使心率维持在60~100次／分钟，以减少每分钟对主动脉壁的冲击次数。

4. 镇痛　给予哌替啶、吗啡、地西泮、曲马朵止痛镇静，吸氧，使患者卧床休息。并注意应用止痛剂的效果。若疼痛骤然减轻，提示血肿破入血管腔。

5. 病情观察　密切监测生命体征、心电图、血氧饱和度、双下肢足背动脉搏动情况、双下肢皮肤颜色及温度，注意是否有血栓形成。患者是否出现腰疼、血尿、少尿、无尿及肌、尿素氮等变化情况。若出现恶心、呕吐、呕血、便血、腹痛等消化道症状，立即给予置胃管持续胃肠减压，观察引流的胃液颜色、量。

6. 避免可能的诱发因素　预防瘤体破裂，绝对卧床休息，避免各种引起腹内压和血压增高的因素发生，如屏气、用力排便、头低位、呛咳、进食过饱，给患者创造一个良好空间。使用通便药使患者排便通畅；饮食中含有足够的纤维，多食新鲜的蔬菜和水果，少量多餐；加强生活护理。

7. 心理护理　使其有充分的思想准备和信心，消除或减轻焦虑心理。嘱病人卧床休息，使其了解限制活动的意义与必要性。详细讲解降压、镇痛、保持大便通畅的重要性，解释手术的必要性、手术方式、注意事项及术后可能出现的并发症。

## 九、健康教育

1. 饮食　饮食规律，少食多餐，进食优质高蛋白、高维生素、高纤维素、低脂易消化食物。忌刺激性食物、忌易胀气食物、忌烟酒。

2. 活动　根据自我感觉逐渐增加活动量，以活动后无心累气紧，自我感觉良好为度。术后6～8周不拉、不提重物，从而使胸骨有足够的时间愈合。术后3个月内避免剧烈活动或重体力劳动。

3. 用药指导　人造血管置换患者需进行针对性短期抗凝3个月，主动脉替换患者为防止血栓栓塞，需终身抗凝。告知患者药物药名、剂量、浓度、用药时间、药理作用及不良反应。注意有无出血倾向、监测PT、APTT、INP值随时调整华法林剂量

4. 复查　定期门诊复查，复查内容包括查体、心脏彩超、CT和PT、APTT、INP值。

5. 其他　保持良好心态，情绪稳定，劳逸结合，保持稳定的血压，保持大小便通畅。

## 十、食疗

1. 多吃燕麦，经常食用燕麦可改善神经的总体状况。切碎的燕麦草在温水中冲泡2分钟并过滤后就是一种补品，一天喝1～4g，若要减轻皮肤瘙痒，用细棉布包燕麦片挂在喷头下，用冲过燕麦片的水洗澡。

2. 药草茶　一杯沸水冲入2茶匙贯叶连翘，并浸泡10分钟可用于止痛，一天应喝3次。

# 第三章　颅脑疾病

## 第一节　颅内压增高

### 一、概述

颅内压（intracranial pressure，ICP）是指颅腔内容物对颅腔壁所产生的压力。颅腔是由颅骨形成的半封闭体腔，成年后颅腔的容积固定不变，为1400～1500mL。颅腔内容物主要包括脑组织、脑血液、脑脊液，三者与颅腔容积相适应，使颅内保持一定的压力。颅内压通常以侧卧位时腰段脊髓蛛网膜下腔穿刺所测得的脑脊液压力为代表，也可以通过颅内压监护系统直接测得。

颅内压增高（increased intracranial pressure）是神经外科常见的临床综合征。是由颅脑疾病等多种病理损害发展至一定阶段，使颅腔内容物体积增加或颅腔容积缩小，超过颅腔可代偿的容量，导致颅内压持续超过正常上限，出现头痛、呕吐和视盘水肿三个主要表现的综合征。

### 二、病因和病机

引起颅内压增高的原因可分为如下五大类。

1. 颅内占位性病变挤占了颅内空间，如颅内血肿、脑肿瘤、脑脓肿等。

2. 脑组织体积增大，如脑水肿。

3. 脑脊液循环和（或）吸收障碍所致梗阻性脑积水和交通性脑积水。

4. 脑血流过度灌注或静脉回流受阻，见于脑肿胀、静脉窦血栓等。

5. 先天性畸形使颅腔的容积变小，如狭颅症、颅底凹陷症等。

### 三、临床表现

1. 头痛　颅内压增高最常见症状之一，以早晨或晚间较重，部位多在额部及颞部，可从颈枕部向前方放射至眼眶。头痛程度随颅内压的增高而进行性加重。当用力、咳嗽、弯腰或低头活动时常使头痛加重。头痛性质以胀痛和撕裂痛为多见。

2. 呕吐　头痛剧烈时可伴有恶心和呕吐。呕吐呈放射性，有时可导致水电解质紊乱和体重减轻。

3. 视神经盘水肿　是颅内压增高重要客观体征之一。表现为视神经盘充血，边缘模糊不清，中央凹陷消失，视盘隆起，静脉怒张。若视神经盘水肿长期存在，则视盘颜色苍白，视力减退，视野向心缩小，称为视神经继发性萎缩，颅内压增高不能及时解除，视力恢复困难，甚至失明。

头痛、呕吐和视神经盘水肿是颅内压增高的典型表现，称为颅内压增高"三主征"。颅内压增高的三主征各自出现的时间并不一致，可以其中一项为首发症状。内压增高还可引起一侧或双侧外展神经麻痹和复视，但无定位诊断价值。

4. 意识障碍及生命体征变化　疾病初期意识障碍可出现嗜睡、反应迟钝。严重病例，可出现昏睡、昏迷，伴有瞳孔散大、对光反应消失，发生脑疝、去脑强直。生命体征变化为血压升高、脉搏徐缓、呼吸不规则、体温升高等病危状态甚至呼吸停止，终因呼吸循环衰竭而死亡。

5. 其他症状和体征　小儿病人可有头增大、头皮和额眶部浅静脉扩张、颅缝增宽或分离、前囟饱满隆起，头颅叩诊时呈破罐音（Macewen征）。

### 四、常见并发症

1. 脑水肿　内压增高可直接影响脑的代谢及血流量从而产生脑水肿。

2. 库欣（Cushing）反应　当颅内压增高接近动脉舒张压时，出现血压升高、脉搏减慢、脉压增大，继之出现潮式呼吸、血压下降、脉搏细弱，最终呼吸、心跳停止，导致死亡。

3. 神经源性肺水肿　因颅内压增高，导致全身血压反应性增高，使左心室负荷加重，产生左心室舒张不全，左心房及肺静脉压力增高，引起肺毛细血管压力增加与液体外渗，形成肺水肿。

4. 胃肠功能紊乱及消化系统出血　由于颅内压增高，使全身血管收缩，消化道黏膜缺血而产生溃疡；严重者可出现穿孔和出血。

5. 脑疝　颅内压增高时，因内压力分布不均，部分脑组织将挤进与之相邻的小脑幕孔、枕骨大孔处，而形成脑疝。它是颅内压增高最严重的并发症。

### 五、治疗原则

#### （一）非手术治疗

适用于颅内压增高原因不明，或虽已查明原因但仍需非手术治疗者，或作为手术前准备。主要方法如下：

1. 限制液体入量　颅内压增高明显者，摄入量应限制在每日1500～2000mL。

2. 降低颅内压　使用高渗性脱水剂（如20%甘露醇），使脑组织间的水分通过渗透作用进入血液循环再由肾脏排出，达到减轻脑水肿和降低颅内压的目的。若能同时使用利尿性脱水剂如呋塞米，降低颅内压效果会更好。

3. 激素治疗　应用肾上腺皮质激素可稳定血-脑脊液屏障，预防和缓解脑水肿，降低颅内压。

4. 冬眠低温疗法　降低脑的新陈代谢率，减少脑组织的氧耗量，防止脑水肿的发生与发展。

5. 辅助过度换气。

6. 预防或控制感染。

7. 镇痛等对症处理　遵医嘱应用镇痛剂，但禁用吗啡、哌替啶等，以免抑制呼吸。

（二）手术治疗

手术去除病因是最根本和最有效的治疗方法。如手术切除颅内肿瘤、清除颅内血肿、处理大片陷性骨折等。有脑积水者行脑脊液分流术，将脑室内的液体通过特殊导管引入蛛网膜下腔、腹腔或心房。若难以确诊或虽确诊但无法切除者，可行侧脑室体外引流术或病变侧颞肌下减压术等来降低颅内压。

## 六、护理评估

1. 按中医整体观念，运用望、闻、问、切的方法评估病证、舌象、脉象及情志状态。

2. 术前评估

（1）了解病人的年龄及有无脑外伤、颅内炎症、脑肿瘤及高血压等病。

（2）评估病人有无呼吸道梗阻、便秘、剧烈咳嗽、癫痫、高热等。

（3）评估头痛的部位、性质、程度、持续时间及有无因肢体功能障碍而影响自理能力。

（4）评估病人是否因呕吐影响进食，有无水电解质紊乱及营养不良；有无视力障碍、偏瘫或意识障碍等。

（5）了解CT或MRI等检查是否证实颅脑损伤或占位性病变等。

（6）评估病人及家属对疾病的认知和适应程度。

3. 术后评估　了解手术类型，注意病人生命体征、意识、瞳孔及神经系统症状和体征，判断颅内压变化情况。观察伤口及引流情况，判断有无并发症发生。

## 七、一般护理

1. 体位　床头抬高15°～30°，以利于颅内静脉回流，减轻脑水肿。昏迷病人取侧卧位，便于呼吸道分泌物排出。

2. 给氧　持续或间断给氧，降低$PaCO_2$，使脑血管收缩，减少脑血流量，降低颅内压。

3. 饮食与补液　不能进食者，成人每日补液量控制在1500～2000mL，其中等渗盐水不超过500mL。保持每日尿量不少于600mL。控制输液速度，防止短时间内输入大量液体加重脑水肿。神志清醒者给予普通饮食，但需适当限盐。

4. 维持正常体温和防治感染　高热可使机体代谢率增高，加重脑缺氧，故应及时给予有效的降温措施。遵医嘱应用抗生素预防和控制感染。

5. 加强生活护理　适当保护病人，避免意外损伤。

### 八、健康教育

1. 颅内压增高病人应避免剧烈咳嗽、便秘、提重物等，防止颅内压骤然升高而诱发脑疝。

2. 应进食清淡、营养丰富、低盐低脂、易消化的饮食。

3. 告知病人若经常出现头痛，并进行性加重，伴有呕吐，经一般治疗无效，应及时到医院检查，以排除颅内压增高。

4. 对有神经系统后遗症的病人，要针对不同的心理状态进行心理护理，调动他们的心理和躯体的潜在代偿能力，鼓励其积极参加各项功能训练，如肌力训练、步态平衡训练、排尿功能训练等，最大限度地恢复其生活能力。

# 第二节　脑疝

### 一、概述

颅内占位病变导致颅内压增高到一定程度时，颅内各分腔之间的压力不平衡，脑组织从高压区向低压区移位，部分脑组织被挤入颅内生理孔隙中，导致脑组织、血管及神经等重要结构受压和移位，出现严重的临床症状和体征，称为脑疝（brain herniation）。脑疝是颅内压增高的危象和引起死亡的主要原因。

根据移位的脑组织及其通过的硬脑膜间隙和孔道，可将脑疝分为以下常见的三类。

1. 小脑幕切迹疝　又称颞叶钩回疝，是位于小脑幕切迹缘的颞叶海马回、钩回通过小脑幕切迹被推移至幕下。

2. 枕骨大孔疝　又称小脑扁桃体疝，是小脑扁桃体及延髓经枕骨大孔被推挤向椎管内。

3. 大脑镰下疝　又称扣带回疝，是一侧半球的扣带回经镰下孔被挤入对侧分腔。

### 二、病因和病机

颅内任何部位占位性病变发展到严重程度均可导致颅内各分腔压力不均而引起脑疝。常见病因有以下几方面。

1. 外伤所致各种颅内血肿，如硬脑膜外血肿、硬脑膜下血肿及脑内血肿。

2. 各类型脑出血、大面积脑梗死。

3. 颅内肿瘤尤其是颅后窝、中线部位及大脑半球的肿瘤。

4. 颅内脓肿、颅内寄生虫病及各种肉芽肿性病变。

5. 医源性因素，对于颅内压增高病人，进行不适当的操作如腰椎穿刺，可因放出脑脊液过多、过快，使各分腔间的压力差增大，而促使脑疝形成。

## 三、临床表现

不同类型的脑疝各有其临床特点，在此仅简述小脑幕切迹疝及枕骨大孔疝的临床表现。

### （一）小脑幕切迹疝

1. 颅内压增高的症状

（1）剧烈头痛，其程度进行性加重伴烦躁不安。

（2）与进食无关的频繁喷射性呕吐。

（3）急性脑疝病人视神经盘水肿可有可无。

2. 瞳孔改变　是颅内压增高导致脑疝的重要指征之一。双侧瞳孔是否等大、等圆及对光反射是否灵敏，如果两侧瞳孔大小多变、不等圆、对光反射差或出现分离现象，常表示脑干损伤；如果一侧或双侧瞳孔散大、对光反射消失，甚至眼球固定，表示病情危重。叶沟回疝时，由于疝入脑组织直接压迫中脑或动眼神经经常出现瞳孔不等大；病侧瞳孔可先缩小后逐渐扩大，对光反射迟钝或消失。枕骨大孔疝常呈现双侧瞳孔先缩小后逐渐散大至对光反射迟钝、消失。

3. 意识改变　患者的意识由清醒转为混乱或嗜睡时，应高度警惕。一般早期呈现出烦躁不安、注意力涣散，继而出现反应迟钝或消失等意识障碍进行性加重的表现。

4. 运动障碍　表现为病变对侧肢体的肌力减弱或麻痹，病理征阳性。脑进展时可致双侧肢体自主活动消失，严重时可出现去脑强直发作，这是脑干严重受损的信号。

5. 生命体征紊乱　表现为心率减慢或不规则、血压忽高忽低、呼吸不规则、大汗淋漓或汗闭、面色潮红或苍白。体温可高达41℃以上或体温不升。最终因呼吸循环衰竭而致呼吸停止、血压下降、心脏停搏。

### （二）枕骨大孔疝

由于脑脊液循环通路被堵塞，常出现颅内压增高，病人剧烈头痛，频繁呕吐，颈项强直，强迫头位的表现。

## 四、诊断

仔细询问病史症状与体征，由此做出初步诊断。发现有视神经盘水肿及头痛、呕吐三主征，颅内压骤然增高，进行性剧烈头痛、进行性瘫痪及视力进行性减退等症状时，都应考虑到有颅内病变的可能。对于临床疑诊病例，应及时选择恰当的辅助检查，以利于早期诊断和治疗。

## 五、治疗原则

病人一旦出现典型的脑疝症状，立即给予脱水治疗以降低颅内压，确诊后尽快手术去除病因。若难以确诊或虽确诊但病变无法切除者，可通过脑脊液分流术、侧脑室外引流术或病变侧颞肌下、枕肌下减压术等姑息性手术来降低颅内压。

## 六、护理评估

1. 按中医整体观念，运用望、闻、问、切的方法评估病证、舌象、脉象及情志状态。

2. 详细了解发病经过，脑疝形成的原因、时间。

3. 评估病人全身情况，有无意识障碍、瞳孔改变、呼吸困难、肢体偏瘫及伴随症状。

4. 通过观察CT扫描片中，中线偏移的多少来确定脑疝的严重程度及发病的部位。

5. 了解病人家庭情况。

## 七、一般护理

1. 病人立即平卧，头部抬高15°～30°。

2. 遵医嘱快速静脉滴入甘露醇等脱水剂，并观察脱水效果。

3. 保持呼吸道通畅，及时吸痰，充分给氧。

4. 准备气管插管盘及呼吸机，对呼吸功能障碍者，行人工气管插管，必要时行气管切开术。

5. 密切观察生命体征、意识、瞳孔变化。

6. 紧急做好术前特殊检查及术前准备。

7. 留置导尿管，并记录尿量。

## 八、健康教育

1. 向患者讲解脑疝的相关知识，原因及症状，以及相关促发因素。

2. 指导病人避免用力咳嗽和用力排便等。

3. 保持呼吸道通畅。

4. 发生脑疝及时进行急救处理。

5. 做好家属的心理疏导。

# 第三节　头皮损伤

头皮损伤均由直接外力造成，损伤类型与致伤物种类密切相关。钝器常造成头皮挫伤、不规则裂伤或血肿，锐器大多造成整齐的裂伤，发辫卷入机器则可引起撕脱伤。单纯头皮损伤一般不会引起伤员严重后果，但在颅脑损伤的诊治中不可忽视，因为：①根据头皮损伤的情况可推测外力的性质和大小，而且头皮损伤的部位常是着力部位，而着力部位对判断脑损伤的位置十分重要；②头皮血供丰富，伤后极易失血，部分伤员尤其是小儿可因此导致休克；③虽然头皮抗感染和愈合能力较强，但处理不当，一旦感染，便有向深部蔓延引起颅骨骨髓炎和颅内感染的可能。

## 一、头皮血肿

### （一）概述

头皮血肿通常位于皮下组织、帽状腱膜下或骨膜下，不同的部位和范围有助于损伤机制的分析，并可对颅脑损伤做初步的估计。根据血肿发生的部位深浅程度不同，分为皮下、帽状腱膜下和骨膜下血肿三种类型。

1. 皮下血肿　位于表皮层和帽状腱膜层之间，受皮下纤维纵隔的限制，血肿体积小，张力高，压痛明显。

2. 帽状腱膜下血肿　头皮受到斜向暴力时，头皮产生滑动，造成此层的血管破裂，引起出血。由于无纤维间隔，故血肿弥散，可波及全头，张力低，疼痛轻。

3. 骨膜下血肿　出血多来源于板障出血或骨膜剥离。范围限于骨缝，质地较硬。

### （二）病因和病机

1. 外伤　当近于垂直的暴力作用在头皮上，由于有颅骨的衬垫，常致头皮挫伤或头皮血肿，严重时可引起挫裂伤。

2. 新生儿产伤　新生儿头皮血肿是产科较常见的产伤之一，是由于胎儿娩出时颅骨和母体骨盆相摩擦或受挤压致颅骨骨膜损伤和骨膜下血管破裂，血液积聚在骨膜与颅骨之间而形成。

### （三）临床表现

1. 皮下血肿　血肿范围比较局限，中心较软而有波动，周边因水肿浸润变硬而相对隆起，形成清楚的边界，血肿表面常有擦、挫伤。

2. 帽状腱膜下血肿　血肿范围广泛，严重时遍及整个头颅穹窿部，血肿边界与帽状腱膜附着边缘一致。前界至眉弓，后界达上项线和两侧可至颞弓或耳上方。肿胀区触之有明显的波动感。

3. 骨膜下血肿　血肿范围以颅缝为界，血肿位于骨膜与颅骨外板之间。婴幼儿骨膜下血肿如不及时处理，常形成坚硬的骨性外壳或骨化，因而，这种头皮血肿可看成颅骨骨折的一种间接征象。

（四）诊断

1. 头颅X线片检查　皮下血肿因其体积小、张力高、压痛明显，周边较中心区硬，易误认为颅骨凹陷性骨折。头颅X线片检查可了解有无合并颅骨骨折。

2. CT检查。

（五）常见并发症

1. 血肿感染　头发及头皮屑隐藏污垢和细菌，发生开放伤后，容易引起感染。

2. 休克　头皮损伤后出血较多，头皮血肿较大，易发生休克，在临床工作中应该引起重视。

（六）治疗原则

早期冷敷，24～48小时后热敷。血肿较小者，1～2周可自行吸收，无须特殊处理；血肿较大者，可在48小时后穿刺抽吸、加压包扎，而骨膜下血肿严禁加压包扎。

（七）护理评估

1. 按中医整体观念，运用望、闻、问、切的方法评估病证、舌象、脉象及情志状态。

2. 详细了解受伤过程、时间，是否出现昏迷、恶心、呕吐等情况。

3. 观察患者意识、瞳孔、生命体征及神经系体征变化。

（八）一般护理

1. 按外科及本系统疾病一般护理常规执行。

2. 保持病室环境干净、舒适、整洁、安静、温湿度适宜。

3. 密切观察病人意识、瞳孔及生命体征的变化。

4. 患者常因意外受伤、局部疼痛，易产生恐惧心理，应热情接待患者，给予及时妥善的治疗处理，以减轻患者恐惧。

（九）健康教育

1. 注意休息，避免过度劳累。

2. 限制烟酒及辛辣刺激性食物。

3. 如原有症状加重，不明原因发热应及时就诊。

4. 避免挠抓伤口，待伤口痊愈后方可洗头。

5. 形象受损者，可暂时戴帽、戴假发修饰，必要时可行整容、美容术。

## 二、头皮裂伤

### （一）概述

头皮裂伤多因锐器所致，其伤口较平直，创缘整齐，除少数锐器可进入颅内造成开放性脑损伤外，大多数裂伤仅限于头皮，虽可深达骨膜，但骨常完整。因钝器或头部碰撞造成的头皮裂伤多不规则，创缘有挫伤痕迹，常伴颅骨骨折或脑损伤。

### （二）病因和病机

头皮裂伤常因钝器打击头部造成。此类损伤往往都有不规则伤口，伴有挫伤。伤口内多有毛发、泥沙等异物嵌入。

### （三）临床表现

头皮裂伤为开放性的头皮损伤，患者自觉局部刺痛，伴有不同程度的出血，出血量依裂伤大小及深浅有所不同。浅层裂伤，常因断裂血管不能随皮下组织收缩而自凝，故出血量较帽状腱膜全层裂伤者多。

### （四）诊断

头皮裂伤往往合并颅骨骨折或脑损伤，故这种患者应做全面的神经系统检查和CT扫描，以明确是否有颅脑损伤。

### （五）常见并发症

1. 感染　头皮裂伤的伤口内常伴有头发、泥沙等异物，如未及时彻底清除，有发生感染的可能。

2. 脑脊液或脑组织外溢　应按开放性脑损伤处理。

### （六）治疗原则

处理的原则为尽早实行清创缝合，即使伤后已达24小时，只要无明显感染征象，仍可彻底清创一期缝合。常规应用抗生素和破伤风抗毒素（tetanus antitoxin, TAT）。缝合时应将帽状腱膜同时缝合，以利止血。对于局部头皮缺损直径小于3～4cm的，可将帽状腱膜下层游离后缝合；或形同S形、三叉形松解切口，以利缝合。头皮缺损过大的可行皮瓣转移或移植术修复。由于头皮抗感染能力强，一期缝合时限可适当延长至伤后48～72小时。

### （七）护理评估

1. 按中医整体观念，运用望、闻、问、切的方法评估病证、舌象、脉象及情志状态。

2. 详细了解受伤过程、时间，受伤当时有无口、鼻、外耳道出血或脑脊液漏发生。

3. 观察患者意识、瞳孔、生命体征及神经系体征变化。

4. 了解病人家庭情况。

（八）一般护理

1. 按外科及本系统疾病一般护理常规执行。

2. 保持病室环境干净、舒适、整洁、安静、温湿度适宜。

3. 观察患者意识、瞳孔、生命体征及神经系体征变化。

4. 病情观察

（1）观察患者有无面色苍白、皮肤湿冷、血压下降、脉搏细速等休克症状的发生，一旦发生，应立即通知医生，建立静脉通道，做好休克的相关护理。

（2）评估患者疼痛程度，向患者解释疼痛发生的机制，伤后48小时内冷敷可减轻疼痛，必要时可适当给予止痛药物。

（3）观察伤口有无渗血、渗液及红肿热痛等感染征象。

（4）观察患者意识、瞳孔，生命体征。如果患者出现意识加深、瞳孔散大等，提示有硬膜外血肿发生，应立即通知医生，及时行CT检查确诊。

（九）健康教育

1. 向病人讲解疾病相关知识，树立其战胜疾病的信心。

2. 保持室内空气新鲜；减少陪护及探视人员，因密集的人员流动，既增加感染机会，也影响病人休息。

3. 如有脑脊液外漏者，应劝告病人勿挖耳、抠鼻，也勿屏气用力排便、咳嗽或打喷嚏。严禁堵塞、冲洗耳鼻，防止脑脊液反流入颅内造成内感染。

4. 嘱病人进高蛋白、高热量、高维生素、易消化吸收的饮食；限制烟酒、辛辣刺激性的食物。

5. 病人出院后如有不适及时就医，定期复诊。

## 三、头皮撕脱伤

（一）概述

头皮撕脱伤是最严重的头皮损伤。由于皮肤、皮下组织和帽状膜三层紧密连接，所以在强烈的牵扯下，往往将头皮自帽状腱膜下间隙全层撕脱。撕脱范围与受到牵扯的头发面积相关，严重者整个头皮甚至连前部的额肌、部分骨膜一起撕脱，使颅骨裸露。

（二）病因和病机

头皮撕脱伤几乎均因发辫卷入转动的机器所致。

（三）临床表现

头皮撕脱的范围，严重时可达整个帽状腱膜的覆盖区，前至上眼睑和鼻根，后至发际，两侧累及耳郭，甚至面颊部。患者常因剧烈疼痛和大量出血，而发生休克。但较少合并颅骨骨折或脑损伤。

（四）诊断

头皮损伤因发辫卷入转动的机器，使头皮自帽状腱膜下或连同骨膜一并撕脱。

（五）常见并发症

1. 感染　急性头皮感染多为伤后初期处理不当所致，常发生于皮下组织，局部有红、肿、热、痛，耳前、耳后或枕下淋巴结有肿大及压痛，由于头皮有纤维隔与帽状腱膜相连，故炎症区张力较高，患者常疼痛难忍，并伴全身畏寒，发热等中毒症状，严重时感染可通过血管侵入颅骨或颅内。

2. 休克　头皮撕脱伤由于创面大、出血多，剧烈疼痛极易发生休克，故应密切观察生命体征，建立静脉通道，遵医嘱补液，必要时补充血容量。

（六）治疗原则

头皮撕脱伤应根据伤后时间、撕脱是否完全、撕脱头皮的条件、颅骨是否裸露、创面有无感染征象等情况采用不同的方法处理。

1. 若皮瓣尚未完全脱离且血供尚好，可在细致清创后原位缝合。

2. 如皮瓣已完全脱落，但完整，无明显污染，血管断端整齐，且伤后未超过6小时，可在清创后试行头皮血管（颞浅动、静脉或枕动、静脉）吻合，再全层缝合撕脱的头皮。如因条件所限，不能采用此法，则需将撕脱的头皮瓣切薄成类似的中厚皮片，置于骨膜上，再缝合包扎。

3. 如撕脱的皮瓣挫伤或污染较重已不能利用，而骨膜尚未撕脱，又不能做转移皮瓣时，可取腹部或大腿中厚皮片作游离植皮；若骨膜已遭破坏，颅骨外露，可先做局部筋膜转移，再植皮。

4. 伤后时间久，创面已有感染或经上述处理失败者，只能行创面清洁和更换敷料，待肉芽组织生长后再行邮票状植皮。如颅骨裸露，还需做多处颅骨钻孔至板障层，等钻孔处长出肉芽后再植皮。

5. 常规使用抗生素和TAT预防感染。

（七）护理评估

1. 按中医整体观念，运用望、闻、问、切的方法评估病证、舌象、脉象及情志状态。

2. 详细了解受伤过程、时间。

3. 观察患者意识、瞳孔、生命体征及神经系体征变化。

4. 了解病人家庭情况。

（八）一般护理

1. 按外科及本系统疾病一般护理常规执行。

2. 保持病室环境干净、舒适、整洁、安静、温湿度适宜。

3. 观察患者意识、瞳孔、生命体征及神经系体征变化。

4. 术后麻醉未清醒时给予去枕平卧，头偏向一侧。待麻醉清醒后，可抬高头部，有利于静脉回流，从而减轻头部水肿。头部应垫软海绵垫，1小时变换头部受压部位1次，切不可让某一部位头皮长时间受压，影响再植头皮血供，发生压疮、再植头皮坏死。

5. 给予高蛋白、高热量、多维生素的流质和半流质饮食，应少食多餐，保证足够的营养供给，必要时给予静脉高营养，促进再植头皮成活。

6. 患者除头皮全部撕脱外，连同部分眉毛、上睑、部分耳郭一并撕脱，头皮再造加压包扎和耳郭修补后，可致静脉回流不畅，出现水肿。因此应加强护理，睡眠时眼睛应盖上纱布，取半卧位，遵医嘱涂抗生素眼膏或滴眼药水，伤侧耳郭置于悬空位置，以减轻水肿。

7. 患者大多为年轻女性，伤前面容姣好，而头皮又是人体美的重要标志。伤后心理创伤大，担心术后不能再长头发，面部遗留疤痕影响面容，家人及朋友嫌弃，使患者情绪低落、悲观，对生活失去信心。因此，我们应注意观察患者情绪变化，以亲切和蔼的态度，同情、关心患者，交代家属暂不要提及头发、瘢痕、费用等敏感性的问题，耐心解释病人提出的有关问题，消除不良因素。增加病人对医务人员的信赖感，帮助她重新树立起生活的信心。

（九）健康教育

1. 向病人讲解疾病相关知识，树立其战胜疾病的信心。

2. 保持室内空气新鲜，减少陪护及探视人员，因密集的人员流动，增加感染机会，影响病人休息。

3. 嘱病人进高蛋白、高热量、高维生素、易消化吸收的饮食；限制烟酒、辛辣刺激性的食物。

4. 病人出院后如有不适及时就医，定期复查。


# 第四节　颅骨骨折


颅骨骨折（skull fracture）指颅骨受暴力作用致颅骨结构的改变。颅骨骨折的重要性不在于骨折本身，而在于颅腔内容物的并发损伤。骨折所造成的继发性损伤比骨折本身严重得多，由于骨折常同时并发脑、脑膜、颅内血管及神经的损伤，并可能导致脑脊液漏，因此必须予以及时处理。

颅骨骨折按骨折部位分为颅盖骨折和颅底骨折；按骨折形态分为线性骨折和凹陷

性骨折；按骨折是否与外界相通分为开放性骨折和闭合性骨折。闭合性颅脑损伤中有颅骨骨折者占15%～20%。

## 一、颅盖骨折

### （一）概述

颅盖骨折按形态可分为线形骨折和凹陷骨折两种。前者包括颅缝分离，较多见，后者包括粉碎骨折。线形骨折几乎均为颅骨全层骨折，个别仅为内板断裂。骨折线多为单一，也可多发，呈线条状或放射状，宽度一般为数毫米，偶尔可达1cm以上。凹陷骨折绝大多数为颅骨全层回陷，个别仅为内板凹陷。陷入骨折片周边的骨折线呈环状或放射状。婴幼儿颅骨质软，着力部位可产生看不到骨折线的乒乓球样凹陷。

### （二）病因和病机

颅骨遭受外力时是否造成骨折，主要取决于外力大小、作用方向和致伤物与颅骨接触的面积以及颅骨的解剖结构特点。外力作用于头部瞬间，颅骨产生弯曲变形；外力作用消失后，颅骨又立即弹回，如外力较大，使颅骨的变形超过其弹性限度，即发生骨折。

颅盖骨折的性质和范围主要取决于致伤物的大小和速度：致伤物体积大，速度慢，多引起线性骨折；体积大，速度快，易造成凹陷骨折；体积小，速度快，则可导致圆锥样凹陷骨折。外力作用于头部的方向与骨折的性质和部位也有很大关系：垂直打击于颅盖部的外力常引起着力点处的凹陷或粉碎骨折；斜向外力打击于颅盖部，常引起线形骨折。此外，伤者年龄、着力点的部位、着力时头部固定与否与骨折的关系也很密切。

### （三）临床表现

1. 线性骨折发生率最高，局部压痛、肿胀，病人常伴有局部骨膜下血肿。

2. 凹陷性骨折好发于额、顶部，多为全层凹陷，局部可扪及下陷区，部分病人仅有内板凹陷，若骨折片损伤脑功能区，可出现偏瘫、失语等神经系统定位体征。

### （四）诊断

1. 颅盖骨折依靠头颅X线摄片确诊，凹陷性骨折者可显示骨折片陷入颅内的深度。

2. 范围较大和明显的凹陷骨折，软组织出血不多时，触诊多可确定。

3. 小的凹陷骨折易与边缘较硬的头皮下血肿混淆，需经X线平片或CT骨窗相方能鉴别。

### （五）常见并发症

1. 癫痫　凹陷骨折因骨片陷入颅内，使局部脑组织受压或产生挫裂伤，临床上可出现相应的病灶症状和局限性癫痫。

2. 颅内压增高　如并发颅内血肿，可产生颅内压增高症状。

3. 颅内出血　凹陷骨折刺破静脉窦可引起致命的大出血。

（六）治疗原则

线形骨折本身不需要处理，但如骨折线通过脑膜血管沟或静脉窦时，应警惕发生硬脑膜外血肿的可能。对凹陷骨折是否需要手术，意见尚不一致。目前一般认为，凡：①凹陷深度＞1cm；②位于重要功能区；③骨折片刺入脑内；④骨折引起瘫痪、失语等功能障碍或局限性癫痫者，应手术治疗，将陷入的骨折片撬起复位，或摘除碎骨片后做颅骨成形。非功能区的轻度凹陷，或无脑受压症状的静脉窦处凹陷骨折，不应手术。

（七）护理评估

1. 按中医整体观念，运用望、闻、问、切的方法评估病证、舌象、脉象及情志状态。

2. 了解受伤经过，包括暴力大小、方向，初步判断是否伴有脑组织损伤。

3. 观察有无脑损伤引起的癫痫、意识障碍及视力障碍。

4. 伤后观察是否有脑脊液外漏。

5. 了解病人家庭情况。

（八）一般护理

1. 按外科及本系统疾病一般护理常规执行。

2. 保持病区环境安静、舒适，空气新鲜，减少不必要的人群流动，防止感染。

3. 卧床休息，保证充足的睡眠，必要时给氧。

4. 根据病情需要，鼓励病人多食高营养、易消化食物，吃饭速度要慢，避免呛咳。

5. 病情观察

（1）严密观察生命体征，及时发现病情变化。

（2）有癫痫发作的患者应注意观察发作前的征兆、持续时间及发作类型。

（3）颅内继发性损伤病人可合并脑挫伤、颅内出血，因继发性脑水肿导致颅内压增高。脑脊液外漏可推迟颅内压增高症状的出现，一旦出现颅内压增高的症状，救治更为困难。因此，应严密观察病人的意识、生命体征、瞳孔及肢体活动等情况，以及时发现颅内压增高及脑疝的早期迹象。

（4）早期发现继发性颅神经损害，及时处理。

（5）保护患者安全，对于癫痫和躁动不安的患者，给予专人护理。

6. 必要时遵医嘱应用抗生素、破伤风抗毒素和抗癫痫药物，观察用药后疗效。

7. 稳定患者情绪，帮助患者正确面对疾病，积极配合康复训练。

（九）健康教育

1. 向病人讲解疾病相关知识。

2. 保持生活、工作环境的空气新鲜流通，远离有刺激性的化学气体。

3. 嘱病人卧床休息，保证充足的睡眠，根据体力适当活动。

4. 颅脑外伤后发生癫痫极为常见，外伤后两年内发生最多，以后逐减，遵医嘱服用抗癫痫药物。发作时要注意患者安全，注意保护头部及四肢，保持呼吸道通畅。

5. 语言交流障碍患者，可采用渐进教学法，根据失语不同类型及程度，给予正确指导。

6. 指导病人正确面对颅骨骨折，颅骨骨折达到骨性愈合需要一定时间，线性骨折一般成人需2～5年，小儿需1年。颅骨缺损者应避免局部碰撞，以免损伤脑组织。

7. 嘱咐病人在伤后半年左右做颅骨成形术。适当锻炼，抵御外邪。

## 二、颅底骨折

### （一）概述

颅底骨折绝大多数为线形骨折。由于颅底结构上的特点，横行骨折线在颅前窝可出眶顶达到筛板甚至伸延至对侧，在颅中窝常沿岩骨前缘走行甚至将蝶鞍横断。纵向骨折线邻近中线者，常在筛板、视神经孔、破裂孔、岩骨内侧和岩裂直达枕骨大孔的线上，靠外侧者则常在眶顶、圆孔和卵圆孔的线上，甚至将岩骨横断。

### （二）病因和病机

颅底骨折大多由颅盖骨折延伸而来，少数可因头部挤压伤或着力部位于底水平的外伤所造成。如果暴力强度较大、受力面积较小，使受力点呈锥形内陷，内板首先受到较大牵张力而折裂。如果外力继续作用，则外板也将随之折裂，形成凹陷性骨折或粉碎性骨折。当外力引起颅骨整体变形较严重，受力面积又较大时，可不发生凹陷性骨折，而在较为薄弱的颞骨鳞部或颅底引发线性骨折，局部骨折线往往沿外力作用的方向和颅骨脆弱部分延伸。

### （三）临床表现

颅底骨折依骨折的部位可分为颅前窝、颅中窝和颅后窝骨折，临床表现主要有：耳、鼻出血或脑脊液漏；脑神经损伤；皮下或黏膜下瘀血斑。

1. 颅前窝骨折　骨折出血可经鼻流出，或进入眶内在眼睑和球结膜下形成瘀血斑，俗称"熊猫眼"或"眼镜征"。脑膜撕裂者，脑脊液可沿额窦或筛窦再经鼻流出形成脑脊液鼻漏。气体经额窦或筛窦进入颅内可引起颅内积气，常伴嗅神经损伤。

2. 颅中窝骨折　血液和脑脊液经蝶窦流入上鼻道再经鼻孔流出形成鼻漏。若骨折线累及骨岩部，血液和脑脊液可经中耳和破裂的鼓膜由外耳道流出，形成耳漏；如鼓膜未破，则可沿耳咽管入鼻腔形成鼻漏。骨岩部骨折常发生面神经和听神经损伤，如骨折线居内侧，亦可累及视神经、动眼神经、滑车神经、三叉神经和外展神经，靠外侧的颅中窝骨折可引起颞部肿胀。

3. 颅后窝骨折　在乳突和枕下部可见皮下淤血（Battle征），或在咽后壁发现黏膜下瘀血。骨折线居内侧者可出现舌咽神经、迷走神经、副神经和舌下神经损伤。

（四）诊断

1. 与颅盖骨折不同，颅底骨折的诊断主要依靠临床表现，头颅X线平片的价值有限。

2. CT扫描对颅底骨折有诊断意义，通过对窗宽和窗距的调节（骨窗相）常能显示骨折部位，还能发现颅内积气。

（五）常见并发症

1. 颅内低压综合征　若脑脊液外漏多，可使内压过低而导致颅内血管扩张，出现颅内低压综合征。

2. 颅内感染　颅底开放性损伤时，合并脑脊液漏，可导致颅内感染。

3. 颈动脉–海绵窦瘘或大量鼻出血　颅底骨折偶尔可伤及颈内动脉，造成颈动脉–海绵窦瘘或大量鼻出血。

（六）治疗原则

颅底骨折如为闭合性，骨折本身无特殊处理。合并脑脊液漏时，须预防颅内感染，不可堵塞或冲洗，不做腰穿，取头高位卧床休息，避免用力咳嗽、打喷嚏和擤鼻涕，给予抗生素。绝大多数漏口会在伤后1～2周内自行愈合。如超过1个月仍未停止漏液，可考虑行手术修补硬脑膜，以封闭瘘口。对伤后视力减退，疑为碎骨片挫伤或血肿压迫视神经者，应争取在12小时内行视神经探查减压术。

（七）护理评估

1. 按中医整体观念，运用望、闻、问、切的方法评估病证、舌象、脉象及情志状态。

2. 了解受伤经过，包括暴力大小、方向，病人当时有无意识障碍，初步判断是否伴有脑组织损伤。

3. 有时由于伤情的影响不宜立即做颅底位X线检查，故临床判断极为重要，尤其是伤后随即出现的口鼻出血、外耳道溢血，而局部又无暴力痕迹，应估计有颅底骨折的可能。

4. 伤后早期耳、鼻有血性液溢出，应区别是鼻道或外耳道裂伤所致的出血还是混有脑脊液，以判断是否有脑脊液外漏。

5. 了解病人家庭情况。

（八）一般护理

1. 按外科及本系统疾病一般护理常规执行。

2. 严格消毒隔离，防止交叉感染，最好将病人安排在单人病房，同时限制、减少探视陪护人员，病室要早晚开窗通风，保持室内空气流通、清新，每日紫外线消毒2

次，每次30分钟。

3. 卧床休息，有脑脊液漏的病人头偏向患侧，尽量少搬动。保持呼吸道通畅，必要时给氧。

4. 饮食应营养丰富、易消化、富含高蛋白和丰富的维生素，多吃蔬菜、水果等，不宜进食刺激性和坚硬、需用力咀嚼的食物，进食速度宜慢，避免呛咳。

5. 病情观察

（1）脑脊液漏：病人鼻腔、耳道流出淡红色液体，可疑为脑脊液漏，但需要鉴别血性脑脊液与血性渗液。可将血性液滴于白色滤纸上，若血迹外周有月晕样淡红色浸渍圈，则为脑脊液漏；或行红细胞计数并与周围血的红细胞比较，以明确诊断。另外，还应区分血性脑脊液与鼻腔分泌物。根据脑脊液中含糖而鼻腔分泌物中不含糖的原理，用尿糖试纸测定或葡萄糖定量检查以鉴别是否存在脑脊液漏。在鼻前庭或外耳道口松松地放置棉球，随湿随换，记录24小时浸湿的棉球数，以估计脑脊液外漏量。有时颅底骨折虽伤及骨岩部，且骨膜及脑膜均已破裂但鼓膜尚完整时，脑脊液可经耳咽管流至咽部进而被病人咽下，故应观察并询问病人是否经常有腥味液体流至咽部。

（2）颅内继发性损伤：应严密观察病人的意识、生命体征、瞳孔及肢体活动等情况，以及时发现颅内压增高及脑疝的早期迹象。

（3）颅内低压综合征：若脑脊液外漏多，可使颅内压过低而导致颅内血管扩张，出现剧烈头痛、眩晕、呕吐、厌食、反应迟钝、脉搏细弱、血压偏低。头痛在立位时加重，卧位时缓解。若病人出现颅压过低表现，可遵医嘱补充大量水分以缓解症状。

（4）促进颅内外漏道尽早闭合：病人取半坐卧位，头偏向患侧，借重力作用使脑组织移至颅底，促使脑膜形成粘连而封闭漏口，待脑脊液漏停止3～5日后可改平卧位。如果脑脊液外漏多，应取平卧位，头稍抬高，以防颅内压过低。

（5）保持局部清洁：每日2次清洁、消毒外耳道、鼻腔或口腔，注意消毒棉球不可过湿，以免液体逆流入颅。劝告病人勿挖鼻、抠耳。

（6）预防颅内逆行感染：脑脊液漏者，禁忌堵塞、冲洗鼻腔、耳道和经鼻腔、耳道滴药，禁忌作腰椎穿刺。脑脊液鼻漏者，严禁从鼻腔吸痰或放置鼻胃管。注意有无颅内感染迹象，如头痛、发热等。

（7）避免颅内压骤升：嘱病人勿用力屏气排便、咳嗽、擤鼻涕或打喷嚏等，以免颅内压骤然升降导致气颅或脑脊液逆流。

6. 遵医嘱应用抗生素和破伤风抗毒素，观察用药后疗效。

7. 做好心理护理，有脑神经损伤导致视力、听力损害以及面部周围性瘫痪者，护理人员要关心、体贴患者，帮助他们树立战胜疾病的信心。

（九）健康教育

1. 向病人讲解疾病相关知识。

2. 保持室内空气新鲜，减少陪护及探视人员，因密集的人员流动，增加感染机会，也影响病人休息。

3. 病人绝对卧床休息2～4周，过早的下床活动，不利于疾病恢复。头向患侧卧，使耳漏液自行流出，说服病人勿挖耳、擤鼻，也勿屏气用力排便、咳嗽或打喷嚏，严禁堵塞、冲洗耳鼻，防止脑脊液反流入颅内或气体进入颅内造成颅内感染。

4. 预防便秘，长期卧床，肠动减弱，导致大便秘结，嘱病人多吃蔬菜及水果，必要时给予缓泻剂。教会病人床上排便的方法，以防止长期卧床难以排便。

5. 嘱病人出院后如有不适及时就医，定期复诊。适当锻炼，抵御外邪。

# 第五节　脑损伤

脑损伤是指脑膜、脑组织、脑血管及脑神经在受到外力作用后所发生的损伤。

脑损伤的发生机制比较复杂。一般认为，造成脑损伤的基本因素有两种。①外力：作用于头部，由于颅骨内陷和迅速回弹或骨折引起的脑损伤，这种损伤常发生在着力部位；②惯性力：头部遭受外力后的瞬间，脑与颅骨之间的相对运动造成的损伤，这种损伤既可发生在着力部位，也可发生在着力部位的对侧，即对冲伤。

脑损伤分为原发性损伤和继发性损伤两大类。本节介绍原发性脑损伤，包括脑震荡和脑挫裂伤。继发性脑损伤包括脑水肿、脑肿胀和颅内血肿等。

## 一、脑震荡

### （一）概述

脑震荡是由轻度脑损伤所引起的临床综合征候群，其特点是头部外伤后短暂意识丧失，旋即清醒，除有近事遗忘外，无任何精神系统缺损表现。无肉眼可见的神经病理改变，但在显微镜下可见神经组织结构紊乱。

### （二）病因和病机

关于脑震荡的发生机制，至今尚有争议。一般认为脑震荡引起的意识障碍主要是脑干网状结构受损的结果。这种损害与颅脑损伤时脑脊液的冲击（脑脊液经脑室系统骤然移动）、外力打击瞬间产生的颅内压力变化、脑血管功能紊乱、脑干的机械性牵拉或扭曲等因素有一定关系。

### （三）临床表现

1. 伤后立即出现短暂的意识障碍，持续数秒或数分钟，一般不超过30分钟。有的仅表现为瞬间意识混乱或恍惚，并无昏迷。

2. 可出现皮肤苍白、出汗、血压下降、心动徐缓、呼吸微弱、肌张力减低、各生理反射迟钝或消失等自主神经和脑干功能紊乱的表现。

3. 清醒后大多不能回忆受伤当时及伤前近期的情况，而对往事记忆清楚，称为逆行性遗忘。

4. 常有头痛、头昏、失眠、耳鸣、恶心、呕吐、心悸、畏光、情绪不稳、记忆力减退等症状，一般持续数日、数周，少数持续时间较长。

5. 神经系统检查无阳性体征。如作腰椎穿刺，颅内压力和脑脊液在正常范围。CT检查颅内无异常。

（四）诊断

1. CT检查　颅内应无高密度出血灶。

2. 脑脊液检查　无红细胞。

（五）常见并发症

1. 颅内高压　颅脑损伤可引起颅内血肿，内血肿致颅腔内容物体积增加，引起颅内压升高。

2. 脑疝　颅脑损伤可引起颅内压升高如不进行处理，任其加剧，最终会发生脑疝。脑疝是颅内压增高引起的一种危象。由于颅内压力的不平衡（如一侧血肿引起），脑组织的一部分发生移位，并被挤到内生理性孔道，使部分脑组织、神经核血管受压，产生相应症状。脑疝的及时发现和处理是关键。

3. 癫痫发作　外伤性癫痫是指颅脑损伤后造成的癫痫发作，各型颅脑损伤均可引起，但以开放性损伤合并癫痫的概率高。治疗以应用抗癫痫药物为主。

（六）治疗原则

脑震荡不需要特殊治疗，一般卧床休息1~2周，可适当给予镇痛、镇静药物。多数病人2周内恢复正常，预后良好。

（七）护理评估

1. 按中医整体观念，运用望、闻、问、切的方法评估病证、舌象、脉象及情志状态。

2. 伤后有无立即出现意识丧失及其时间，有无逆行性遗忘。

3. 受伤后需进一步观察的内容，以尽早发现继发病变。

4. 观察患者意识、瞳孔、生命体征及神经系体征变化。

5. 了解病人家庭情况。

（八）一般护理

1. 按外科及本系统疾病一般护理常规执行。

2. 保持病室环境干净、舒适、整洁、安静、温湿度适宜。

3. 疼痛明显者，遵医嘱适当给予镇静、镇痛药物，以保证病人充足的睡眠。

4. 少数病人可能合并存在颅内血肿，故应密切观察其意识状态、生命体征及神经系统体征。

5. 缓解病人焦虑情绪。对少数症状迁延者，加强心理护理，帮助其正确认识疾病。

（九）健康教育

1. 向病人讲解疾病的相关知识。

2. 留院观察24小时，向家属交代有迟发颅内血肿可能。

3. 嘱病人保证充足睡眠，适当进行体能锻炼（气功、太极拳等），避免过度用脑和劳累。

4. 解除思想上对所谓"后遗症"的紧张和忧虑，保持心情愉快。

5. 加强营养，多食健脑食品（如动物脑、果子、核桃等）。

6. 向家属交代病情及可能的变化、下次复查CT的时间。

## 二、脑挫裂伤

（一）概述

脑挫伤指脑组织遭受破坏较轻，软脑膜尚完整者；脑裂伤指软脑膜、血管和脑组织同时有破裂，伴有外伤性蛛网膜下腔出血。两者常同时并存，临床上又不易区别，故常合称为脑挫裂伤。通常脑表面的挫裂伤多在暴力打击的部位和对冲的部位，尤其是后者，总是较为严重并常以额、颞前端和底部为多。

（二）病因和病机

脑挫裂伤轻者软脑膜下有散在的点状或片状出血灶；重者有软脑膜撕裂，脑皮质和深部的白质广泛挫碎、破裂、坏死，局部出血，甚至形成血肿，在显微镜下，伤灶中央为血块，四周是碎烂或坏死的皮质组织及出血灶。

（三）临床表现

脑挫裂伤病人的临床表现可因损伤部位、范围、程度不同而相差悬殊。轻者仅有轻微症状，重者深昏迷，甚至迅即死亡。

1. 意识障碍　是脑挫裂伤最突出的症状之一。病人伤后立即出现昏迷，其程度和持续时间与损伤程度、范围直接相关。绝大多数超过半小时，持续数小时、数日不等，严重者长期持续昏迷。

2. 头痛、恶心、呕吐　是脑挫裂伤最常见的症状。疼痛可局限于某一部位（多为着力部位），亦可为全头性疼痛，间歇或持续，在伤后1~2周内最明显，以后逐渐减轻，可能与蛛网膜下隙出血、内压增高或脑血管运动功能障碍相关。伤后早期的恶心、呕吐可因受伤时第四脑室底的呕吐中枢受到脑脊液冲击、蛛网膜下隙出血对脑膜的刺激或前庭系统受刺激引起，较晚发生的呕吐大多由于颅内压变化而造成。

3. 生命体征改变　轻度和中度脑挫裂伤病人的血压、脉搏、呼吸多无明显改变。严重脑挫裂伤，由于出血和水肿引起颅内压增高，可出现血压上升、脉搏徐缓、呼吸深慢，危重者出现病理呼吸。

4. 局灶症状和体征　依损伤的部位和程度不同而异。若伤及脑皮质功能区，伤后立即出现相应的神经功能障碍症状或体征，如语言中枢损伤出现失语，运动区损伤出现锥体束征、肢体抽搐、偏瘫等。但发生在额、颞叶前端"哑区"的损伤，可无神经系统受损的症状和体征。

5. 颅内压增高和脑疝　因继发脑水肿和颅内出血所致。可使早期的意识障碍或偏瘫程度加重，或意识障碍好转后又加重。

原发性脑干损伤是脑挫裂伤中最严重的特殊类型，常与弥散性脑损伤并存。病人常因脑干网状结构受损、上行激活系统功能障碍而持久昏迷。伤后早期出现严重的生命体征紊乱，表现为呼吸节律紊乱、心率及血压波动明显；双侧瞳孔时大时小，对光反应无常，眼球位置歪斜或同向凝视；也可四肢肌张力增高，伴单侧或双侧锥体束征，严重者去大脑强直。

（四）诊断

根据伤后立即出现的意识障碍、局灶症状和体征及较明显的头痛、恶心、呕吐等，脑挫裂伤的诊断多可成立。但由于此类病人往往因意识障碍而给神经系统检查带来困难，加之脑挫裂伤最容易发生在额极、颞极及其底面等"哑区"，病人可无局灶症状和体征，因而确诊常需依靠必要的辅助检查。

1. 影像学检查　CT检查是首选项目，可了解脑挫裂伤的部位、范围及周围脑水肿的程度，还可了解脑室受压及中线结构移位等。MRI检查有助于明确诊断。

2. 腰椎穿刺检查　腰椎穿刺脑脊液中含大量红细胞，同时可测量颅内压或引流血性脑脊液，以减轻症状。但颅内压明显增高者禁忌腰穿。

（五）常见并发症

1. 昏迷病人易发生的并发症　昏迷病人生理反应减弱或消失，全身抵抗力下降，易发生多种并发症。如压疮、呼吸道感染、失用综合征、泌尿系感染、暴露性角膜炎。

2. 蛛网膜下腔出血　因脑裂伤所致，病人可有头痛、发热、颈项强直表现。

3. 消化道出血　多因下丘脑或脑干损伤引起的应激性溃疡所致，大量使用皮质激素也可诱发。

4. 外伤性癫痫　任何部位的脑损伤均可能导致癫痫，尤其是大脑皮层运动区受损。可采用苯妥英钠预防发作。癫痫发作时使用地西泮10～30mg静脉缓慢注射，直至控制抽搐为止。

5. 颅内压增高和脑疝。

（六）治疗原则

以非手术治疗为主，防治脑水肿，减轻脑损伤后的病理、生理反应，预防并发症。经非手术治疗无效或颅内压增高明显，甚至出现脑疝迹象时，应及时手术去除内压增高的病因，以解除脑受压。手术方法包括脑挫裂伤灶清除、额极或颞极切除、去骨瓣减压术或颞肌下减压术。

（七）护理评估

1. 按中医整体观念，运用望、闻、问、切的方法评估病证、舌象、脉象及情志状态。

2. 详细了解受伤过程，如暴力大小、方向、性质、速度。

3. 评估病人受伤后有无意识障碍，其程度及持续时间，有无逆行性遗忘；受伤当时有无口鼻、外耳道出血或脑脊液漏发生；是否出现头痛、恶心、呕吐、呼吸困难等情况。

4. 了解现场急救和转送过程。

5. 了解病人既往健康状况。

6. 了解X线、CT及MRI的检查结果，以判断脑损伤的严重程度及类型。

7. 了解病人及家属的心理反应及对病人的支持能力和程度。

（八）一般护理

1. 按外科及本系统疾病一般护理常规执行。

2. 保持病室环境干净、舒适、整洁、安静、温湿度适宜

3. 意识清醒者取斜坡卧位，以利于颅内静脉回流。昏迷或吞咽功能障碍者取侧卧位或侧俯卧位，以免呕吐物、分泌物误吸，保持呼吸道通畅，及时吸痰给氧，必要时行气管插管或气管切开。

4. 加强营养　创伤后的应激反应可产生严重分解代谢，使血糖增高、乳酸堆积，后者可加重脑水肿。因此，必须及时、有效补充能量和蛋白质以减轻机体损耗。早期可采用肠外营养，待肠蠕动恢复后，无消化道出血者尽早行肠内营养支持，以利于胃肠功能恢复和营养吸收。昏迷病人通过鼻胃管或鼻肠管给予每日所需营养，成人每日总热量在9.2～11.3kJ（2200～2700cal）。当病人肌张力增高或发作时，应预防肠内营养液反流导致误吸。

5. 严密观察病情　脑挫裂伤病人早期病情变化较大，应由专人护理，有条件者应送入重症监护病室，密切观察其意识、瞳孔、生命体征和肢体活动变化，必要时应作颅内压监护或及时复查CT。

6. 安慰病人，保持情绪安定，避免焦躁、恐惧等不良情绪。

（九）健康教育

1. 对恢复过程中出现头痛、耳鸣、记忆力减退的病人，给予适当解释和宽慰，使

其树立信心，帮助病人尽早自理生活。

2. 指导坚持服用抗癫痫药物至症状完全控制后1~2年，逐步减量后才能停药，不可突然中断服药。癫痫病人不能单独外出、登高、游泳等，以防意外。

3. 积极康复训练。脑损伤后遗留语言、运动或智力障碍，在伤后1~2年内有部分恢复的可能。提高病人自信心，协助病人制订康复计划，进行语言、运动、记忆力等方面的训练，以提高生活自理能力及社会适应能力。

4. 嘱定期来医院复查。

# 第六节 颅内血肿

颅内血肿是颅脑损伤中最常见、最严重的继发病变，发生率约占闭合性颅脑损伤的10%和重型颅脑损伤的40%~50%。如不能及时诊断处理，多因进行性颅内压增高，形成脑疝而危及生命，早期发现和及时处理可很大程度上改善预后。

颅内血肿按症状出现时间分为急性血肿（3日内）、亚急性血肿（3日以后到3周内）和慢性血肿（超过3周）。按部位则分为硬脑膜外血肿、硬脑膜下血肿和脑内血肿。

## 一、硬脑膜外血肿

### （一）概述

硬脑膜外血肿是指血液积聚于颅骨与硬脑膜之间的血肿，约占外伤性颅内血肿的30%，大多属于急性型。可发生于任何年龄，但小儿少见。

### （二）病因和病机

硬脑膜外血肿最多见于颞部、额顶部和顶部。因脑膜中动脉主干撕裂所致的血肿，多在颞部，可向额部或顶部扩展；前支出血，血肿多在额顶部；后支出血，多在颞顶部。由上矢状窦破裂形成的血肿在其一侧或两侧。横窦出血形成的血肿多在颅后窝或骑跨于颅后窝和枕部。

急性硬膜外血肿常见于青壮年颅骨线性骨折患者，慢性硬膜外血肿致伤因素与急性者相同，不同者在于患者伤后能够较长时间耐受血肿，并且临床症状表现十分缓慢。

### （三）临床表现

1. 意识障碍 进行性意识障碍为颅内血肿的主要症状，其变化过程与原发性脑损伤的轻重和血肿形成的速度密切相关。临床上常见三种情况。

（1）原发脑损伤轻，伤后无原发昏迷，待血肿形成后开始出现意识障碍（清醒昏迷）。

（2）原发脑损伤略重，伤后一度昏迷，随后完全清醒或好转，但不久又陷入昏迷（昏迷中间清醒或好转→昏迷）

（3）原发脑损伤较重，伤后昏迷进行性加重或持续昏迷。

因为硬脑膜外血肿病人的原发脑损伤一般较轻，所以大多表现为（1）（2）两种情况。

2. 颅内压增高　病人常有头痛、恶心、呕吐等颅压增高症状伴有血压升高、呼吸和脉搏缓慢等生命体征改变。

3. 瞳孔改变及脑疝的表现　颅内血肿所致的颅内压增高达到一定程度，便可形成脑疝。幕上血肿大多先形成小脑幕切迹疝，除意识障碍外，出现瞳孔改变；早期因动眼神经受到刺激，患侧瞳孔缩小，但时间短暂，往往不被察觉；随即由于动眼神经受压，患侧瞳孔散大；若病疝继续发展，脑干严重受压，中脑动眼神经核受损，则双侧瞳孔散大。与幕上血肿相比，幕下血肿较少出现瞳孔改变，而容易出现呼吸紊乱甚至骤停。

4. 神经系统体征

（1）患者伤后立即出现全瘫或偏瘫。

（2）去大脑强直表现为全身肌紧张加强、四肢强直、脊柱反张后挺等。

（四）诊断

根据头部受伤史，伤后当时清醒，以后昏迷，或出现有中间清醒（好转）期的意识障碍过程，结合X线平片显示骨折线经过脑膜中动脉或静脉窦沟，一般可以早期诊断。

CT扫描示颅骨内板与硬脑膜之间的双凸镜形或弓形高密度影，常伴有颅骨骨折和颅内积气。

（五）常见并发症

1. 颅内压增高　是最常见的并发症。由于疾病使颅腔内容物体积增加，导致颅内压持续在2.0kPa（200mmH$_2$O）以上，颅内压增高会引发脑疝危象。

2. 脑疝　是最危急的并发症。是颅内压升高到一定程度，部分脑组织发生移位，挤入硬脑膜的裂孔或枕骨大孔，压迫附近的神经、血管和脑干，产生一系列生命体征变化，随时危及生命。

3. 癫痫发作　颅脑损伤后容易继发癫痫。

4. 其他并发症　如应激性溃疡、坠积性肺炎、泌尿系感染、压疮等。

（六）治疗原则

1. 手术治疗

（1）手术适应证：①有明显颅内压增高症状和体征；②CT扫描提示明显脑受压的颅内血肿；③幕上血肿量＞40mL、颞区血肿量＞20mL、幕下血肿量＞10mL。

（2）手术方法：可根据CT扫描所见采用骨瓣或骨窗开颅，清除血肿，妥善止血。血肿清除后，如硬脑膜张力高或疑有硬脑膜下血肿时，应切开硬脑膜探查。对少数病情危急，来不及做CT扫描等检查者，应直接手术钻孔探查，再扩大成骨窗清除血肿。钻孔顺序可根据损伤方式和机制、瞳孔散大侧别、头部着力点、颅骨骨折部位等来确定，一般先在瞳孔散大侧部骨折线处钻孔，可发现60%～70%的硬脑膜外血肿。

2. 非手术治疗　凡伤后无明显意识障碍，病情稳定，CT扫描所示幕上血肿量＜40mL，幕下血肿量＜10mL，中线结构移位＜1.0cm者，可在密切观察病情的前提下，采用非手术治疗。

（七）护理评估

1. 按中医整体观念，运用望、闻、问、切的方法评估病证、舌象、脉象及情志状态。

2. 观察患者意识、瞳孔、生命体征及神经系体征。

3. 有无呼吸道梗阻。

4. 详细了解既往史，有无心血管、周围血管疾病及糖尿病等。

5. 通过CT扫描片、MRI检查，判断出血部位及范围。

6. 了解病人家庭情况

（八）一般护理

1. 按外科及本系统疾病一般护理常规执行。

2. 保持病室环境干净、舒适、整洁、安静、温湿度适宜。

3. 疼痛明显者遵医嘱适当给予镇静、镇痛药物，以保证病人充足的睡眠。

4. 饮食宜清淡，营养丰富，禁忌肥甘甜腻、辛辣食物，以高蛋白质、低脂、低盐为原则。

5. 密切观察其意识瞳孔、生命体征及神经系统体征。

6. 急诊入院诊断明确有手术指征者，应立即做好急诊术前准备。

7. 术前护理

（1）绝对卧床休息，取头高位，减少不必要的搬动。

（2）昏迷病人应禁食，保持呼吸道通畅，给予氧气吸入。

（3）密切观察生命体征、意识、瞳孔变化，发现异常，立即通知医师。当患者出现头痛剧烈、呕吐加剧、躁动不安等典型症状时立即通知医生并迅速输入20%甘露醇250mL，同时做好术前准备工作。

（4）定时翻身拍背，保持皮肤清洁干燥；尿潴留者应留置导尿管；便秘者，协助排便。

8. 术后护理

（1）取平卧位，头部路抬高，偏向一侧。

（2）清醒病人，鼓励进食，注意防止呛咳；昏迷无消化道出血者尽早行鼻饲饮食或肠内营养支持。

（3）病情观察：①观察生命体征、意识、瞳孔变化。②对术后置引流管的病人应注意观察引流量、色、性质的变化。③遵医嘱给予脱水药物，降低颅内压；观察尿量，防止发生水电解质紊乱，遵医嘱补液；按时给予降压药物，保持血压稳定并观察药物疗效。④观察有无恶心、呕吐、剧烈头痛等颅内再次出血征象，及消化道出血的表现。⑤定时翻身拍背，保持皮肤清洁干燥，预防坠积性肺炎及压疮的发生。留置导尿管的病人定期做膀胱功能训练，做好会阴部护理。

（4）对症护理：高热患者行药物及物理降温，必要时给予亚低温治疗；眼睑闭合不全者注意保护眼睛，如涂眼药膏等，防止角膜溃疡。

（5）康复：根据患者情况，制定语言、运动、智力等康复训练。

（九）健康教育

1. 向病人讲解疾病的相关知识。

2. 加强营养，增强体质。

3. 嘱病人保证充足睡眠，避免过度劳累。

4. 按医嘱服药，不得擅自停药，出院后1个月门诊随访。

5. 指导家属协助患者进行瘫痪肢体的功能锻炼。

6. 颅骨缺损的患者要戴好帽子外出，并有家属陪护，防止发生意外，告知其颅骨修补一般需在术后的半年后。

## 二、硬脑膜下血肿

（一）概述

硬脑膜下血肿是指出血积聚在硬膜下腔，它是最常见的颅内血肿，占颅内血肿的40%左右。其中急性硬脑膜下血肿发生率最高，其次慢性型，亚急性次之。

（二）病因和病机

急性和亚急性硬脑膜下血肿的出血来源主要是脑皮质血管，大多由对冲性脑挫裂伤所致，好发于额极、颞极及其底面，可视为脑挫裂伤的一种并发症，称为复合型硬脑膜下血肿。另一种较少见的血肿是由于大脑表面回流到静脉窦的桥静脉或静脉窦本身撕裂所致，范围较广，可不伴有脑挫裂伤，称为单纯性硬脑膜下血肿。

慢性硬脑膜下血肿的出血来源和发病机制尚不完全清楚。好发于老年人，多有轻微头部外伤史。部分病人无外伤，可能与营养不良、维生素C缺乏、硬脑膜出血性或血管性疾病等相关。此类血肿常有厚薄不一的包膜。

（三）临床表现

急性和亚急性硬脑膜下血肿主要表现如下。

1. 意识障碍　伴有脑挫裂伤的急性复合型血肿病人多表现为持续昏迷或昏迷进行性加重，亚急性或单纯型血肿则多有中间清醒期。

2. 颅内压增高　血肿及脑挫裂伤继发的脑水肿均可造成颅内压增高，导致头痛、恶心、呕吐及生命体征改变。

3. 瞳孔改变　复合型血肿病情进展迅速，容易引起脑疝而出现瞳孔改变，单纯型或亚急性血肿瞳孔变化出现较晚。

4. 神经系统体征　伤后立即出现的偏瘫等征象，因脑挫裂伤所致。逐渐出现的体征，则是血肿压迫功能区或脑疝的表现。

慢性硬脑膜下血肿进展缓慢，病程较长，可为数月甚至数年。临床表现差异很大，大致可归纳为如下三种类型：

（1）以颅内压增高症状为主，缺乏定位症状。

（2）以病灶症状为主，如偏瘫、失语、局限性癫痫等。

（3）以智力和精神症状为主，表现为头昏、耳鸣、记忆力减退、精神迟钝或失常。

第（1）（2）种类型易与颅内肿瘤混淆，第（3）种类型易误诊为神经症或精神病。

（四）诊断

根据有较重的头部外伤史，伤后即有意识障碍并逐渐加重，或出现中间清醒期，伴有颅内压增高症状，多表明有急性或亚急性硬脑膜下血肿。CT扫描可以确诊，急性或亚急性硬脑膜下血肿表现为脑表面新月形高密度、混杂密度或等密度影，多伴有脑挫裂伤和脑受压。

慢性硬脑膜下血肿容易误诊、漏诊，应引起注意。凡老年人出现慢性颅内压增高症状，智力和精神异常或病灶症状，特别是曾经有过轻度头部受伤史者，应想到慢性硬脑膜下血肿的可能，及时施行CT或MRI检查，当可确诊。CT显示脑表面新月形或半月形低密度或等密度影，MRI则为短$T_1$、长$T_2$信号影。

（五）常见并发症

1. 血肿复发

（1）年龄大，脑萎缩严重，术后脑组织膨胀不满意，难以有效地消除无效腔，易于复发。

（2）有凝血机制障碍者，术后易于复发。

（3）血肿的密度与术后复发率密切相关。

2. 脑脊液漏　是指外伤后脑脊液从外耳道、鼻腔或开放创口流出，是颅脑损伤严重的并发症。

3. 颅骨缺损　是手术中去骨瓣减压所致。

（六）治疗原则

1. 急性或亚急性硬脑膜下血肿　由于病情发展急重，一旦确诊，应立即手术治疗。

2. 慢性硬膜下血肿　保守治疗，一旦出现颅内压增高症状，应立即行手术治疗。

3. 手术治疗　可有以下几种方法：①钻孔引流术；②骨窗或骨瓣开颅术；③肌下减压或去骨片减压术。

急性和亚急性硬脑膜下血肿的治疗原则与硬脑膜外血肿相仿。需要强调的是，硬脑膜外血肿多见于着力部位，而硬脑膜下血肿既可见于着力部位，也可见于对冲部位。所以，如果因病情危急或条件所限，术前未做CT确定血肿部位而只能施行探查时，着力部位和对冲部位均应钻孔，尤其是额、颞极及其底部，是硬脑膜下血肿的最常见部位。此外，此类血肿大多伴有脑挫裂伤，术后应加强相应的处理。

慢性硬脑膜下血肿病人凡有明显症状者，即应手术治疗，且首选钻孔置管引流术：血肿较小者顶结节处一孔即可，较大者在额部再钻一孔，切开硬脑膜和血肿的壁层包膜，经骨孔置入导管于血肿腔内，用生理盐水反复冲洗直至流出液清亮为止。保留顶结节钻孔处的导管，引流2～3天，多可治愈。

（七）护理评估

1. 按中医整体观念，运用望、闻、问、切的方法评估病证、舌象、脉象及情志状态。

2. 详细了解受伤过程，如暴力大小、方向、性质、速度。

3. 评估有无意识障碍，是否出现头痛、恶心、呕吐、呼吸困难等情况。

4. 了解病人既往健康状况。

5. 了解病人及家属的心理反应。

（八）一般护理

1. 按外科及本系统疾病一般护理常规执行。

2. 保持病室环境安静、温湿度适宜，急性期卧床休息，取头高足低位，躁动者加床栏。

3. 安慰病人，保持情绪安定，避免焦躁、恐惧等不良情绪。

4. 饮食宜清淡，营养丰富，术后暂禁食，在神志清楚、咽功能恢复后可进流质，并逐渐改为半流质及普通饮食。

5. 密切观察其意识、瞳孔、生命体征及神经系统体征，预防脑疝及血肿复发。

6. 躁动患者及癫痫发作患者应注意安全防护，遵医嘱给予抗癫痫药物，防止因癫痫发作引起血肿增大。

7. 慢性硬脑膜下血肿行硬脑膜下钻孔引流术后去枕卧位或头低脚高，直到拔出引流管，有利于瘀血引出。

8. 保持呼吸道通畅，昏迷患者头偏向一侧，及时吸痰，必要时尽早行气管切开术。

9. 对症护理

（1）有脑脊液漏者绝对平卧，严禁填塞耳鼻，勿用力排便、咳嗽、打喷嚏，合并有高热昏迷、颅内压增高、脑疝等护理参照相应内容。

（2）加强基础护理，注意口腔、皮肤、会阴部清洁。

（3）保持良好肢体的功能位置，鼓励主动运动，预防肌肉萎缩。

（九）健康教育

1. 向病人及家属讲解疾病的相关知识。

2. 心理指导　清醒脑损伤病人应尽早自理生活。对恢复过程中出现头痛、耳鸣、记忆力减退的病人，给予适当解释和宽慰，使其树立信心。

3. 控制外伤性癫痫　坚持服用抗癫痫药物至症状完全控制后1～2年，逐步减量后才能停药，不可突然中断服药。癫痫病人不能单独外出、登高、游泳等，以防意外。

4. 康复训练　脑损伤后遗留语言、运动或智力障碍，在伤后1～2年内有部分恢复的可能。提高病人自信心，协助病人制订康复计划，进行语言、运动、记忆力等方面的训练，以提高生活自理能力及社会适应能力。

5. 嘱定期来医院复查。

6. 去骨瓣术后颅骨缺损的病人告知其行修补术的时间。

### 三、脑内血肿

（一）概述

脑内血肿分为两种类型。

1. 浅部血肿　出血均来自脑挫裂伤灶，多伴有颅骨凹陷性骨折或严重的脑裂伤，好发于额叶和颞叶，常与硬脑膜下和硬膜外血肿并存。

2. 深部血肿　多见于老年人，血肿位于白质深处，脑表面可无明显挫伤。

（二）病因和病机

急性或亚急性脑内血肿常见于对冲性脑挫裂伤，其次为直接打击的冲击伤或凹陷性骨折引起。迟发性外伤性脑内血肿多见于中、老年患者，发病高峰常在脑挫裂伤后3天内或清除其他脑内血肿突然减压后。血肿初期仅为一血凝块，4～5天后血肿开始液化，变为棕褐色陈旧血液，至2～3周后，血肿表面开始有包膜形成。

（三）临床表现

脑内血肿与伴有脑挫裂伤的复合性硬脑膜下血肿的症状很相似，而且事实上两者常同时存在。主要表现为颅内压增高，以进行性加重的意识障碍为主，若血肿累及重要脑功能区可出现偏瘫、失语、癫痫等局部症状。

（四）诊断

CT检查在挫裂伤灶附近或脑深部白质内见到圆形或不规则高密度血肿影，周围有低密度水肿区。

（五）常见并发症

1. 外伤性癫痫　是指继发于颅脑损伤后的癫痫性发作，可发生在伤后的任何时间，早者于伤后即刻出现，晚者可在头伤痊愈后多年开始突然发作。

2. 脑外伤后综合征　颅脑损伤后神经、精神障碍。

3. 其他并发症　压疮、肺部感染、泌尿系统感染、暴露性角膜炎、关节挛缩等。

（六）治疗原则

脑内血肿的治疗与硬脑膜下血肿相同，多采用骨瓣或骨窗开颅，在清除硬脑膜下血肿和明显挫碎糜烂的脑组织后，大多数脑内血肿即已显露，将之一并清除。对少数脑部血肿，如颅内压增高显著，病情进行性加重，也应考虑手术，根据具体情况选用开颅血肿清除或钻孔引流术。

（七）护理评估

1. 按中医整体观念，运用望、闻、问、切的方法评估病证、舌象、脉象及情志状态。

2. 密切观察生命体征、意识状态及瞳孔的变化。

3. 神经功能缺损的程度及脑疝的前驱症状。

4. 有无呼吸道梗阻。

5. 有无焦虑等不良情绪。

6. 自理能力及生活习惯。

（八）一般护理

1. 急诊手术按急诊患者术前护理，术前及术后护理按神经外科围术期护理常规。

2. 病情观察　严密观察意识、瞳孔、生命体征，如有异常及时通知医生。脑内血肿位于后凹者，因后颅窝空隙较小，少量血肿即可引起猝死，应严密观察呼吸变化及是否出现颈强直症状。继发性颅脑损伤者不可轻易使用止痛剂、降压药、止吐药等，以免掩盖病情变化。

3. 躁动患者及癫发作患者应注意安全防护，遵医嘱给予抗癫痫药物，防止因癫痫发作引起血肿增大。

4. 保持呼吸道通畅，昏迷患者头偏向一侧，及时吸痰，必要时尽早行气管切开术。

5. 昏迷及瘫痪患者保持肢体功能位，加强口腔护理、皮肤护理、翻身等，预防肺部感染及压疮的发生。

6. 高热患者行药物及物理降温，必要时给予亚低温治疗。

7. 眼睑闭合不全者注意保护眼睛，如涂眼药膏等，防止角膜溃疡。

8. 根据患者情况，制定语言、运动、智力等康复训练。

（九）健康教育

1. 向病人及家属讲解疾病的相关知识。

2. 饮食宜清淡而营养丰富，避免过度劳累。

3. 指导家属协助病人做好各项基础护理，普及健康知识。

4. 告知长期卧床病人并发症的预防措施。

5. 告知其来医院复查的时间。

# 第七节　开放性颅脑损伤

## 一、概述

开放性颅脑损伤是指由锐器或严重钝器打击或由火器穿透造成头皮、颅骨、硬脑膜和脑组织直接或间接与外界相通的创伤，并使颅腔与外界直接沟通。它的主要特点为有以下几点。

1. 伤口内有脑组织碎块或脑脊液流出。

2. 颅内有异物留存，包括帽片、头发、皮肤、颅骨碎片、枪弹或弹片，其他致伤凶器等。

按致伤物的不同分为：非火器伤与火器伤。两者均易造成内感染和出血、急性脑水肿、颅内压增高及较晚发生的癫痫等。

虽然它们的损伤机制、病理改变均有不同，但治疗原则都为尽早做清创手术，关闭颅腔，变开放伤为闭合伤。

火器性颅脑开放损伤是指由锐器或钝器严重打击造成的开放性颅脑损伤。常见的锐器为刀、斧、锥、剪、钉或匕首。火器性颅脑损伤在战时常见，平时亦有发生，仅次于四肢伤，但死亡率居首位。损伤后的脑组织功能障碍、颅内血肿、合并伤及继发的颅内感染是死亡的主要原因。

## 二、病因和病机

非火器性颅脑开放伤致伤物可分为两类。一类是锐器，如刀、斧、钉、锥、针等；另一类为钝器，如铁棍、石块、树枝等。

（1）锐器前端尖锐锋利，容易切过或穿透头皮、颅骨和硬脑膜，进入组织。有尖端的锐器常引起穿刺伤，伤口形态与致伤物的横截面相似。

（2）钝器的致伤机制可因致伤物的种类而不同，如铁棍、树枝等穿入颅内，脑损伤情况类似锐器伤，而石块等击中头部造成的开放伤，其损伤机制则类似闭合性颅脑损伤中的加速伤。

火器伤所致的开放性颅脑损伤的致伤物以枪弹和弹片多见。致伤物由颅骨或颜面射入，停留于颅腔内成为非贯通伤（盲管伤）；致伤物贯通颅腔，有入口和出口，入口脑组织内有许多碎骨片，出口骨缺损较大称为贯通伤；致伤物与颅骨和脑呈切线性擦过，脑内无致伤物称为切线。现代枪弹速度快，穿透力强，易造成贯通伤；弹片不规则，穿透力弱，易造成非贯通伤。

### 三、临床表现

1. 头部伤口　非火器所致的开放性颅脑损伤，伤口往往掺杂有大量异物，如头发、布片、泥沙和碎骨片等，有脑脊液和脑组织从伤口溢出，或脑组织由硬脑膜和颅骨缺损处向外膨出。火器所致开放性脑损伤可见弹片或弹头所形成的伤道。

2. 脑损伤症状　与闭合性脑损伤区别不大，病人出现意识障碍、生命体征改变。伤及皮质功能区或其临近部位时，局灶症状和体征明显，如瘫痪、感觉障碍、失语、偏盲等，外伤性癫痫发生率较高。

3. 颅内压增高与脑疝　开放性脑损伤在一定程度上缓解了颅内压增高，但大部分合并存在凹陷性骨折，骨折片相嵌重叠和硬脑膜裂口较小时，仍然会出现明显内压增高甚至脑疝。

4. 失血性休克　伤口大量出血者，可出现休克征象。

### 四、诊断

开放性损伤的诊断比较容易，根据受伤情况，体检可做出判断。但对于颅骨骨折、脑组织损伤、颅内异物的诊断还需依靠X线和CT检查。

1. 一般摄颅骨正位和侧位X线平片，必要时摄切线位片，可以了解颅骨骨折的类型和范围，明确异物的种类、数目、大小和位置，颅内是否有骨碎片。如有异物嵌入颅腔内，可根据其进入的深度和位置，推测可能损伤的结构，作为手术的参考。

2. CT可以确定脑损伤的部位和范围及是否继发内血肿、脑水肿或脑肿胀，对存留的骨折片或异物做出精确的定位。

### 五、常见并发症

1. 外伤性颅内动脉海绵窦瘘　典型症状为搏动性突眼、眼球运动障碍、球结膜充血水肿。

2. 外伤性动脉性鼻出血　颅底骨折伤及颈内动脉，蝶腭动脉或筛动脉可引起难以制止的动脉性鼻出血

3. 脑膨出　一般可分早期脑膨出（1周内）和晚期脑膨出（1周以上）。

4. 脑脓肿　是脑穿透伤常见的并发症和后期死亡原因之一。早期彻底清创是预防脓肿发生的关键措施。

5. 外伤性癫痫　多见于颅脑穿透伤后，任何时期均可发生，但以伤后3～6个月发病率最高。早期发作与脑挫伤、脑水肿、血肿及凹陷骨折有关。晚期发作多因脑脓肿、脑疤痕和脑萎缩等引起。临床以局限性发作为主，亦可呈大发作。

6. 颅骨缺损　开放性颅脑伤清创术后可遗留有颅骨缺损。一般伤口愈合后3个月可修补，感染过的伤口需延至伤后半年以上。

7. 颅脑伤后综合征　颅脑损伤后，不少病人可留有某些神经方面或精神方面的障碍表现统称为颅脑伤后综合征。病人主诉经常有头晕、头痛、恶心、厌食、疲劳、易激动、耳鸣、多汗、心悸、记忆力减退、精神萎靡、失眠、性功能减退、月经失调等。症状时轻时重，与精神、情绪状态有一定关系，病人主诉常多于神经系统阳性体征。

## 六、治疗原则

1. 现场紧急救治，积极抢救病人生命。

（1）保持呼吸道通畅。

（2）保持循环稳定，积极防治休克。

（3）妥善保护伤口或膨出脑组织。

2. 争取在6～8小时内施行清创术，在无明显污染并应用抗生素的前提下，早期清创的时限可延长到72小时。彻底清除异物，硬脑膜应严密缝合，如有困难，可取自体帽状膜或肌筋膜修补。

3. 积极预防感染，应用抗生素及TAT预防感染。

## 七、护理评估

1. 按中医整体观念，运用望、闻、问、切的方法评估病证、舌象、脉象及情志状态。

2. 评估创伤局部情况　伤口的部位、大小、数目、性质，伤口是否整齐或参差不齐，是否存在静脉窦破裂引起大量出血，穿通路径是否横过重要结构，有无脑脊液外漏，有无头发、泥沙及其他污物，有无骨折片外露，有无致伤物嵌顿于骨折处或颅内。

3. 意识评估　评估有无意识障碍及其程度、持续时间。如病人受伤当时无昏迷随后转入昏迷，或意识障碍呈进行性加重，在急性期可能为血肿或脑肿胀，慢性期可能为脑脓肿。

4. 评估生命体征　生命体征是否平稳，重伤者多数伤后立即出现呼吸、脉搏、血压的变化，大量失血可导致休克发生。

5. 颅内压评估　评估有无头痛、恶心、呕吐及脑膨出等颅内压增高症状，早期常因颅内血肿、急性脑水肿和脑内感染引起，晚期主要由于脑脓肿所致。

6. 评估颅内感染情况　观察有无头痛、呕吐、颈项强直、高热及脉速等内感染的毒性反应。

7. 脑损伤症状评估　评估有无偏瘫、失语、偏身感觉障碍及视野缺损等症状，当损伤位于脑功能区累及脑神经时，可引起不同程度的神经损害。

## 八、一般护理

### （一）术前护理

1. 按外科及本系统疾病一般护理常规执行。

2. 保持病室环境干净、舒适、整洁、安静、温湿度适宜。

3. 饮食护理　急行手术者应即刻禁饮、禁食，择期手术者术前8小时禁食、禁饮。

4. 病情观察　严密观察病人意识状态、生命体征、瞳孔、神经系统病证等，结合其他临床表现评估颅内血肿或脑水肿的进展情况。

5. 完善术前准备　交叉配血或自体采血，进行抗生素皮试，备术中、术后用药。遵医嘱术前用药，带入术中用药。剃头、备皮、剪指甲、更换清洁病员服。

6. 心理护理　针对个体情况进行针对性心理护理，对清醒患者解释手术的必要性、手术方式、注意事项，教会患者自我放松的方法。

### （二）术后护理

1. 按外科及本系统疾病一般护理常规执行。

2. 体位　全麻清醒前取去枕平卧位，头偏向一侧；全麻清醒后手术当日取半靠卧位，床头抬高15°～30°。烦躁患者床旁加床档，适当约束防止患者受伤。

3. 饮食护理　术后6小时内禁食、禁饮，恢复期多食高蛋白食物。

4. 术后送ICU病房严密观察病情变化，如有异常及时报告医师处理。

5. 保持呼吸道通畅，充分给予营养。防止肺部感染，定时翻身、拍背、吸痰。

6. 继续实施降低颅内压措施，遵医嘱及时应用抗癫痫药，做好安全护理，防止发作时受伤。

7. 做好创口及引流管的护理，注意有无颅内再出血和感染迹象。

8. 加强基础护理。

### （三）急救护理

1. 紧急救治　首先争分夺秒地抢救心跳呼吸骤停、开放性气胸、大出血等危及病人生命的伤情。无外出血表现而有休克征象者，应查明有无头部以外部位损伤，如合并内脏破裂等，应及时补充血容量。

2. 保持呼吸道通畅　及时清除口、鼻腔分泌物。禁用吗啡止痛，以防抑制呼吸。

3. 伤口处理　有脑组织从伤口膨出时，外露的脑组织周围用消纱布卷保护，再用纱布架空包扎，避免脑组织受压。对插入颅腔的致伤物不可贸然撼动或拔出，以免引起颅内大出血。遵医嘱使用抗生素和TAT。

4. 病情观察　密切观察病情变化，及时发现和处理并发症。如病人意识障碍进行性加重，出现喷射性呕吐、瞳孔散大，应警惕脑疝可能。

### 九、健康教育

1. 向病人讲解疾病的相关知识

2. 加强营养，进食高热量、高蛋白、富含纤维素、维生素的饮食。发热时多饮水。

3. 神经功能缺损者应继续坚持功能锻炼，进行辅助治疗（高压氧、针灸、理疗、按摩、中医药、助听器等）。

4. 避免挠抓伤口，可用75％乙醇消毒伤口周围，待伤口痊愈后方可洗头。颅骨缺损者注意保护骨窗局部，外出戴防护帽，尽量少去公共场所。

5. 指导患者3～6个月门诊复查，如出现原有症状加重，头痛、呕吐、抽搐、不明原因发热、手术部位发红、积液、渗液等应及时就诊。一般术后半年可行颅骨修补。

# 第八节　颅内肿瘤

## 一、概述

颅内肿瘤（intracranial tumors）又称脑瘤，包括原发性和继发性两大类。原发性颅内肿瘤发生于脑组织，如脑膜、脑神经、垂体、血管及残余胚胎组织等；继发性肿瘤是身体其他部位恶性肿瘤转移到颅内的肿瘤。常见的类型有：神经胶质瘤、脑膜瘤、垂体腺瘤、听神经瘤、颅咽管瘤、转移性肿瘤。可发生于任何年龄，以20～50岁为多见。

### （一）神经胶质瘤

来源于神经上皮，是颅内最常见的恶性肿瘤，约占颅内肿瘤40％～50％。其中，多形性胶质母细胞瘤恶性程度最高，病情进展快，对放、化疗均不敏感。母细胞瘤也为高度恶性，好发于2～10岁儿童，多位于后颅窝中线部位，因阻塞第四脑室及导水管而引发脑积水，对放射治疗敏感。少突胶质细胞瘤占胶质瘤的7％，生长较慢，分界较清，可手术切除，但术后易复发，需术后放疗及化疗。室管膜瘤约占12％，肿瘤与周围脑组织分界尚清楚，有种植性转移倾向，术后需放疗和化疗；星形细胞瘤是胶质瘤中最常见的，约占40％，恶性程度较低，生长缓慢，呈实质性者与周围组织分界不清，常不能彻底切除，术后易复发，囊性者常分界清楚，若切除彻底可望根治。

### （二）脑膜瘤

约占颅内肿瘤的20％，良性居多，生长缓慢，多位于大脑半球矢状窦旁，邻近的颅骨有增生或被侵蚀的迹象。脑膜瘤有完整的包膜，彻底切除可预防复发。

### （三）垂体腺瘤

来源于腺垂体的良性肿瘤。按细胞的分泌功能可分为催乳素腺瘤（PRL瘤）、生长激素腺瘤（GH瘤）、促肾上腺皮质激素腺瘤（ACTH瘤）及混合性腺瘤。PRL瘤主要表现为女性闭经、泌乳、不育等；男性性欲减退、阳痿、体重增加、毛发稀少等。GH瘤在青春期前发病者为巨人症，成年后发病表现为肢端肥大症。ACTH瘤主要表现为库欣综合征，如满月脸、水牛背、腹壁及大腿皮肤紫纹、肥胖、高血压及性功能减退等。手术摘除是首选的治疗方法。若瘤体较小可经蝶窦在显微镜下手术，瘤体较大需开颅手术，术后放疗。

### （四）听神经瘤

发生于第Ⅷ脑神经前庭支的良性肿瘤，约占颅内肿瘤10%。位于小脑脑桥角内，可出现患侧神经性耳聋、耳鸣、前庭功能障碍、同侧三叉神经及面神经受累及小脑功能受损症状。治疗以手术切除为主，直径小于3cm者可用γ–刀治疗。

### （五）颅咽管瘤

颅咽管瘤为良性肿瘤，大多为囊性，多位于鞍上区，约占颅内肿瘤的5%，多见于儿童及青少年，男性多于女性。主要表现为视力障碍、视野缺损、尿崩、肥胖和发育迟缓等。以手术切除为主。

### （六）转移性肿瘤

多来自肺、乳腺、甲状腺、消化道等部位的恶性肿瘤，多位于幕上脑组织内，可单发或多发，男性多于女性。有时脑部症状出现在前，原发灶反而难以发现。

## 二、病因和病机

颅内肿瘤的病因至今尚不明确。大量研究表明，细胞染色体上存在瘤基因，加上各种后天诱因可使其发生。可能诱发脑瘤的因素有：遗传综合病证或特定基因多态性、电磁辐射、神经系统致癌物、过敏性疾病和病毒感染。颅内肿瘤发病部位以大脑半球最多，其次为蝶鞍、鞍区周围、小脑脑桥角、小脑、脑室及脑干。一般不向颅外转移，但可在颅内直接向邻近正常脑组织浸润扩散，也可随脑脊液的循环通道转移。脑瘤的预后与病理类型、病期及生长部位有密切关系。良性肿瘤单纯外科治疗有可能治愈，交界性肿瘤单纯外科治疗后易复发，恶性肿瘤一旦确诊，需要外科治疗辅助放疗和（或）化疗。

## 三、临床表现

因肿瘤的组织生物学特性、原发部位不同而异，以颅内压增高和神经功能定位症状为其共性。

（一）颅内压增高

1. 头痛，晨醒、咳嗽和大便时加重，呕吐后可暂时缓解。

2. 呕吐见于颅后窝肿瘤，多清晨呈喷射状发作。

3. 视神经盘水肿，颅内压增高晚期病人视力减退、视野向心性缩小，最终可失明。瘤内出血可表现为急性颅内压增高，甚至发生脑疝。

（二）癫痫

大脑半球肿瘤可表现为癫痫，发作类型与肿瘤部位有关，额叶肿瘤多为癫痫大发作，中央区及顶叶多为局灶性发作，颞叶肿瘤表现为伴有幻嗅的精神运动性发作。脑电图局灶性慢波具有诊断价值。

（三）破坏性症状

1. 中央前后回肿瘤可发生一侧肢体运动和感觉障碍。

2. 额叶肿瘤常有精神障碍。

3. 枕叶肿瘤可引起视野障碍。

4. 顶叶下部角回和缘上回可导致失算、失读、失用及命名性失语。

5. 语言运动中枢受损可出现运动性失语。

6. 肿瘤侵及下丘脑时表现为内分泌障碍。

7. 四叠体肿瘤出现瞳孔不等大、眼球上视障碍。

8. 小脑半球肿瘤出现同侧肢体共济失调。

9. 脑干肿瘤表现为交叉性麻痹。

（四）压迫症状

1. 鞍区肿瘤可引起视力、视野障碍。

2. 海绵窦区肿瘤压迫Ⅲ、Ⅳ、Ⅵ和Ⅴ对脑神经，病人出现眼睑下垂、眼球运动障碍、面部感觉减退等海绵窦合征。病人早期出现脑神经症状有定位价值。

## 四、诊断

颅内肿瘤诊断包括定位诊断：肿瘤部位和周围结构关系；定性诊断：肿瘤性质及其生物学特性。需要与脑部炎症、变性或血管等病变鉴别。

1. 颅骨X线平片 可见垂体腺瘤蝶鞍扩大，听神经瘤侧内听道扩大、骨质破坏。颅咽管瘤鞍上斑点状或蛋壳形钙化。颅骨破坏或骨质增生多见于脑膜瘤、脊索瘤和颅骨骨帽。儿童颅内压增高颅缝分离、脑回压迹增多。

2. 头部CT和MRI扫描 CT和MRI是诊断颅内肿瘤的首选方法。结合二者检查结果，不仅能明确诊断，而且能确定肿瘤的位置、大小及瘤周组织情况。

3. 正电子发射体层摄影术（positron emission tomography，PET） 利用能发射正电子核素，如11碳（$^{11}C$）、13氮（$^{13}N$）、15氧（$^{15}O$）和18氟（$^{18}F$）等，测量组织代谢活

性蛋白质的合成率、受体的密度和分布等，反映人体代谢和功能，可早期发现肿瘤，判断脑肿瘤恶性程度。

4. 活检　立体定向或神经导航技术获取标本，行组织学检在，确定肿瘤性质，选择治疗方法。

## 五、常见并发症

1. 颅内压增高及脑疝　由于肿瘤体积超过颅内压调节代偿能力，而产生头疼、呕吐、视神经盘水肿的颅内压增高征，它也是颅内肿瘤的主要临床症状。更为严重的是当脑瘤体积增大，脑组织从高压力区向低压力区移位导致脑组织、神经和血管等重要结构受压和移位，从而发生脑疝。

2. 脑出血　部分颅内肿瘤可以引起颅内出血，以胶质母细胞瘤多见。放射治疗、手术操作等均可引起颅内肿瘤性出血。

3. 脑脊液漏及颅内感染　颅内肿瘤致脑脊液漏多为手术引发，如垂体瘤经鼻蝶入路手术或颅内肿瘤术后硬脑膜修复欠妥或因创口感染愈合不良而引起，反复脑脊液漏有导致颅内感染风险。

## 六、治疗原则

（一）内科治疗

1. 降低颅内压。

2. 术前有癫痫病史或者术后出现癫痫，应连续服用抗癫痫药物，癫痫发作停止后可缓慢停药。

（二）外科治疗

切除肿瘤，降低颅内压和解除对脑神经压迫。小骨窗入路，神经导航等微创神经外科技术，在保障病人脑功能不受损伤前提下切除肿瘤。

（三）放射治疗

1. 放射治疗　作为恶性脑瘤部分切除后辅助治疗。生殖细胞瘤和淋巴瘤对放射线高度敏感，经活检证实后可首选放射治疗；中度敏感肿瘤有髓母细胞瘤、室管膜瘤、多形性胶质母细胞瘤、生长激素垂体腺瘤和转移瘤；其他垂体腺瘤、颅咽管瘤、脊索瘤、星形细胞瘤和少枝胶质细胞瘤对放射线低度敏感。对容易种植的髓母细胞瘤、生殖细胞瘤、中枢神经系统恶性淋巴瘤和室管膜母细胞瘤，还应行全脑和第2骶椎以上全脊髓照射。

2. 瘤内放射治疗　将放射范围小的液体核素（32P、198Au等）注入瘤腔，或将颗粒状核素植入瘤体内，依靠 γ 或 β 射线电离辐射作用杀伤肿瘤细胞，适用于涎腺腺样囊性癌和星形细胞瘤。

3. 立体定向放射治疗（ γ 刀，X 刀）。

4. 化学药物治疗　采用丙卡巴肼、卡莫司汀和环己亚硝脲；或VP26，VP16及顺铂等。替莫唑胺（Temozolomide）用于治疗低级别星形细胞瘤、复发的间变形星形细胞瘤和胶质母细胞瘤。如病人体质好可与放射治疗同时进行。

5. 应用免疫、基因、光疗及中药等方法治疗颅内肿瘤均在探索中。

## 七、护理评估

1. 按中医整体观念，运用望、闻、问、切的方法评估病证、舌象、脉象及情志状态。

2. 详细询问病人既往史，发病时间，全身营养状况。

3. 观察生命体征、舌苔、意识及神志、瞳孔变化，有无颅内高压表现、视力视野障碍及癫痫、麻痹，有无精神异常及肿瘤相关症状。

4. 通过CT扫描或MRI片判断肿瘤大小及部位。

5. 根据手术难易程度、手术部位及范围等评估术后可能发生的风险及并发症，给予预防处理。

6. 了解心理、社会因素，病人家庭情况。

## 八、一般护理

1. 按外科及本系统疾病一般护理常规执行。

2. 保持病房安静、整齐，室内禁止大声喧哗，空气要新鲜，每日开窗通风2次。

3. 术前护理

（1）解除心理负担，给予病人及家属心理支持。

（2）加强生活护理，观察生命体征变化。特别是视听觉障碍、面瘫、偏瘫的病人，预防意外损伤，一旦出现异常，及时通知医师处理。

（3）吸氧，保持呼吸道通畅。

（4）遵医嘱使用脱水剂，观察用药后疗效。

（5）做好术前特殊检查。术前1日剃头，并将头部洗净。口鼻蝶窦入路手术的病人，术前需剃胡须、剪鼻毛。脑膜瘤病人术前备血1000～2000mL。

4. 术后护理

（1）保持口腔清洁，防止细菌感染。经口鼻蝶窦入路手术的病人，术后应加强口腔护理。做好皮肤及管道护理，防止并发症发生。

（2）体位护理：全麻术后未醒时，平卧，头偏向健侧；清醒后血压正常者抬高床头15°～30°；幕上开颅术后病人应卧向健侧，避免切口受压。幕下开颅术后早期宜取去枕侧卧或侧俯卧位；经口鼻蝶窦入路术后取半卧位，以利于伤口引流。后组颅神经受损、吞咽功能障碍者只能取侧卧位，以免口咽部分泌物误入气管。体积较大的肿瘤切除后，因颅腔留有较大空隙，24～48小时内手术区应保持高位，以免突然翻动时脑和脑干移位，引起大脑上静脉撕裂、硬脑膜下出血或脑干功能衰竭。搬动病人或为其翻身时，应有人扶持头部使头颈部成一直线，防止头颈部过度扭曲或震动。

（3）饮食护理：维持病人营养，保持出入量及水、电解质平衡。术后次日可进流食，以后从半流食逐渐过渡到普食。颅后窝手术或听神经瘤手术后，因舌咽、迷走神经功能障碍而发生吞咽困难、饮水呛咳者，应严格禁食、禁饮，采用鼻饲供给营养，待吞咽功能恢复后逐渐练习进食。昏迷时间较长者亦可用鼻饲。

（4）病情观察：①密切观察生命体征、意识、瞳孔和肢体活动情况，手术后必要时对血压和血氧饱和度进行动态监测。如病人出现意识障碍、瞳孔不等大、缓脉、血压升高或出现颅内压增高等症状时，应立即通知医师处理。②观察脱水药、激素、抗癫痫药、冬眠药的药物反应。

（5）呼吸道护理：保持呼吸道通畅，及时吸氧，必要时吸痰或给予气管插管或气管切开。定时翻身、拍背，防止肺部并发症发生。

（6）中枢性高热：按高热常规处理，首先考虑物理降温，如冰敷、酒精擦浴等，必要时给予冬眠疗法。

5. 并发症的预防与护理

（1）颅内压增高：术后密切观察生命体征、意识、瞳孔、肢体功能和颅内压的变化，遵医嘱给予甘露醇和地塞米松等，以降低颅内压。

（2）颅内积液或假性囊肿：术后在残留的创腔内放置引流物，以引流手术残腔内的血性液体和气体，使残腔逐步闭合，减少局部积液或形成假性囊肿。护理时注意：①妥善放置引流瓶：术后早期，创腔引流瓶（袋）置于头旁枕上或枕边，高度与头部创腔保持一致，以保证创腔内一定的液体压力，避免脑组织移位。术后48小时内，不可随意放低引流瓶（袋），以免引起颅内血肿。若术后早期引流量多，应适当抬高引流瓶（袋）。48小时后，可将引流瓶（袋）略放低，以期较快引流出创腔内的液体，使脑组织膨出，减少局部残腔。②拔管：引流管放置3~4日，一旦血性脑脊液转清，即可拔除引流管，以免形成脑脊液漏。

（3）脑出血：急性期应绝对卧床休息，保持安静，减少不必要的搬运，以防出血加重。脑出血昏迷病人，24~48小时内禁食，以防呕吐物反流至气管造成窒息或吸入性肺炎。及时清理呼吸道分泌物，保持通畅，防止脑缺氧。

（4）脑脊液漏：注意伤口、鼻、耳等处有无脑脊液漏。术后避免剧烈咳嗽，以防脑脊液鼻漏。若出现脑脊液漏，及时通知医师，并做好相应护理。

（5）尿崩症：主要发生于鞍上手术后，如垂体腺瘤、颅咽管瘤等手术涉及下丘脑影响血管升压素分泌所致。病人出现多尿、多饮、口渴，每日尿量大于4000mL，尿比重低于1.005。遵医嘱给予神经垂体后叶素治疗时，准确记录出入液量，根据尿量的增减和血清电解质的水平，调节用药剂量。尿量增多期间，须注意补钾，每1000mL尿量补充1g氯化钾。

### 九、健康教育

1. 适当休息，坚持锻炼（如散步、太极拳等），劳逸结合。

2. 鼓励病人保持积极、乐观的心态，积极自理个人生活。

3. 多食高热量、高蛋白、富含纤维素和维生素、低脂肪、低胆固醇饮食，少食动物脂肪、腌制品；限制烟酒、浓茶、咖啡、辛辣等刺激性食物。

4. 瘫痪肢体应保持功能位，防止足下垂，其各关节被动屈伸运动，练习行走，防止肌肉萎缩；感觉障碍时禁用热水袋以防烫伤；步态不稳者继续进行平衡功能训练，外出需有人陪同，以防摔伤。

5. 癫痫者不宜单独外出、登高、游泳、驾驶车辆及高空作业，随身带疾病卡。

6. 听力障碍者尽量不单独外出，以免发生意外，必要时可配备助听器，或随身携带纸笔。

7. 视力障碍者注意防止烫伤、摔伤等。

8. 指导面瘫、声音嘶哑患者注意口腔卫生，避免食用过硬、不易咬碎或易致误吸的食物，不要用吸管进食或饮水，以免误入气管引起呛咳、窒息。

9. 眼睑闭合不全者遵医嘱按时滴眼药水，外出时需戴墨镜或眼罩保护，以防阳光和异物伤害。夜间睡觉时可用干净湿手帕覆盖或涂眼膏，以免眼睛干燥。

10. 骨瓣减压病人，术后要注意多予以保护，外出要戴帽，尽量少去公共场所，以防止发生意外。

11. 指导患者遵医嘱按时、按量服药，不可突然停药、改药及增减药量，尤其是抗感染、脱水及激素治疗，以免加重病情。

12. 原有症状加重，如头痛、头晕、恶心、呕吐、抽搐、不明原因持续高热、肢体乏力、麻木、视力下降等应及时就医。

13. 术后3~6个月按时门诊复查CT或MRI。

# 第九节　椎管内肿瘤

### 一、概述

椎管内肿瘤也称脊髓肿瘤，是指脊髓、神经根、脊膜和椎管壁组织的原发性和继发性肿瘤，约占原发性中枢神经系统肿瘤的15%。肿瘤发生于胸段者最多，其次为颈段、腰骶段及马尾。

根据肿瘤与脊髓、硬脊膜的关系分为髓内肿、髓外硬脊膜下肿瘤和硬脊膜外肿。髓内肿瘤占24%，星形细胞瘤和室管膜瘤各占1/3，其他为海绵状血管畸形、皮样和表皮样囊肿、脂肪瘤、畸胎瘤等。髓外硬脊膜下肿瘤占51%，绝大部分为良性肿瘤，最常见为脊膜瘤，神经鞘瘤、神经纤维瘤，少见为皮样囊肿、表皮样囊肿、畸胎瘤和由髓外向髓内侵入的脂肪瘤。硬脊膜外肿瘤占25%，多为恶性肿瘤，起源于椎体或硬脊膜外组织，包括肉瘤、转移瘤、侵入瘤和脂肪瘤，其他还有软骨瘤和椎体血管瘤。

## 二、病因和病机

1. 椎管内肿瘤可发生于任何年龄，发病高峰年龄20～50岁，除脊膜瘤外，椎管内肿瘤男性较女性发病率略高。

2. 椎管内肿瘤的来源

（1）可由椎管周围组织直接侵入椎管，如淋巴肉瘤。

（2）可源于脊髓外胚叶的室管膜和胶质细胞，如神经胶质瘤、神经纤维瘤。

（3）可原发于脊髓的中胚叶间质，如脊膜瘤。

（4）来自身体其他部位恶性肿瘤的转移，如肺癌、鼻咽癌、乳腺癌甲状腺癌等。

## 三、临床表现

椎管内肿瘤的病程可分为根性痛期、脊髓半侧损害期、不全截瘫期和截瘫期四个期临床表现与肿瘤所在脊节段，肿瘤位于髓内或髓外，以及肿瘤性质相关。

1. 根性痛  脊髓肿瘤早期最常见症状，疼痛部位与肿瘤所在平面的神经分布一致，对定位诊断有重要意义。神经根痛常为髓外占位病变的首发症状，其中颈段和马尾部肿瘤更多见。硬脊膜外转移瘤疼痛最严重。

2. 感觉障碍  感觉纤维受压时表现为感觉减退和感觉错乱，被破坏后则感觉丧失

3. 肢体运动障碍及反射异常  肿瘤压迫神经前根或脊前角，出现支配区肌群下位运动元瘫痪，即肌张力低，腱反射减弱或消失，肌萎缩，病理征阴性。肿瘤压迫脊髓，使肿瘤平面以下的锥体束向下传导受阻，表现为上位运动神经元瘫痪，即肌张力高，腱反射亢进，无肌萎缩，病理征阳性。圆锥及马尾部肿瘤因只压迫神经根，故也出现下位运动神经元瘫痪。

4. 自主神经功能障碍  最常见膀胱和直肠功能障碍，表现为括约肌功能损害，便秘、小便急促甚至大小便失禁。

5. 其他  髓外硬脊膜下肿瘤出血导致脊髓蛛网膜下隙出血。高颈段或腰骶段以下肿瘤，阻碍脑脊液循环和吸收，导致颅内压增高。

## 四、诊断

（一）诊断

详尽询问病史，全身和神经系统查体，初步定位椎管内肿瘤所在脊髓节段，选择必要的影像学检查，做出定位和定性诊断。

1. MRI  可清楚地显示肿瘤、脑脊液和神经组织，但对脊柱骨质显示不如CT和X

线平片。

2. CT　扫描见病变部位椎管扩大，椎体后缘受压破坏，椎管内软组织填充。

3. X线　一半病例椎管内肿的脊柱X线平片可见椎弓根变薄、距离增宽，斜位片椎间孔扩大。

4. 脊髓血管造影　可排除脊髓动静脉情形。

（二）鉴别诊断

椎管内肿瘤需要与颈椎病、腰椎间盘突出症、脊髓空洞症和脊柱结核等疾病鉴别，MRI对鉴别上述疾病有帮助。

## 五、常见并发症

1. 斜颈和脊柱侧弯　某些椎管内肿瘤可以出现剧烈疼痛，伴有代偿性脊椎骨骼的变形。髓内肿瘤可以合并肌肉的萎缩。

2. 脊柱或中线部位皮肤异常　某些先天性椎管内肿瘤容易合并脊柱或中线部位皮肤异常，如皮毛窦、色素沉着等。

3. 肿瘤的远位转移　原发于椎管内的恶性肿瘤可发生肿瘤的远位转移。

## 六、治疗原则

1. 手术治疗　椎管内肿瘤尤其是髓外硬膜内肿瘤属良性，一旦定位诊断明确，应尽早手术切除，多能恢复健康。

2. 放射治疗　凡属恶性肿瘤在术后均可进行放疗，多能提高治疗效果。

3. 化学治疗　胶质细胞瘤用脂溶性烷化剂如卡莫司汀治疗有一定的疗效。转移癌（腮腺、上皮癌）应用环醚酰胺、氨甲蝶呤等。

4. 预后　脊髓的预后取决于以下诸因素：

（1）肿瘤的性质和部位。

（2）治疗时间迟早和方法的选择。

（3）患者的全身状况。

（4）术后护理及功能锻炼，术后并发症的防治对康复十分重要。

## 七、护理评估

1. 按中医整体观念，运用望、闻、问、切的方法评估病证、舌象、脉象及情志状态。

2. 详细询问患者既往史，健康状况及发病时间。

3. 观察生命体征及神志瞳孔变化，评估肌力、肢体感觉有无疼痛。

4. 观察感觉平面，有无肢体活动和感觉障碍及大小便失禁。

5. 通过CT扫描或MRI片判断肿瘤大小及部位。

6. 评估心理和社会支持状况。

## 八、一般护理

### （一）术前护理

1. 术前准备　按神经外科术前护理常规。

2. 心理护理　此类患者普遍有焦虑，恐惧及担心疾病预后的顺虑。对医院陌生环境感到不安，对医务人的责任心和技术表示怀疑。护理人员应针对患者及家属的心理特点进行心理护理。

3. 术前宣教　以通俗易懂的语言向患者及家属讲解疾病病因、征象，术前有关检查项目及注意事项、麻醉知识、术后并发症的预防等，临床上有的患者疼痛难忍；有的感觉下肢麻木，有蚁走感；还有的感觉下肢冰冷，这些征象都是肿瘤压迫脊神经根所致。

4. 注意预防意外伤或并发症，如烫伤、冻伤、压疮等。

5. 有关项目训练

（1）咳嗽训练：指导患者做深呼吸，吸气时间长于呼气时间，要自然、缓慢，指导有效咳嗽，预防术后坠积性肺炎发生。

（2）排尿训练：让患者放松腹部及会阴部，用温热毛中敷下腹部或听流水声，练习床上自然排尿，避免术后发生尿潴留及排便困难。

（3）翻身训练：教会患者配合护理人员轴线翻身的方法。

### （二）术后护理

1. 体位护理

（1）术后6小时内取去平卧位，以利于压迫止血，搬动患者时要保持脊柱水平位，尤其是高颈段手术应颈部制动、颈托固定，应注意颈部不能过伸过屈，以免加重脊髓损伤。硬脊膜打开修补者取俯卧位。

（2）应1~2小时翻身一次，翻身时注意保持头与身体的水平位，动作轻柔，不可强拖硬拉。

（3）因术中脑脊液丢失过多，导致颅内压降低，为防止引起头痛、头晕，应将床尾垫高8~12cm。

2. 生命体征监测

（1）密切观察患者生命体征，30分钟测量血压、脉搏、呼吸一次，平稳后改为1~2小时／次，持续监测24~48小时。

（2）保持呼吸道通畅，观察呼吸频率、节律及血氧饱和度的变化，观察患者是否有出现呼吸困难、烦躁不安等呼吸道梗阻症状。

（3）注意血压的变化，肢体活动每2小时一次，及早发现椎管内出血。

3. 伤口及引流管护理　注意观察伤口有无渗血渗液，有无感染征象，保持伤口敷料干燥固定，尤其是骶尾部.污染衣裤及时更换。引流管一般在2~3天拔除。术后3~7天易出现伤口感染，表现为局部搏动性疼痛，皮肤潮红、肿胀，压痛明显并伴有体温升高，及时通知医生，检查伤口情况并及时处理。

4. 饮食护理　麻醉清醒前应禁食，清醒6小时后可进流质饮食，出现呕吐时暂不进食，头偏向一侧。术后第1天进食高蛋白、高营养、易消化的食物，以增强机体的抵抗力多食蔬菜及水果，多饮水，保持大便通畅。

5. 疼痛的护理　评估患者疼痛的程度及是否需要药物辅助止痛。另外，可适当变换体位，让患者舒适以便缓解疼痛。咳嗽、打喷嚏、便秘常常可使腹压增加，诱发或加重疼痛，因此，应注意预防感冒及便秘。由于寒冷常使腰部以下肌肉收缩，加重疼痛，所以要注意腰部及下肢保暖，给予愚者足浴和温水洗浴，水温保持41℃~43℃。

### 九、健康教育

1. 向病人讲解疾病的相关知识。

2. 指导患者养成良好的生活习惯，加强营养，进高蛋白（鸡、鱼、蛋、奶等）、高维生素、高热量、高纤维素（韭菜、芹菜等）、易消化的饮食，多食水果、蔬菜忌浓茶、咖啡、辛辣食物等。

3. 指导患者肢体功能锻炼，做到自动运动与被动运动相结合。用健侧的技体带动瘫痪肢体做被动活动，或由家属帮助运动，完成关节活动，促进肢体功能恢复，并教育患者自我护理的方法。

4. 鼓励患者增强疾病恢复的信心，并说明功能的恢复会有各种可能性，如痊愈、好转、部分好转，并也有恶化的可能，使家属思想上有所准备。

5. 如有不适及时就医，定期复诊。

# 第十节　自发性蛛网膜下隙出血

### 一、概述

蛛网膜下隙出血（subarachnoid hemorrhage，SAH），是由各种病因引起蛛网膜内和椎管内血管突然破裂，血液流至蛛网膜下隙的统称，分为自发性和外伤性两类。其中医可参照中风相关护理内容进行中医护理。

### 二、病因和病机

颅内动脉瘤和脑（脊髓）血管畸形，约占自发性蛛网膜下隙出血的70%，前者较后者多见，其他原因有动脉硬化、烟雾病、颅内肿瘤卒中、血液病、动脉炎、脑腹瘤及抗凝治疗的并发症。

### 三、临床表现

1. 症状体征

（1）多数病人动脉瘤破裂前，有情绪激动、大便困难、咳嗽等诱因。突然剧烈头痛、恶心呕吐、面色苍白、全身冷汗，眩晕、项背痛或下肢疼痛。

（2）脑神经损害：颈内动脉–后交通动脉、基底动脉顶端和大脑后动脉瘤可造成同侧动眼神经麻痹。

（3）偏瘫：动脉瘤出血累及运动区皮质及其传导束，病人出现偏瘫。

（4）视力视野障碍：蛛网膜下隙出血沿视神经鞘延伸，眼底检查可见玻璃体膜下片块状出血。

2. 中医证型

（1）中经络：①风痰入络。②风阳上扰。③阴虚风动。

（2）中脏腑：①闭症：热腑实、火淤闭、痰浊淤闭。②脱证。

### 四、诊断

1. 头部CT　急诊SAH后第1周内CT显示最清断，1～2周后出血逐渐吸收。

2. 头部MRI　SAH后1周内MRI很难查出。MRI和CT血管造影，可用于头颅及颅内血管性疾病筛查和随访。

3. DSA　DSA可帮助发现S.AH病因，确定动脉瘤大小、部位、单发或多发，有无血管痉挛；动静脉畸形的供应动脉和引流静脉，以及侧支循环情况。

4. 腰椎穿刺　CT已确诊的SAI病人不需再做腰椎穿刺。

### 五、常见并发症

（一）神经系统并发症

1. 迟发性缺血性障碍（DID）

（1）前驱症状：SAH的症状经治疗或休息而好转后又出现或进行性加重，血白细胞持续增高，持续发热。

（2）意识由清醒至嗜睡或昏迷。

（3）局灶体征，取决于脑缺血部位。

2. 再出血　是SAH患者致死致残的主要原因，死亡率可高达70%～90%。

3. 脑积水　出血急性期脑积水发生率约为20%，常同时伴有脑室出血。

（二）全身系统并发症

1. 水电解质紊乱　常见低血钠，见于35%患者，好发于出血第2～10天。

2. 低血容量　也为SAH后常见并发症，见于50%以上的患者中，在SAH后最初6天内血容量可减少10%以上。

3. 高血糖　SAH可引起血糖增高，特别是见于隐性糖尿病的老年患者。

4. 高血压　多数SAH患者有代偿性血压升高，以应答出血后的脑灌注压降低，但过高的血压可诱发再出血，特别是不适当地降低颅内压，同时未控制血压。

（三）全身其他脏器并发症

1. 心脏　心律失常见于91％患者，高龄、低血钾、心电图有QT间期延长者易发生心律失常。

2. 深静脉血栓形成　约见于2％SAH患者，其中约半数志者可发生肺栓塞。

3. 胃肠道出血　约4％SAH患者有胃肠道出血。

4. 肺　最常见肺炎和肺水肿。

## 六、治疗原则

（一）西医治疗原则

1. 出血急性期，病人应绝对卧床休息，可用止血剂。头痛剧烈者给止痛、镇静剂，保持大便通畅等。伴颅内压增高应用甘露醇溶液脱水治疗。

2. 尽早病因治疗，如开颅动脉夹闭、动脉瘤介入栓塞、动静脉畸形或脑肿瘤切除等。

（二）中医治疗原则

1. 中经络护治，以平肝息风，化痰通络为原则，有痰瘀交阻者，佐以活血化瘀。

2. 中脏腑闭证，治当以息风清火，豁痰开窍；脱证急宜救阴回阳固脱。

## 七、护理评估

1. 按中医整体观念，运用望、闻、问、切的方法评估病证、舌象、脉象及情志状态。

2. 详细了解既往史，有无心血管、周围血管疾病及糖尿病等。

3. 观察病人意识、瞳孔及舌质苔的变化，有无颅内压增高症状，有无脑疝形成，有无肢体瘫痪。

4. 通过CT扫描片、MRI和DSA检查，判断病变部位及出血范围。

5. 了解病人家庭情况。

## 八、一般护理

1. 按外科及本系统疾病一般护理常规执行。

2. 保持病室内温湿度适宜。

3. 饮食　以高糖类、高蛋白质、低脂、低盐原则。神清者予半流质或软食，如面条、粥等。神昏者宜鼻饲流质，如牛奶、米汤、藕粉等。注意食物的量和温度，应少量温服。禁忌肥甘甜腻，辛辣刺激等助火生痰之品，如公鸡肉、猪头肉、海产品等，禁烟酒。

4. 术前护理

（1）绝对卧床休息，取头高位，保持病房安静，减少不必要的搬动。

（2）昏迷病人应禁食，保持呼吸道通畅，给予氧气吸入。

（3）密切观察生命体征、意识、瞳孔变化，发现异常，立即通知医师

（4）定时翻身拍背，保持皮肤清洁干燥。尿潴留者应留置导尿管。便秘者，协助排便。

（5）做好术前准备工作。

5. 术后护理

（1）取平卧位，头部略抬高，偏向一侧。维护病人的肢体功能位和安定的情绪。

（2）清醒病人，鼓励进食，注意防止呛咳；昏迷者早期给予鼻饲饮食或肠内营养。

（3）病情观察：①观察生命体征，意识、瞳孔变化。②对术后置引流管的病人应注意观察引流量、色、性质的变化。③遵医嘱给予脱水药物，降低颅内压。按时给予降压药物，保持血压稳定并观察药物疗效。④有无恶心、吸吐、剧烈头痛等颅内再次出血征象，并观察有无消化道应激性出血的表现。

（4）对症护理：①合并有高热、昏送、颅内压增高、脑疝等护理参照相应章节。②做好呼吸道护理、口腔、皮肤、各种管道的护理，预防并发症的发生。

6. 心理护理　耐心做好心理护理，解除病人的恐惧、急躁等情绪，避免一切不良刺激。

## 九、症状和证候施护

（一）风痰入络

1. 症状　半身不遂，口眼喎斜，舌强言或不语，偏身麻木，兼见头晕目眩，舌质黯淡，苔薄白或白腻，脉弦滑。

2. 证候施护

（1）饮食宜清淡，多食黑大豆、藕、梨等食物，禁食狗肉、鸡肉等辛香走窜之品。

（2）室温不宜太高，衣被不可过厚，但避免冷风直吹。③卧床休息，去枕平卧。

（二）风阳上扰

1. 症状　素有眩晕头痛，突然发生口眼喎斜，舌强言謇或不语，甚至半身不遂，或面红目赤，口苦咽干，心烦易怒，尿赤便干，舌质红，苔薄黄，脉弦有力。

2. 证候施护

（1）饮食宜清淡甘寒，如绿豆、芹菜等以助泻火。

（2）病室宜通风凉爽，但避免冷风直吹。

（3）避免情志刺激，勿惊恐郁怒，防止复中。

（三）阴虚风动

1. 症状　素有头晕耳鸣，腰膝酸软，烦躁失眠，五心烦热，手足蠕动，突然出现半身不遂，口眼㖞斜，言语不利，舌质红或黯红，少苔或无苔，脉细弦或细弦数。

2. 证候施护

（1）饮食以养阴清热为主，多食百合莲子薏米粥，甲鱼汤和银耳汤等以滋阴清热。

（2）病室宜通风凉爽，但避免冷风直吹。

（3）加强皮肤护理，保持病床单的整洁，定期为病人擦浴更衣，定时为病人翻身拍背，以利排痰，并防止褥疮发生。

（四）痰热腑实

1. 症状　平时多有眩晕、头痛、痰多而黏、面红目赤、心烦易怒、便秘等症，突然发病，昏迷不省人事，半身不遂，口眼㖞斜，语言不利，肢体强硬拘急，舌质红，苔黄腻，脉弦滑或弦涩

2. 证候施护

（1）取头高足低侧卧位，避免搬动。

（2）饮食以清热、化痰、润燥为主。多食萝卜、绿豆、梨和香蕉等，忌食辣椒、大蒜、海鲜、鸡肉、羊肉等助火之物。

（3）患者出现嗜睡，朦胧，可遵医嘱予灌肠或鼻饲安宫牛黄丸或至宝丹以辛凉开窍。

4. 给予患者服用通腑泄热汤药时，应注意观察药后反应，若药后3～5小时泻下2～3次稀便，说明腑气已通，不需再服，若服药后，仍未解大便，可报告医生，继续服药，以泻为度。

（五）痰火淤闭

1. 症状　突然昏迷，不省人事，半身不遂，口眼㖞斜，语言不利，肢体强痉拘急，项强身热，燥扰不宁，甚则手足厥冷，频繁抽搐，鼻朝痰鸣，气粗口臭，偶见呕血，舌质红，苔黄腻，脉弦滑数。

2. 证候施护

（1）可鼻饲竹沥水、猴枣散以豁镇惊，另服安宫牛黄丸或予醒脑静或清开灵静滴注清心开窍。

（2）灌服药丸先用温开水化开，然后徐徐喂服，听到药汁咽下声后，再予继续喂服。

（3）若躁动不安，肢体强痉拘挛，双手握固软物，并加床档，以免自伤或坠床。

（4）尿潴留者，可针刺关元、气海、中极、肾俞、足三里、三阴交等穴位。

（六）痰浊淤闭

1. 症状　突然昏迷，不省人事，半身不遂，口眼㖞斜，口吐痰涎，语言不利，肢体强痉拘急，面白唇黯，四肢不温，甚则四肢厥冷，舌质淡，苔白腻，脉沉滑或沉缓。

2. 证候施护

（1）饮食宜偏温性食物，如薏苡仁粥、南瓜、石花菜、小油菜等。忌食生冷以防助湿生痰。

（2）口噤不开，可加压垫，以免咬伤舌头。

（3）出现高热者，头部可用冰帽行物理降温。

（4）便秘者，可按摩腹部，并针刺关元、大肠俞、脾俞、足三里等穴位。

（七）脱证

1. 症状　突然昏迷，不省人事，半身不遂，肢体软，口眼㖞斜，语言不利，目合口张，鼻鼾息，手撒肢冷，冷汗淋漓，大小便自遗，舌萎软，脉细弱或脉危欲绝。

2. 证候施护

（1）二便失禁者，应勤换衣服，注意皮肤护理，防止褥疮的发生。

（2）可鼻饲法注入足够的水分和富于营养的流质饮食，如果汁、米汤、牛奶、菜汤、肉汤等。

（3）口眼㖞斜双目闭合困难，可用凡士林或生理盐水纱布覆盖双眼，以免角膜干燥和损伤。

（4）四肢厥冷，应注意保暖。

## 十、健康教育

1. 向病人讲解疾病的相关知识。
2. 指导病人饮食调护。
3. 讲解情绪与疾病恢复的关系，指导修身养性的方法，如养鱼、观花、吟诗等。
4. 指导功能锻炼的方法。
5. 术后定期复查。

## 十一、药膳食疗方

1. **荆芥粟米粥**　荆芥穗、薄荷叶各50g，豆豉、粟米各150g。先煮荆芥穗、薄荷叶、豆豉，去渣取汁备用。再将粟米加入药汁内，加适量清水，煮成粥即可。每日1次，空腹食。益肾祛风。

2. **乌鸡汤**：取乌骨母鸡1只，去毛及肠杂，洗净切块后加入清水、黄酒等量，文火煨炖至骨酥肉烂时即成。食肉饮汤，数日食毕。养血补虚适用于中风后言语塞涩、行走不便者。高血压患者需同服降压药，密切观察血压变化。

3. 药膳食疗要点　汤药宜少量多次频服，可用吸管进药，或浓煎滴入，尽量防止呛咳，神志昏迷者应采用鼻饲法，药物应研碎水调后灌服。服药时应减少搬动，并密切注意患者有无异常反应

# 第十一节　颅内动脉瘤

## 一、概述

颅内动脉瘤（intracranial aneurysm）系颅内动脉壁的异常膨出，多因动脉壁局部薄弱和血流冲击而形成，极易破裂出血，是蛛网膜下隙出血最常见的原因。在脑血管意外中仅次于脑血栓和高血压脑出血，是当今人类致死、致残常见的脑血管病。90％以上的颅内动脉瘤分布在脑底动脉环附近。其中大多数位于颈内动脉系统，占37.3％，大脑前动脉占35.3％，大脑中动脉占19.1％，基底动脉–椎动脉占7.9％。颅内动脉瘤可见于任何年龄，但以50～69岁年龄组多发，约占总发病率的2／3。女性较男性多发，前者约占56％但是在50岁以前，男性比女性多发，50岁以后则女性多发。

## 二、病因和病机

1. 目前认为颅内动脉瘤主要与以下因素有关

（1）感染因素。

（2）先天性因素。

（3）动脉硬化。

（4）其他：如创伤、肿瘤、颅内合并动静脉畸形。

2. 颅内动脉瘤依动脉瘤位置分类

（1）预内动脉系统动脉瘤，约占内动脉瘤90％，包括颈内动脉–后交通动脉瘤，大脑前动脉–前交通动脉瘤，大脑中动脉动脉瘤。

（2）椎基底动脉系统动脉瘤约占颜内动脉瘤10％，通常位于脑血管分叉处，包括椎动脉–小脑后下动脉瘤、基底动脉瘤和大脑后动脉等。

3. 动脉瘤依据大小分为四型

（1）动脉瘤＜0.5cm属于小型动脉瘤。

（2）0.6～1.5cm的动脉瘤为一般型。

（3）1.6～2.5cm动脉瘤属大型。

（4）＞2.5cm动脉瘤为巨型动脉瘤。

一般型动脉瘤出血概率大。颅内多发性动脉瘤约占20％，以两枚动脉瘤多见。

### 三、临床表现

（一）前驱症状和体征

1. 头痛发生在大出血前，并缓解。

2. 突发、剧烈、前所未有的头痛，如"头要炸开"。若能正确发现前驱症状和体征，及时诊治，可获得较好的疗效和较好的预后。

（二）典型表现

动脉瘤破裂出血引起蛛网膜下隙出血的症状和体征。

1. 头痛。

2. 恶心呕吐、面色苍白、出冷汗。

3. 半数以上患者可出现短暂意识模糊至深度昏迷；少数患者无意识改变，但畏光、淡漠、怕响声和震动。

4. 精神症状表现为谵妄、木僵、定向障碍、虚构和痴呆等。

5. 20%患者可出现癫痫大发作。

6. 可出现脑膜刺激征、单侧或双侧锥体束征、Turson综合征。

（三）非典型表现

少数患者无头痛，仅表现全身不适或疼痛、发热或胸背痛、腿痛、视力和听力突然丧失等。还有部分未破裂动脉瘤引起颅内占位病变表现。

### 四、诊断

1. CT检查　出血急性期CT确诊SAH阳性率极高，根据出血部位初步判断破裂动脉瘤位置。出血一周后CT不易诊断。当动脉瘤＜1.0cm时CT也不易查出。而增强CT扫描可检出大于1.0cm动脉瘤。

2. MRI扫描　MRI优于CT，磁共振血管造影（MRA）可提示动脉瘤部位，用于颅内动脉瘤筛选。

3. DSA造影术　经股动脉插管全脑血管造影（DSA）是确诊内动脉瘤的检查方法，对判明动脉瘤位置、数目、形态、内径、血管痉挛和确定手术方案都十分重要。Hunt&Hass三级以下病人，应及早行脑血管造影，三级及其以上病人待病情稳定后再行造影检查。及早造影明确诊断，尽快手术夹闭动脉瘤，可以防止动脉瘤再次破裂出血。首次造影阴性（可能颅脑血管痉挛动脉未显影），高度怀疑动脉者，应在半个月后重复造影。

4. 腰椎穿刺　腰穿可能诱发动脉瘤破裂出血，故一般不再作为确诊SAH的首选。

### 五、常见并发症

1. 颅内再出血　多数动脉瘤破口会被凝血封闭而出血停止，病情逐渐稳定。如未及时治疗，随着动脉瘤破口周围血块溶解，动脉瘤可能于2周内再次破溃出血，再出血率为15%～20%。约1／3病人动脉瘤破裂后因未及时诊治而死亡。

2. 脑血管痉挛 蛛网膜下隙出血后脑脊液中红细胞破坏产生5-羟色胺、儿茶酚胺等多种血管活性物质使脑血管痉挛，多发生在出血后3～15天，发生率为21%～62%。泛脑血管痉挛会导致脑梗死，病人出现意识障碍、偏瘫、失语甚至死亡。

3. 脑梗死 因术后血栓形成或血栓栓塞引起，若病人出现一侧肢体无力、偏症、失语甚至意识障碍，应考虑有脑梗死的可能。

## 六、治疗原则

### （一）非手术治疗

1. 绝对卧床休息，抬高床头抬高床头30°。

2. 止血。

3. 降低颅内压。

4. 控制血压，预防和减少动脉瘤再次出血。

5. 控制及预防癫痫的发作。

6. 镇静镇痛。

7. 保持大便通畅。

8. 脑血管痉挛的防治。

（1）给予扩容、升压、血液稀释的3H治疗。

（2）使用钙离子拮抗剂尼莫地平，注意输入速度。

（3）一氧化氮（NO）它能拮抗内皮素，而内皮素是脑血管痉李和延迟性脑缺血主的要原因。

（4）重组组织纤维蛋白酶原激活剂。

### （二）手术治疗

1. 开颅夹闭术 开颅夹闭动脉瘤颈是最理想的方法，为首选。

2. 血管内栓塞术。

3. 孤立术（侧支循环充分时采用）等。

## 七、护理评估

1. 按中医整体观念，运用望、闻、问、切的方法评估病证、舌象、脉象及情志状态。

2. 详细询问病人既往史及发病的时间、疾病进展的情况。

3. 评估头痛程度、血压改变及意识、瞳孔的情况，有无颅内压增高的危险因素，及舌质、舌苔的变化。

4. 了解病人精神紧张的程度。

5. 通过CT扫描片及脑血管造影了解动脉瘤的大小、形状、部位，颅内有无血肿、积水。

6. 了解病人家庭情况。

## 八、一般护理

### （一）预防出血或再次出血

1. 卧床休息　抬高床头15～30°以利静脉回流，减少不必要的活动。保持病房安静，尽量减少外界不良因素的刺激，稳定病人情绪，保证充足睡眠，预防再出血。

2. 保持适宜的颅内压。

（1）预防颅内压骤降，应维持颅内压在100mmH$_2$O左右；应用脱水剂时，控制输注速度，不能加压输入；行脑脊液引流者，引流速度要慢，脑室引流者，引流瓶位置不能过低。

（2）避免因便秘、咳嗽、痫发作等而诱发颅内压增高。

3. 维持血压稳定　避免血压骤升骤降。一旦发现血压升高，遵医嘱使用降压药物，使血压下降10％即可。用药期间注意血压的变化，避免血压偏低造成脑缺血。

### （二）术前护理

1. 按神经外科手术术前常规准备。

2. 介入栓塞治疗者应双侧腹股沟区备皮。

3. 动脉瘤位于Willis环前部的病人，应在术前进行颈动脉压迫试验及练习，以建立侧支循环。

4. 颈动脉压迫实验用特制的颈动脉压迫装置或手指按压患侧颈总动脉，直到同侧浅动脉搏动消失。开始每次压迫5分钟，以后逐渐延长压迫时间，直至持续压迫20～30分钟病人仍能耐受，不出现头昏、眼黑、对侧肢体无力和发麻等表现时，方可实施手术。

### （三）术后护理

1. 体位　患者意识清醒后抬高床头15°～30°，以利于颅内静脉回流。避免压迫手术伤口。行介入栓塞手术治疗的病人术后绝对卧床休息24小时，术侧下肢制动8～12小时。搬动病人或为其翻身时，应扶持头部，使头预成一直线，防止头预部过度扭曲或震动。

2. 饮食护理　术后患者清醒后当天禁食，第2天可进半流质饮食，以后逐渐过渡到普食；昏迷患者则于第2天安置保留胃管，给予管喂流质饮食。饮食以高蛋白、高维生素、低糖、清淡易消化食物为宜

3. 保持呼吸道通畅，给予充分吸氧。

4. 密切观察生命体征、意识、瞳孔、对光反射、肢体活动、伤口及引流液等变

化，注意有无颅内压增高或再出血迹象。

5. 遵医使用抗癫痫药物和抗生素。

6. 术后并发症的观察与护理。

（1）为预防脑血管痉李，术后常用尼莫地平治疗，给药期间观察，有无胸闷、面色溯红、血压下降、心率减慢等不良反应。

（2）术后病人处于高凝状态，常应用肝素预防脑梗死。

（3）穿刺点局部血肿常发生于介入栓塞治疗术后6小时内可能因动脉硬化、血管弹性差，或术中肝素过量、凝血机制障碍，或术后穿刺侧肢体活动频繁、局部压迫力度不够所致。颈动脉穿刺术后穿刺点加压包扎，并用沙袋压迫8~10小时，绝对卧床24小时。

### 九、健康教育

1. 向病人讲解疾病的相关知识。

2. 指导病人加强营养，多摄入高蛋白质、富含维生素及纤维素的易消化食物。忌油腻、辛辣、刺激性食物。忌烟、酒。少食动物脂肪、肝脏，多食新鲜蔬菜和水果。

3. 手术病人伤口拆线后，如愈合良好，2周后可洗头。动作轻柔，避免抓破切口。穿刺部伤口保持干燥，防止感染。

4. 遵医嘱按时服药，定时监测血压，每日1次，使其维持在正常范围。术后需继续抗凝治疗者，应注意观察出血情况，如有异常，及时就医。

5. 保持大便通畅，不可用力排便，便秘者可服用缓泻剂。

6. 适度进行康复锻炼。睡眠时保持瘫肢体处于功能位置，足底放托足板或穿硬底鞋，防止足下垂。

7. 动脉瘤夹闭术后患者勿进行攀高、游泳、驾驶车辆及在炉火或高压电机旁作业。外出需携带相关证明或家庭联系资料。

8. 定期门诊随访，3个月或半年复查DS.A和头颜MR1、CT等。如有头痛、头晕等不适，及时到医院就诊。

## 第十二节　颅内动静脉畸形

### 一、概述

颅内动静脉畸形（arteriovenous malformations，AVM）是由一支或几支发育异常供血动脉、引流静脉形成的病理脑血管团，可随人体发育增长。小型AVM不及1cm，巨大AVM可达10cm。畸形血管团周围脑组织因缺血而萎缩，呈胶质增生。畸形血管表面的蛛网膜色白且厚。颅内AVM可位于脑组织任何部位，大脑半球AVM多呈楔形，其尖端指向侧脑室。

## 二、病因和病机

颅内动静脉畸形是一种先天性疾病，是胚胎发育过程中脑血管发生变异而形成的。其畸形大小不等，小的呈粟粒状，直径仅几毫米，大的直径可至10cm。因为动脉血没有经过毛细血管床而直接进入静脉，血流阻力急速下降，导致局部脑动脉压降低，脑静脉压增高，从而造成血流动力学的紊乱以及血管壁结构的损伤，常可发生颅内出血和脑盗血所致的症状。

## 三、临床表现

1. 出血　　30%～65%的AVM首发症状是出血，出血好发年龄20～40岁。多发生在颅内，有1/3引起蛛网膜下隙出血，占蛛网膜下隙出血的9%，次于颅内动脉。妇女妊娠期AVM出血的危险很高。

2. 抽搐　　额、颞部AVM的青年病人多以抽搐为首发症状。抽搐与脑缺血、病灶周围进行性胶质增生，以及出血后含铁血黄素刺激大脑皮质有关。

3. 头痛　　可局部头痛，也可全头痛，间断性或迁移性。头痛可能与供血动脉、引流静脉以及静脉窦扩张有关，或因AVM小量出血、脑积水和颅内压增高有关。

4. 神经功能缺损　　由于AVM盗血、颅内出血或合并脑积水，病人进行性神经功能缺损，运动、感觉、视野以及语言功能障碍。个别病人可有头部杂音或三叉神经痛。

5. 儿童大脑大静脉畸形　　也称大脑大静脉动脉瘤，可以导致心衰和脑积水。

## 四、诊断

1. 诊断　　自发性颅内血肿或SAH的年轻患者应考虑脑AVM，对伴有发作史或头痛史但以往无内压增高者更要高度怀疑。头颅CT与MRI检查，有助于诊断成立。DSA是AVM确诊的最重要手段。

2. 鉴别诊断　　AVM除需与颅内动脉、高血压脑出血及海绵状血管瘤等鉴别外，还需与出血的脑肿瘤鉴别，如恶性胶质瘤、实体型血管网状细胞瘤、脑膜瘤及脑转移瘤等。

## 五、常见并发症

1. 颅内出血　　结构异常的动脉或静脉管壁在大流量的血液冲击下进一步损伤，局部破裂出血；伴发的动脉瘤破裂出血；AVM周围长期处于扩张状态的脑血管管壁结构发生改变，当脑灌注压骤然升高时，扩张血管破裂出血。

2. 脑盗血　　脑动脉的大量血液通过瘘管，迅速流入静脉，局部脑动脉压降低，致使病灶周围的脑组织得不到应有的血液灌注，出现脑盗血现象。

3. 脑过度灌注　　通常在中大型，尤其是巨大型AVM切除术中或术后急速发生脑肿胀、脑水肿和手术创面弥漫性小血管破裂出血等现象，称为脑过度灌注现象，亦称为

"正常灌注压突破现象（NPPB）"。

4. 内压增高　动静脉畸形有一定的扩张能力，引起脑脊液流通阻塞，如果出现头痛伴视盘水肿，要考虑颅内压增高。

## 六、治疗原则

AVM治疗的目的是防止和杜绝病灶破裂出血，减轻或纠正"脑盗血"现象，改善脑组织的血供，缓解神经功能障碍，减少癫痫的发作，提高思者的生活质量。

1. 手术　是最根本的治疗方法。常见手术方式有两种：

（1）动静脉畸形切除术。

（2）供血动脉结扎术。

目前，动静脉腩形血管切除术仍是最可靠的治疗方法。

2. 介入治疗　对血流丰富且体积较大者可进行血管内栓塞术。现在通常用人工栓塞作为切除术前的辅助手段。

3. 放射治疗　主要应用于直径小于3cm，位置深、风险大、不易手术者，也用于手术后残留病灶的补充治疗。

## 七、护理评估

1. 按中医整体观念，运用望、闻、问、切的方法评估病证、舌象、脉象及情志状态。

2. 有无癫痫发作史，有无持续性或反复发作性头痛，有无血管杂音。

3. 了解病人家庭情况及心理状态。

## 八、一般护理

1. 按外科及本系统疾病一般护理常规执行。

2. 保持病室安静，温湿度适宜。

3. 术前护理

（1）卧床休息，避免情绪激动。

（2）嘱病人进营养丰富、易消化的食物，术前禁饮禁食8小时。

（3）监测生命体征及神志、瞳孔的变化。

（4）介入手术者术前术区备皮（腹股沟及会阴部）。建立静脉通道时最好能选择左侧上肢，以免影响医生术中操作。

（5）鼓励患者家属和朋友给予患者关心和支持。

4. 术后护理

（1）清醒病人保持头高位，保持病人肢体的功能位。介入术后患者需平卧24小时，穿刺肢体伸直，禁止蜷曲。

（2）维护病室安静和病人情绪的稳定。

（3）清醒后鼓励进高蛋白饮食。

（4）病情观察：①监测生命体征变化，严格调控血压，防止因血压变化而诱发脑血管痉挛及颅内再出血的可能。②遵医嘱给予脱水剂，准确记录出入量。③介入手术病人观繁穿刺点出血征象，伤口有无渗血渗液，若有，应及时通知医生并更换敷料。④注意观察肢体活动及感觉情况，如有异常通知医师。

（5）保持呼吸道通畅，充分给氧，定时给予拍背。

（6）遵医嘱应用镇静剂和抗痫药物，防止患者躁动和癫痫发作，并做好安全护理。

（7）采用护理干预手段，避免引起血压和内压增高的因素，如用力咳嗽、排便、情绪激动等。

（8）做好情志护理，树立其战胜疾病的信心。

## 九、健康教育

1. 向病人讲解疾病的相关知识。

2. 指导患者写头痛日记，包括头痛时间、部位、诱因等，教育患者配合规范治疗的重要性，指导正确给药，讲解过量和经常使用某些药物可能产生的不良作用。

3. 根据病人术前神经运动功能障碍程度和健康状况，适当进行康复锻炼。平时应加强锻炼，增强体质，抵制外邪。

4. 如感不适及时就医，定期复查。

# 第十三节　颈动脉海绵窦瘘

## 一、概述

颈动脉海绵窦（Carotid cavernous fistula，CCF）是颈内动脉、颈外动脉或其分支与海绵窦之间发生动静脉交通，造成颅内血流紊乱而引起一系列病理变化的一类疾病。按发生原因分为外伤性，自发性，先天性三种情况。按血流动力学分为直接型（又称高流量）和间接型（又称低流量型）。

## 二、病因和病机

1. 直接型CCF　多因头部外伤引起，常合并颅底骨折，少数继发于硬脑膜动静脉畸形或破裂的海绵突动脉瘤。男性多见。

2. 间接型CCF

（1）大多是自发性的。好发于女性，尤其多见于50～60岁经期以后或妊娠妇女。

（2）先天性血管肌纤维发育不良，血管弹性差，易破裂形成瘘。

（3）颅脑外伤和颅脑手术所引起。

### 三、临床表现

1. 搏动性突眼　为最常见的症状，患侧眼球向前突出，并有与动脉一致的跳动。触摸眼球可感到搏动及血液流过时的搏动感。

2. 颅内杂音　杂音为轰鸣样持续不断，与脉搏一致，听诊检查时在患者侧眼眶，额部，外耳乳突部，颞部甚至整个头部听到与心率一致的杂音。用手指压迫患侧颈总动脉杂音减弱或消失，而压迫对侧颈总动脉则杂音更响。

3. 球结膜充血与水肿　患眼眶内，视网膜，眼结膜静脉怒张充血水肿，严重时眼结膜翻出眼睑之外。眼睑闭合困难可并发暴露性角膜炎。

4. 眼球运动障碍　患侧眼球各项运动受限，伴有复视甚至眼球固定。

5. 视力受损　患侧视力下降，甚至失明。

6. 鼻出血　有时出血量较大，可引起出血性休克，需急诊处理。

7. 神经功能受损　可导致不同程度的神经系统功能障碍，表现为精神症状，癫痫，偏瘫甚至昏迷。

### 四、诊断

1. 诊断　头部外伤后出现搏动性突眼、颅内杂音、眼结膜充血水、鼻出血等症状，应高度怀疑直接型CCF。头颅CT、MRI和超声检查见眼球突出、眶内眼静脉或颅内引流静脉增粗等表现，均有助于诊断。中老年及妊娠妇女，自发起病，缓慢发展，有头痛、突眼、内杂音、视力减退等症状，再结合CT、MRI和超声的特征性所见，应考虑间接型颈动脉海绵窦瘘。疑似CCF均需DSA以确诊。

2. 鉴别诊断

（1）突眼性甲状腺功能亢进、眶内及球后肿或假性肿瘤等均有突眼表现，但无搏动和血管杂音。

（2）内海绵状血管瘤、动脉瘤、动脉畸形等，鉴别比较困难，尤其与流量较小的CCF难以鉴别，需依靠DSA检查。

（3）海绵窦血栓性静脉炎或血栓形成，症状与颈动脉窦瘘十分相似，但没有眼球搏动和血管杂音。

（4）眶顶缺损，脑组织向缺损处膨出，引起突眼，并可因脑搏动传至眼球，而出现眼球搏动，但无血管杂音。

### 五、常见并发症

1. 术后颅内出血　患者意识加深，双瞳不等大，伤口敷料有新鲜血液渗出，神经功能废损加重。

2. 穿刺部位血肿　穿刺部位皮下出现瘀血青紫，疼痛。

3. 脑过度灌注　患者剧烈头痛、眼胀。

4. 脑梗死　患者出现失语，肢体麻木。

## 六、治疗原则

CCF治疗的主要目的是保护视力，消除杂音，防止脑缺血、脑出血和鼻出血。治疗原则是尽可能关闭瘘颈内动脉的通畅。治疗方法如下：

1. 取决于瘘口的大小、流量、动脉供血及静脉弓引流途径。若瘘孔不大，可能自愈。

2. 若大量鼻血、急性视力下降或失明、颅内血肿或蛛网膜下隙出血及严重脑缺血者，应作急症治疗。

3. DSA发现皮质引流静脉迂曲的，即使没有合并颅内出血，也提倡急症治疗。

4. 介入治疗，即血管内栓塞术，血管内可脱性球囊或弹簧等材料封闭口，为首选治疗。

5. 若介入治疗困难再考虑直接手术。

## 七、护理评估

1. 按中医整体观念，运用望、闻、问、切的方法评估病证、舌象、脉象及情志状态。

2. 详细询问病人有无外伤史。

3. 评估头痛程度、血压改变及意识、瞳孔的情况。

4. 了解病人精神繁张的程度。

5. 通过CT扫描片及脑血管造影了解瘘口的大小、形状、部位。

6. 了解病人家庭情况。

## 八、一般护理

### （一）术前护理

1. 心理护理。

（1）解释手术的必要性，手术方式，注意事项。

（2）鼓励患者表达自身感受。

（3）教会患者自我放松的方法。

（4）对个体情况进行有针对性的心理护理。

（5）鼓励患者家属和朋友给予患者关心和支持。

2. 营养护理　根据情况给予高蛋白，高热量，高维生素，低脂肪，易消化食物。

3. 胃肠道准备　术前8小时禁食禁饮。

4. 眼部护理

（1）观察并记录患者眼部体征，眼球突出情况，眼结膜充血，眼球活动。

（2）观察视力情况，如有视力下降或失明，要加强安全护理。

（3）加强眼部护理，以防角膜溃疡和眼角膜炎，白天用眼药水滴眼，晚上涂红霉素眼药膏并覆盖湿盐水布，用消毒棉签擦拭眼内分泌物。对眼结膜感染者，先用0.9%氯化钠溶液清洗眼内分泌物，然后再滴眼药水。

（4）Maas实验其目的是评估患者对脑缺血的耐受力。

（二）术后护理

1. 严密观察股动脉伤口敷料情况。

2. 拔管后按压局部伤口4～6小时，先用手压2小时，再用沙袋加压4小时压力要适度，或用股动脉压迫器压迫穿刺点，以不影响下肢血液循环为宜。

3. 注意观察双足背动脉搏动、皮肤温度及末梢血运情况。

4. 嘱患者穿刺侧肢体伸直，不可弯曲24小时。

5. 饮食护理术后清醒患者当天禁食，第2天可进半流质饮食，以后逐渐过渡到普食。昏迷患者则于第2天安置保留胃管，给予管流质饮食。饮食以高蛋白，高维生素，清淡易消化的食物为宜。

6. 体位与活动患者清醒后抬高床头30°，能改善氮静脉回流和降低帧内压，头部应处于中间位，避免转向两侧。

## 九、健康教育

1. 饮食以高蛋白，高维生素，清淡易消化的食物为宜。

2. 患者术后活动应循序渐进，首先在床上坐，后在床边坐，再在陪护搀护下下地活动，避免突然改变体位引起脑部供血不足致头昏或昏倒。

3. 指导患者做好眼睛护理。用3%酸湿纱布覆盖，直至眼球充血，水肿完全消失保持眼部卫生，洗脸用清洁柔软毛中，勿揉眼部。日间戴太阳镜或眼保护，夜间用干净湿纱布覆盖，眼睛干燥时可用限药水。

4. 指导患者持术后抗凝和抗血小板药物治疗。

5. 嘱病人术后3个月、6个月、1年后分别复查。

6. 保持稳定的情绪，保持良好的生活习惯，活动规律，睡眠充足，劳逸结合。

7. 根据患者不同的心理情况进行不同的心理指导，解释病情，介绍相关疾病知识给予患者支持。

# 第十三节 先天性脑积水

## 一、概述

先天性脑积水（congenital hydrocephalus）又称儿脑积水（infantile hydrocephalus），是指婴幼儿时期脑室系统或蛛网膜下腔积聚大量脑脊液，导致脑室或蛛网膜下腔异常扩大，并出现内压增高和脑功能障碍。先天性脑积水是最常见的先天性神经系统畸形疾病之一，多见于2岁以内的婴幼儿。

根据脑积水发展速度、脑室扩张程度和临床症状的表现，将脑积水分为急性进展性脑积水、慢性脑积水、正常颅压脑积水和静止性脑积水

## 二、病因和病机

确切病因尚不明，只有少数能找到确切的遗传关联，而更多的则归因于发育异常、肿瘤性梗阻、出血、感染、创伤等。脑积水多为临床渐进过程，脑室扩张造成颅内压升高、神经和血管受压移位和脑缺血性损害，使病人神经功能逐渐恶化。当这一过程发生在胚胎期和婴幼儿期时，其对脑发育的影响更为严重。

## 三、临床表现

同类型脑积水在不同年龄的病人群体中呈现多种多样的表现。新生儿病人由于特有的解剖生理特点，缺乏表达能力，其临床表现有别于成人，需要细致地观察和对比。

1. 颅压增高引起的症状　儿童和成人脑积水进展期，颅缝已闭使颅腔的代偿作用丧失，因此头痛、呕吐、视盘水肿的症状更为突出。而要幼儿则不易出现上述典型症状。取而代之的是喂养困难、易激惹和头围增长过快等表现。

2. 头围和头部形态异常　婴幼儿头围增长超过2cm／月，尤其伴随着前囟膨隆、前囟增大、颅缝开裂等，应引起高度关注。头皮菲薄、头皮静脉怒张、"落日征"等均提示脑积水的可能。头部叩诊可听到破壶音（Macewen征）。

3. 神经功能障碍　患儿神经系统体征可发现眼球震、共济失调、四肢肌张力增强或轻瘫等。早期或病情轻时可出现生长发育迟缓，病情重时可见生长发育障碍、智力差、视力减退、肢体瘫痪。

4. 静止期脑积水　又称之为"代偿性脑积水"，指脑积水进展到一定程度后趋于平衡，无头围进行增大和临床症状加重的表现。

## 四、诊断

1. 诊断　根据其典型的临床表现，不难做出婴儿脑积水的诊断。但对于轻度的婴

儿脑积水及早期的儿童脑积水则早期诊断有困难，需作下述检查。

（1）头围的动态观察：婴儿头围随着年龄的增长而呈现相对恒定的增长范围。而脑积水患儿，其头围增长会超出这一范围数，有时头围增大可达正常增大值的2～3倍。

（2）颅骨X线平片：典型表现颅骨变薄、骨缝增宽、脑回压迹加深等表现，常需数周至数月方能显现。现在已逐渐被更精确手段所取代。

（3）头部CT检查：安全快捷，可以显示脑室扩张部位和程度，寻找病因。

（4）头部MRI检查：能准确地显示脑室和蛛网膜下隙各部位的形态、大小和狭窄部位，表示梗阻原因和其他合并异常情况，较CT敏感。

2. 鉴别诊断　先天性脑积水需要与婴儿硬脑膜下血肿或积液、佝偻病、脑发育不全积水性无脑畸形及巨脑畸形这五种疾病相鉴别。

### 五、常见并发症

1. 颅内出血　由于长期颅内高压所致的脑功能障碍，以及脑室壁突然破裂，或因大量的脑脊液由嗅丝脑膜裂口经鼻腔流失而引起的颅内低压或出血。

2. 脑疝　患儿病情急剧进展，可因发生脑疝而死亡。

3. 分流系统阻塞　是手术后最常见的并发症。可出现在术后任何时间段，最常见于术后6个月。

4. 感染　多发生在分流术后2个月内。可有伤口感染、脑膜炎、腹膜炎、分流管感染等。一旦出现分流管感染，单纯依靠抗生素治疗通常无效，应协助医师取出分流管并予对症处理。

### 六、治疗原则

除极少数经利尿、脱水等治疗或未经治疗可缓解症状，停止发展外，绝大多数脑积水患儿需行手术治疗。目前常采用的治疗方式如下：

1. 非手术治疗　通常都是暂时性的措施。对于静脉窦的闭塞、脑膜炎、新生儿脑室内出血等可能有效。药物治疗包括乙酰唑胺、脱水剂等。对于新生儿脑室内出血，多次腰椎穿刺可以缓解部分患儿的脑积水。可能的情况下应作为治疗的首选。

2. 手术治疗　目前采用的手术有脑室腹腔分流术、腰大池腹腔分流术、脑室右心房分流术、神经内镜下Ⅲ脑室造瘘术等。

### 七、护理评估

1. 按中医整体观念，运用望、闻、问、切的方法评估病证、舌象、脉象及情志状态。

2. 详细询问患儿既往史、精神、喂养情况及全身营养状况。

3. 评估患儿的意识、瞳孔、肢体活动和生命体征情况。

4. 评估颅内压的程度，仔细测量头围及观察前囟张力，观察有无恶心呕吐。

5. 评估患者的自理能力及存在的危险因素。

## 八、一般护理

1. 按外科及本系统疾病一般护理常规执行。

2. 保持病室环境干净、舒适、整洁、安静、温湿度适宜

3. 术前护理。

（1）脑积水病儿的头部应予适当支持，以防颈部受伤。

（2）观察患儿生命体征及病情变化。

（3）完善相关术前准备。术前8小时禁食水、剃头、备血等。

（4）做好心理护理。介绍手术相关知识，稳定家属情绪使其积极配合治疗。

4. 术后护理。

（1）体位抬高床头30°，头偏向一侧。

（2）饮食护理术后6小时禁食水，6小时后可给予喂奶。

（3）严密观察患者意识瞳孔、肢体活动和生命体征情况及内压程度，测量头围及观察前囟张力，观察有无恶心呕吐。

（4）及时清理口鼻分泌物，保持呼吸道通畅。

（5）密切观察头部敷料有无液体外渗，保持敷料清洁干燥

（6）心理护理：护理细致，动作轻柔，要经常给予抚摸，使患儿产生愉快情绪，同时加设床栏，家属留陪。

## 九、健康教育

1. 向患儿家属讲解疾病相关知识。

2. 居室应温暖，定时通风，保持空气新鲜。

3. 指导家长观察前囟门的张力变化，定期监测患儿头围。

4. 合理喂养，加强营养，以满足患儿的生长发育需要。

5. 如患儿出现剧烈头痛、频繁呕吐、腹胀等情况应及时就诊。

# 第四章 肛肠外科疾病

## 第一节 肠套叠

肠套叠是部分肠管及其相应的肠系膜套入邻近肠腔内引起的肠梗阻，是婴儿期最常见的急腹症之一，1岁内多见，占60%～65%，以4～10个月婴儿多见，2岁以后随年龄增长发病率逐年减少，5岁罕见，偶尔可见成人或新生儿。男女之比为2∶1至3∶1。肠套叠一年四季均有发病，以春末夏初发病率最高。

### 一、病因

病因至今尚未完全明了，可能与下列因素有关。

1. 饮食改变和辅食刺激　出生后4～10个月，正是添加辅食和增加乳量的时期，由于婴幼儿肠道不能立即适应新添加食物的刺激，易发生肠道紊乱，促使某段肠管套入另一段肠腔之中。肠管本身疾病如肠炎等诱发肠蠕动紊乱都会引起肠套叠。

2. 回盲部解剖因素　大量文献证实婴幼儿肠套叠发生在回盲部者约占95%，因婴幼儿回盲部较游动，回盲瓣过度肥厚，小肠系膜相对较长，婴儿90%回盲瓣呈唇样凸入盲肠，长达1cm以上，加上该区淋巴组织丰富，受炎症或食物等刺激后易引起充血、水肿、肥厚，肠蠕动将回盲瓣向前推移，并牵拉肠管形成套叠。

3. 病毒感染或其他原因　小儿肠道内腺病毒或轮状病毒感染后，可引起末端回肠集合淋巴结增生，局部肠壁增厚，甚至形成肿物向肠腔突起构成套叠起点，加之肠道受病毒感染或其他原因刺激，蠕动增强，导致发病。

4. 免疫反应因素　原发性肠套叠登多发生于1岁以内，是机体免疫功能不完善时期，肠壁局部免疫功能易破坏，蠕动紊乱而诱发肠套叠。

5. 自主神经因素　有人提出交感神经发育迟缓，自主神经系统活动失调所致。副交感神经使肠管收缩紧张，交感神经使肠管舒张不良，以至套入远端肠腔形成肠套叠。

6. 遗传因素　近年来报道肠套叠有家族发病史。

## 二、临床表现

### （一）肠套叠分型

其症状是阵发性腹痛（或阵发性哭吵）、呕吐、血便，腹部可触及腊肠样包块。多见于肥胖健壮的2岁以内婴幼儿，为突然发病。根据套入部最近端和鞘部最远端肠段部位将肠套叠分为以下类型。

1. 小肠型　即小肠套入小肠，包括空空型、回回型和空回型。

2. 回盲型　回盲瓣是肠套叠的头部，带领回肠末端进入升结肠、盲肠、阑尾也随着翻入结肠内，此型最多见。

3. 回结型　回肠从距回盲瓣几厘米到数十厘米处起，套入回肠最末一段，穿过回盲瓣进入结肠。

4. 结肠型　结肠套入结肠，此类型较少见。

5. 复杂型或复套型　常见为回回结型，回肠先套入远端回肠内，然后再整个套入结肠内，形成回回结型复套。

6. 多发型　在肠管不同区域内有分开的两个、三个或更多的肠套叠，如回结套加小肠套，或小肠上有两个套叠。

### （二）小儿肠套叠分型

小儿肠套叠分为婴儿肠套叠和儿童肠套叠，临床以前者多见。

1. 婴儿肠套叠　临床表现如下。

（1）阵发性哭吵：为最早症状，表现为原先安静的患儿突然出现明显烦躁不适，有规律的哭闹，伴有手足乱动、面色苍白、拒食，可有全身强直，双腿向腹部屈曲，表情痛苦，症状突发突止，发作间隙表现正常或安静入睡。

（2）呕吐：约有80%的患儿出现呕吐，呕吐开始为不消化食物，如乳汁、乳块或食物残渣，以后转为胆汁样物，呕吐后可有全身扭动、屏气表现，严重时甚至吐出带臭味的肠内容物，提示病情严重。

（3）果酱样血便：肠套叠初期，结肠蠕动增加，肠腔内压升高，患儿排出少量正常粪便，后期粪便中出现血迹，随之因肠缺血坏死而排暗红色血块或果酱样大便。便血原因是肠套叠时，肠系膜被嵌入肠壁间，发生血液循环障碍而引起黏膜出血、水肿与肠黏液混合在一起而形成暗紫色胶冻样液体。

（4）腹部包块：在两次哭闹的间歇期触诊，可在右上腹部摸到像腊肠或香蕉一样的肿块，质地稍硬而具有韧性感，右下腹一般有空虚感，肿块可沿结肠移动，一般在发病的早期容易触及，晚期腹胀重或腹肌紧张时，不易触及包块。

（5）全身情况：早期除面色苍白、烦躁不安外，一般营养状况良好；晚期患儿可有脱水、电解质紊乱，精神萎靡、反应迟钝等。发生肠坏死时，有腹膜炎表现，可出现中毒性休克等症状。

2. 儿童肠套叠　一般说来,儿童肠套叠与婴儿肠套叠的区别不大,但年龄越大,发病过程多缓慢,呈亚急性肠梗阻的症状,以腹部疼痛和腹部包块多见,呕吐和便血较少,在全身情况方面,儿童肠套叠发生严重脱水、休克者少见。

### 三、辅助检查

1. 腹部超声　为首选的检查方法,可以通过肠套叠的特征性影像协助临床确定诊断,在肠套叠横断面上显示为"同心圆"或"靶环"征,纵切面上,呈"套筒"征。

2. 肛门指检　有重要临床价值,有些就诊较早无血便症状的患儿,通过肛门指检可发现直肠内有黏液血便,对诊断肠套叠极有价值。

3. 血液检查　外周血可有血象白细胞增高,也可正常;重症休克、脱水的患儿可有水、电解质紊乱等。

4. 大便潜血试验　呈现阳性结果。

5. 空气灌肠　在空气灌肠前先作腹部X片检查,观察肠内充气及分布情况,注入气体后可见在套叠顶部出现杯状影,有时可见部分气体进入鞘部形成不同程度钳状阴影,可作为明确的诊断指征。

6. 腹部CT　对怀疑继发性肠套叠有一定参考价值。

### 四、治疗要点

肠套叠治疗原则是尽快使套叠复位,解除肠梗阻,治疗方法分非手术疗法和手术疗法两种。首选空气灌肠,空气灌肠适用于病程不超过48小时、全身情况良好、生命体征稳定、无中毒症状者;对空气灌肠未成功、一般情况差、发病时间长(超过24~48小时)者需手术;少数病例出现肠坏死、穿孔,根据病情选择肠切除、肠吻合或肠造瘘等手术。

### 五、护理措施

（一）空气灌肠的护理

禁饮食,胃肠减压,减轻腹胀;肌注阿托品;空气灌肠成功后,口服活性炭,观察大便排出情况,待6~8小时活性炭排出,腹部体征无异常后进流质食物和停止胃肠减压,注意观察患儿有无肠套叠复发和迟发性肠穿孔的迹象;如空气灌肠失败,则行手术治疗,护理人员及时完成手术前准备。

（二）肠套叠手术前准备

1. 术前禁食、禁水　防止麻醉或手术过程中的呕吐而引起窒息或吸入性肺炎。

2. 皮肤准备　去除腹部及肚脐的污垢,预防伤口感染。

3. 术前肌注阿托品　扩张血管,抑制腺体分泌,减少口腔分泌物。

## （三）肠套叠手术后护理

1. 术后平卧位6小时，头偏向一侧，保持呼吸道通畅，以免呕吐引起窒息。
2. 饮食要求当天禁食禁水，肛门排气或排便后可饮水，逐渐过渡为流质、半流质。
3. 术后保持伤口敷料的干燥，如被污染或浸湿，应告知医生给予更换。
4. 术后早期下床活动（婴幼儿由家长抱着活动），以促进肠蠕动恢复，减少肠粘连的发生，还可促进血液循环，加速伤口愈合。
5. 保持各引流管的通畅，避免扭曲、受压或打折，指导家长防止患儿抓脱引流管。
6. 若行肠造瘘手术，则按肠造瘘术后护理常规进行护理。

## 六、出院指导

手术后的患儿应指导家长，避免患儿受凉以免引起感冒、咳嗽而影响伤口愈合；注意个人卫生及饮食卫生，防止腹泻、呕吐等导致胃肠功能紊乱，再次诱发肠套叠。因本病容易复发，应指导家长添加辅食应循序渐进，注意饮食卫生。由于患儿幼小表达能力差，告知家长一旦患儿出现阵发性哭闹应及时到医院就诊。

# 第二节　肠梗阻

肠梗阻是指肠内容物不能正常运行或顺利通过肠道，是外科常见的急腹症之一，按照梗阻原因可分为机械性肠梗阻、动力性肠梗阻和血运性肠梗阻；按照梗阻部位可分为高位和低位肠梗阻；按梗阻部位血运情况分为单纯性和绞窄性肠梗阻。肠梗阻病因复杂，发展迅速，若处理不及时常危及患儿的生命

## 一、病因

### （一）机械性肠梗阻

常见病因如下：

1. **肠内异物**　肠石、寄生虫、大的粪块堵塞或嵌顿。
2. **肠道内息肉**　新生物、良恶性肿瘤或淋巴管堵塞。
3. **肠套叠**。
4. **肠先天性异常**　包括先天性肠道内闭锁等，肠先天性异常一般较少见。
5. **肠道炎性病变及肠粘连**　常因腹腔或盆腔手术后，或腹腔内慢性炎症性病变（如结核性腹膜炎，克罗恩病等）所致，手术后发生肠粘连以小肠粘连者为多。

（二）动力性肠梗阻

运动障碍性肠梗阻是因肠壁肌肉活动紊乱，导致肠内容物不能运行。

1. 手术后麻痹性肠梗阻　常见于手术后。

2. 非手术麻痹性肠梗阻　常见于电解质紊乱（尤以血钾、钠、镁异常多见），多种全身性或腹腔内炎症、重金属中毒等。

3. 血运性肠梗阻　系肠管的血供发生障碍所致，常可造成肠壁肌肉活动消失，如肠管血供不能恢复，则肠管极易发生坏死，尤其是经终末支供血的肠管，肠管血供发生障碍多见于各种原因所致的肠系膜动脉血栓形成或栓塞。

## 二、临床表现

各类肠梗阻共有的临床表现是腹痛、呕吐、腹胀及停止排气、排便。

## 三、辅助检查

1. 血红蛋白及白细胞计数　肠梗阻早期正常，梗阻时间较久，出现脱水征时，则可以发生血液浓缩与白细胞增高，白细胞增高并伴有左移时，表示肠绞窄存在。

2. 血清电解质（$K^+$、$Na^+$、$Cl^-$）、血气分析、尿素氮、血球压积的测定　都很重要，用以判断脱水与电解质紊乱情况以及指导液体的输入。

3. X线检查　对肠梗阻的诊断十分重要，空肠与回肠气体充盈后，其X线的图像各有特点：空肠黏膜皱襞对系膜缘呈鱼骨状平行排列，其间隙规则犹如弹簧状；回肠黏膜皱襞消失，肠管的轮廓光滑；结肠胀气位于腹部周边，显示结肠袋形。

（1）小肠梗阻的X线表现：梗阻以上肠管积气、积液与肠管扩张，梗阻后在肠腔内很快出现液面，梗阻时间越长，液面越多，低位梗阻液面更多，液面一般在梗阻5~6小时后出现。立位检查可见到阶梯样长短不一的液平面，卧位检查时可见到胀气肠的分布情况，小肠居中央，结肠占据腹部外周，高位空肠梗阻时，胃内出现大量的气体和液体，低位小肠梗阻，则液平面较多，完全性梗阻时，结肠内无气体或仅有少量气体。

（2）绞窄性肠梗阻的表现：在腹部有圆形或分叶状软组织肿块影像，还可见个别膨胀固定肠襻呈"C"字形扩张或"咖啡豆征"。

（3）麻痹性肠梗阻的表现：小肠与结肠都呈均匀的扩张，但肠管内的积气和液面较少，若系由腹膜炎引起的麻痹性肠梗阻，腹腔内有渗出性液体，肠管漂浮其中，肠管间距增宽，边缘模糊，空肠黏膜皱襞增粗。

4. 超声检查　腹内可形成软性包块，可见肠腔内液体滞留，肠套叠可见同心圆肠腔声像，圆心强回声，纵面可见多层管壁结构，利用B型超声诊断肠梗阻，有待进一步研究提高。

## 四、治疗

肠梗阻的治疗原则，主要是解除和矫正因梗阻而引起的全身紊乱，具体的治疗方法应根据肠梗阻的类型、部位和患儿的全身情况而定，分保守疗法和手术疗法。非手术疗法适用于单纯性、粘连性肠梗阻，麻痹性或痉挛性肠梗阻，蛔虫或粪块堵塞引起的肠梗阻。手术治疗适用于各种类型绞窄性肠梗阻，肿瘤及先天性肠道畸形引起的肠梗阻，以及非手术治疗无效的患儿。

## 五、护理措施

### （一）保守疗法的护理

1. 禁食，如梗阻缓解，排气、排便、腹痛、腹胀消失后可进流质饮食，忌产气的甜食，逐步过渡到半流质和普食。

2. 保持胃肠减压的作用，防止胃管受压或扭曲，若发现胃液量、颜色及性质有异常及时向医生反映，若发现胃液为血性，应考虑绞窄性肠梗阻的可能。

3. 生命体征稳定时，采取半卧位，如果出现呕吐应坐起或头侧向一边，及时清除口腔呕吐物，以免引起吸入性肺炎或窒息，呕吐后给予漱口，保持口腔清洁。

4. 配合静脉输液以纠正水、电解质紊乱和酸碱失衡，做好休克的防治。

5. 严密观察腹痛、腹胀、呕吐等情况，若患儿症状不见好转或加重，及时报告医生，止痛剂的应用应遵循急腹症治疗的原则，及时做好术前准备。

6. 监测患儿生命体征的变化，如有发热及时给予退热处理。

### （二）手术疗法的护理

1. 术前禁食禁饮6~8小时，胃肠减压，备皮，备血。

2. 术前肌注阿托品，抑制腺体分泌。

3. 术后平卧位，6小时后取半卧位，以促进腹腔炎症的消散。

4. 禁食3天左右，禁食期间给予补液，肠蠕动恢复后，可开始进少量流质，逐步过渡为半流质。

5. 观察大便排出情况，注意有无腹痛、腹胀，注意防止伤口被污染。

6. 保持胃肠减压管及腹腔引流管的通畅，避免扭曲、受压或打折，指导家长防止患儿抓脱引流管。

7. 术后24小时，指导患儿离床活动，促进肠蠕动恢复，若为肠吻合手术，下床活动时间和进食时间应适当推迟。

## 六、出院指导

注意饮食结构和卫生，避免肠道功能紊乱，进食易消化食物，少食刺激性食物，避免暴饮暴食；避免腹部受凉和饭后剧烈活动；出院后适当活动，若有腹痛、腹胀、停止排气排便、持续高热等不适，及时就诊；出院后按时复查，检查伤口恢复情况。

# 第三节　先天性巨结肠

先天性巨结肠（hirschsprung's discase）是结肠远端及直肠缺乏神经节细胞的肠发育畸形，缺乏神经节细胞的肠管呈痉挛性狭窄；其近段肠管扩张、肥厚。在新生儿期主要为急性肠梗阻，婴幼儿和儿童期表现为便秘、腹胀。绝大多数巨结肠患儿需要手术治疗。

## 一、病因

相关的病因学研究尚无明确的最终结论，近年的病因学研究已经进行到基因学阶段并取得了一定的成果，除微观方面的可能病因分析外，空气污染、有害食品添加剂、宫内病毒感染等可能病因诊断已经越发引起相关部门的重视。先天性巨结肠的基本病理变化是在肠壁肌间和黏膜下的神经丛内缺乏神经节细胞，无髓鞘性的副交感神经纤维数量增加且变粗，因此先天性巨结肠又称为"无神经节细胞症"（aganglionosis），由于神经节细胞的缺如和减少，使病变肠段失去推进式正常蠕动，经常处于痉挛状态，形成功能性肠梗阻，粪便通过困难，痉挛肠管的近端由于长期粪便淤积逐渐扩张、肥厚而形成巨结肠。

## 二、临床表现

1. 胎便排出延迟，顽固性便秘、腹胀　患儿因病变肠管长度不同而有不同的临床表现。痉挛段越长，出现便秘症状越早越严重。多于生后48小时内无胎便排出或仅排出少量胎便，可于2～3日内出现低位部分甚至完全性肠梗阻症状，呕吐、腹胀不排便，大多数病例在出生后1周内发生急性肠梗阻。肠梗阻症状缓解后仍有便秘和腹胀，须经常扩肛或灌肠方能排便，严重者发展为不灌肠不排便，腹胀逐渐加重，患儿呈端坐式呼吸，夜间不能平卧。

2. 一般情况　长期腹胀便秘，可使患儿食欲下降，影响了营养的吸收，患儿全身情况不良，呈贫血状、消瘦、发育延迟，年龄越大越明显，患儿抵抗力低下，经常发生上呼吸道及肠道感染。粪便淤积使结肠肥厚扩张，腹部可出现宽大肠型，有时可触及充满粪便的肠袢及粪石。

3. 巨结肠伴发小肠结肠炎　是最常见和最严重的并发症，尤其是新生儿时期。患儿表现为腹胀、腹泻、粪汁带有气体且奇臭，发热、血压下降。X线检查腹部直立位平片提示小肠与结肠扩张，可伴有液平面，若不及时治疗，可引起较高的死亡率。

## 三、辅助检查

1. 直肠指诊　感到直肠壶腹部空虚不能触及粪便，超过痉挛段到扩张段内方可触及大便。

2. X线检查 钡剂灌肠侧位和前后位照片中可见到典型的痉挛肠段和扩张肠段，排钡功能差，24小时后仍有钡剂存留，若不及时灌肠洗出钡剂，可形成钡石，合并肠炎时扩张肠段肠壁呈锯齿状表现，新生儿时期扩张肠管多于生后半个月方能对比见到。

3. 活体组织检查 取距肛门4cm以上直肠壁黏膜下层及肌层一小块组织，检查神经节细胞的数量，巨结肠患儿缺乏节细胞，此方法必须在麻醉下施行，术中可能导致出血或肠穿孔，仅限于个别疑难病例使用。

4. 肛门直肠测压法 测定直肠和肛门括约肌的反射性压力变化，可诊断和鉴别其他原因引起的便秘。在正常小儿和功能性便秘者，当直肠受膨胀性刺激后，内括约肌立即发生反射性放松，压力下降，先天性巨结肠患儿内括约肌非但不放松，而且发生明显的收缩，使压力增高。此法在10天以内的新生儿有时可出现假阳性结果

5. 直肠黏膜组织化学检查法 此乃根据痉挛段黏膜下及肌层神经节细胞缺如处增生、肥大的副交感神经节前纤维不断释放大量乙酰胆碱和胆碱酶，经化学方法可以测定出两者数量和活性均较正常儿童高出5~6倍，有助于对先天性巨结肠的诊断，并可用于新生儿。

6. 纤维结肠镜检查 能清晰观察病变肠管的长度、形态和炎症的程度，根据测量痉挛段肠管距肛门的距离，将巨结肠分为三型：长段型（15~20cm）、常见型（10~15cm）、短段型（5~9cm）。

## 四、治疗

先天性巨结肠的诊断和治疗近年来有了很大进展，患儿若能得到早期诊断、早期手术治疗，术后近期、远期效果较满意。但有些患儿术后大便次数多或失禁，则需较长时间进行排便训练。尽可能切除病变肠管是最好的治疗方法，即根治手术。非手术治疗和肠造瘘手术，是因患儿年龄或技术条件的限制，为维持排便及生长发育而采取的治疗措施。手术治疗是切除无神经节细胞或神经节细胞稀少、有病变的肠段，再做正常的近端结肠与肛管的吻合，临床分型不同的患儿应采用不同的根治手术，包括腹腔镜辅助下施行的根治手术。

## 五、护理措施

（一）术前护理

1. 完善术前相关检查。

2. 病房每日开窗通风2次，每次30分钟，适时增减衣物，预防感冒。

3. 进易消化、少渣、高热量、高维生素、高蛋白饮食，对低蛋白血症或贫血应予纠正，必要时输血或血浆。

4. 术前3日口服肠道灭菌药，进流质或半流质饮食。

5. 术前结肠灌洗每日1次，持续10～14天，灌肠水温38℃～41℃，选择合适肛管，动作轻柔，注意保暖。术前晚及术晨行结肠灌洗各1次，直至灌洗液无粪汁。

6. 术前1日进流质饮食，术前8小时禁食，4小时禁饮，备皮、备血，术晨胃肠减压、测血压及静脉输液。

7. 术前30分钟接受麻醉前用药。

（二）术后护理

1. 去枕平卧6小时，头偏向一侧，防止呕吐、误吸。

2. 保持呼吸道通畅，吸氧、心电监护，严密监测生命体征变化。

3. 保持各引流管的通畅，防止引流管受压、扭曲和脱落，持续胃肠减压至肠鸣音恢复，生理盐水冲胃管3次／日，观察胃液的颜色、性质及量。

4. 术后禁食、禁饮3～5天，观察腹部及排气、排便情况，待肠功能恢复后，给予流质饮食，逐渐向半流质、软食过渡。

5. 术后5～7天采取平卧位，使用护架，两腿尽量外展，使肛门暴露，保持局部的干燥。

6. 术后早期排便次数增加，每日可达数十次，肛周会出现皮肤发红，甚至破溃，多因肛门括约肌暂时松弛和切除结肠后粪便较稀所致，随着术后时间的延长逐渐好转，排便次数减少，待肛门敷料拆除后肛周需用活力碘涂擦，每3小时一次，利用SP利康治疗仪照射肛门，术后1周内禁止肛门内的一切操作，对肛周皮肤破溃者可使用氯锌油、溃疡粉、3M皮肤保护膜等促进皮肤的恢复。

7. 注意有无腹胀，避免哭闹，以免影响伤口愈合，甚至发生伤口裂开。

## 六、出院指导

出院后饮食要有规律，进易消化、营养高的食物，忌食胀气类食物和油炸食物，如土豆、红薯；训练患儿定时排便习惯；术后1个月开始扩肛，隔日1次，扩肛器保留时间3分钟／次，扩肛方法和复诊时间遵照医生指导。

# 第四节　肛门周围脓肿

肛管、直肠周围软组织内或其周围间隙内发生急性化脓性感染，并形成脓肿，称为肛周脓肿，常见于婴幼儿，病原菌以金黄色葡萄球菌为主。其特点是自行破溃，或在手术切开引流后常形成肛瘘，是常见的肛管直肠疾病，也是肛管、直肠炎症病理过程的急性期，肛瘘是慢性期。

## 一、病因

约99％的肛周脓肿的发生与肛腺感染化脓有关。正常肛腺大部分位于肛门内外括约肌之间，开口位于肛隐窝。当粪便和细菌通过开口进入肛腺时可引发炎症，这些炎症可扩散到肛管、直肠周围组织形成肛周胀肿。小儿肛周皮肤及直肠黏膜局部防御能力薄弱是引起肛周脓肿的主要因素，小儿肛周皮肤和直肠黏膜娇嫩，容易被尿液和粪便浸渍和擦伤等，随着小儿年龄的增长，局部防御能力增强，肛周感染率显著下降。肛门周围脓肿也可继发于肛裂、直肠炎症等。

## 二、临床表现

患儿出现无原因的哭闹不安，仰卧位或排便时哭闹更重，伴随发热，检查发现肛旁皮肤有明显红肿伴硬结和触痛，可有波动感，破溃后有脓汁排出。炎症位于肛门前方时可有排尿障碍，可出现腹泻。年长儿能诉说肛门周围疼痛，走路或排便时加重，不愿取坐位。

## 三、辅助检查

1. 触摸法　可触摸到患处硬结及有无波动感。
2. 穿刺抽脓　直接用注射器穿刺抽吸。
3. 肛管超声检查　超声能准确地确定肛周脓肿的部位、大小、轮廓、形态以及与周围组织的关系，同时可以确定脓肿是否完全液化。不仅如此，超声可以准确地确定穿刺部位、进针方向和角度以及深度。

## 四、治疗

1. 保守疗法　炎症急性浸润期未形成胀肿者采取保守疗法，用1∶5000高锰酸钾溶液（温）坐浴，每天2次，每次10分钟，清洁肛周后外敷金黄散消肿解毒，应用抗生素预防并发的感染。
2. 手术疗法　脓肿形成期，局部有明显波动或穿刺有脓时，不论发生在什么部位，均采取切开引流，由于脓肿部位不同，手术切口与途径也不同，一般做放射状切口，大小与脓肿一致，放置引流条并保持引流通畅，术后24～48小时取出引流条，换用油纱条，用1∶5000高锰酸钾溶液（温）坐浴，每天2次，每次10分钟，保持局部清洁，直至创面肉芽生长。

## 五、护理措施

（一）术前护理

1. 完善术前相关检查。
2. 病房每日开窗通风2次，每次30分钟，适时增减衣物，预防感冒。
3. 大便后及时清洁肛周皮肤，擦拭动作轻柔，防止擦破肛周皮肤。

4. 肛周若行药物外敷，注意观察敷料有无渗出物，防止脱落。

5. 术前6小时禁食，4小时禁饮，术前30分钟至1小时接受输液及麻醉前用药。

（二）术后护理

1. 去枕平卧6小时，头偏向一侧，防止呕吐、误吸。

2. 麻醉清醒后6小时喂糖水或牛奶，无呕吐者逐渐过渡到正常喂养。

3. 术后观察切口渗血情况，保持局部清洁。

4. 术后24小时用1∶5000高锰酸钾溶液（温）坐浴，每天2次，每次10分钟，秋、冬季注意保暖。

5. 注意术后体温的变化，如有发热及时给予退热处理，尽量使用物理降温。

## 六、出院指导

多食新鲜蔬菜、水果，忌食辛辣刺激性食物，注意保持内裤的干燥，婴幼儿指导正确使用纸尿裤，保持肛周皮肤的清洁，防止尿布感染，加强局部护理。脓肿切开引流术后的患儿每次排便后用高锰酸钾液坐浴（1周），每天2次，每次10～20分钟。

# 第五节　肠息肉

肠息肉是指发生在消化道黏膜上的肿块状突起，是外科常见疾病，可发生于消化道的任何部位，但以结肠和直肠最常见，为小儿慢性少量便血的主要原因。男孩多于女孩，3～6岁多见，80%～90%发生于直肠或乙状结肠。单发性居多，多发性的占少数，多发者可称为息肉病。

## 一、病因

肠息肉的发病原因目前尚不清楚，据研究可能与家族遗传因素、炎症及其他慢性机械性刺激、种族、饮食成分及结构、病毒感染等因素有关。一般认为肠黏膜发生炎性病变和慢性刺激是形成息肉的重要因素，肠黏膜由于长期炎症和机械性刺激，发生表皮、腺上皮及其下层组织的局限性增生，就形成了息肉。个别病例，小肠息肉可能是腺瘤类良性肿物。

## 二、临床表现

肠息肉临床表现不一，在早期可无任何症状，一般临床表现可有腹痛、腹泻、便血、大便中可含有黏液，或伴有里急后重感，慢性便血是直肠、结肠息肉的主要表现。便血发生在排便终了时，多在粪便的表面有一条状鲜红色血迹，不与粪便混合，量较少，少数病例便后自肛门滴数滴鲜血，罕见由于息肉脱落引起的大量出血者。息肉大小不等，可以为带蒂的，也可以为广基的；可以分布于结肠、直肠的某一段，也可以累及全结肠和直肠；可以为单个或分散分布，也可为很多息肉聚集在一起。患儿的全身情况通常无改变，应该说，息肉是一种良性病变，不是癌肿，不会危及生命。在肠息肉病例中的特殊病例有黑斑息肉病，黑斑息肉病亦称 Peutz Jeghers 综合征，因1921年由 Pentz 首先描述，1949年 Jeger 再次详细对本病进行了总结，故称 Pentz Jegher 综合征，临床上主要有三大特征：特殊部位黑色斑点沉着，胃肠道多发性息肉，遗传因素。过去认为PJ息肉癌变的可能性很小，患者如不出现急腹症不需治疗。但近年来随着人们对该病认识的提高，发现该病息肉的癌变风险性很高，日本学者 Utsunomiya 等发现存活超过30年的PJ综合征患者有60%最终死于消化道恶性肿瘤，随后 Perrin 等报道PJ综合征息肉存在腺瘤性改变，患癌率比正常人高18倍左右。而且胃肠道息肉也会导致肠套叠引起肠梗阻，所以人们认为一旦明确应早期干预。

### 三、辅助检查

1. 结肠镜检查　可以检查全结肠，有助于对结肠息肉的部位、分布、大小、形状及组织学的诊断，可观察到息肉形态多样，球形、梨形或有分叶，单个或多个，多有蒂，表面光滑或有糜烂渗血，病理活检可以确诊。

2. X线钡剂检查　可观察全结肠的形态和功能，是诊断下消化道出血的重要措施，X线片显示肠壁呈现充盈缺损。

3. 直肠镜或乙状结肠镜检查　由于不易注气，观察不细致可漏诊，可采取活体组织明确诊断。

4. 肛指检查　可触及圆形、质软、有弹性、带蒂或无蒂之大小不等，单个或多个肿物。

### 四、治疗

所有直肠及结肠息肉，均应将其摘除。对单个或少数散在的息肉，应根据息肉的部位、数目和形态采用不同的治疗方法。手法摘除适用于直肠指检能扪到的有蒂息肉；对直肠下段息肉，可经肛门切除；对于高位直肠或结肠息肉，可用结肠镜配合息肉摘除器切除息肉，摘除的方法应根据息肉的大小、多少和蒂的长短决定。可应用消化内镜金属夹治疗息肉，应用金属夹（Clip，简称夹子）治疗结肠息肉，是在内镜下应用特制的有一定软硬度的特殊金属夹钳夹息肉基底达到结扎息肉、阻断供血的目的，操作时夹闭器使夹子尽量靠近息肉基底部，以给圈套器留出足够空间，夹子方向应与肠黏膜走向平行，便于圈套器的操作，如果夹子结扎溃疡基底血管，止血效果不理想，则可以用夹子对溃疡表面缝合进行止血。如用以上方法无效或无条件者，则需行剖腹手术，切开肠壁摘除息肉，根据息肉所在的肠段不同，选择不同的腹部切口。

### 五、护理措施

#### （一）术前准备

1. 术前1～3天给予少渣半流质饮食，可适当吃粥类、软烂的面条，避免进食粗糙、酸辣、煎炸及含纤维素丰富的食物，少喝产气饮料。术前晚禁食6～8小时，不耐饥饿者可饮糖水。

2. 肠道准备　术前晚及术晨均给予开塞露或磷酸钠盐灌洗液清洁肠道，以便清晰肠镜的视野，肠道清洁的好坏，直接影响镜检的诊治效果。

3. 对于合作能力差的患儿适当使用镇静剂。

#### （二）术后护理

1. 密切观察出血情况，出血严重者注意面色、血压，有异常及时报告医生。

2. 观察患儿有无腹痛以及大便的颜色、性质及量，有无便血现象。由于手术刺激，术后1～3天可能出现上述症状。若息肉电切有出血者可于当天禁食，第二天逐渐恢复饮食；无出血者于当天给予少渣半流食，第二天恢复普通软食。忌食粗纤维、煎炸、辛辣等刺激性食物，多饮水，以保持大便通畅，以防干结粪便摩擦创面造成损伤或导致焦痂脱落，引起大出血。

3. 术后平卧1～2天，1周内减少活动。

4. 使用钛夹手术治疗的患儿，术后需留存大便，便于医护人员观察息肉脱出情况，并安排及时送检。

5. 若行开腹手术，则按腹部手术护理常规进行护理。

### 六、出院指导

多食新鲜蔬菜、水果，忌食辛辣刺激性食物，小儿肠息肉的患儿半月内注意多休息，养成定时排便的习惯，保持大便通畅，避免剧烈运动，6个月后来院复诊，如果有腹痛、便血者及时来院就诊。


# 第六节　先天性肛门直肠畸形

先天性肛门直肠畸形居消化道畸形第一位，发病率在新生儿为1／1500～1／5000。男女性别的发病率大致相等，但以男性稍多。

### 一、病因

直肠肛门畸形的发生是正常胚胎发育期发生障碍的结果，目前相关的胚胎病因学研究尚无明确的最终结论。近年来有学者认为肛门直肠畸形与遗传因素有关，有家族发病史者占1%～9%。

## 二、临床表现

1. 一般表现　出生后24小时无胎便排出或异位排胎便，正常肛门位置无肛门开口。患儿早期有恶心、呕吐，如生后开始喂养症状必然加重。呕吐物初含胆汁，以后为粪便样物。2～3天后腹部膨隆，可见腹壁肠蠕动，出现低位肠梗阻症状。

2. 无瘘管　闭锁位置较低者，如肛门膜状闭锁在原肛门位置有薄膜覆盖，通过薄膜隐约可见胎粪存在，针刺肛门皮肤可见括约肌收缩。闭锁位置较高者，在原正常肛门位置皮肤位置略有凹陷，色泽较深，婴儿啼哭时局部无膨出，用手指触摸无冲击感。

3. 有瘘管　直肠会阴瘘口外形细小，遇有直肠尿道、膀胱瘘，胎粪从尿道排出；直肠前庭瘘，瘘口宽大、瘘管短，生后数月内无排便困难，初期不易被发现，患儿在改变饮食、粪便干结后，大便很难通过瘘管才被家长发现；继发性直肠舟状窝瘘均有正常肛门，多因生后局部感染、化脓，形成脓肿穿破后造成后天性瘘管；直肠阴道瘘有粪便从阴道流出，细小的瘘管造成排便困难。由于粪便通过瘘口排出，缺乏括约肌的控制，粪便经常污染外阴部，伴有泌尿、生殖系统瘘管者容易引发尿道炎、膀胱炎或阴道炎，炎症能引起上行性扩散。

## 三、辅助检查

1. X线检查　1930年Wangensteen和Rice设计了倒置位摄片法诊断肛门直肠畸形，至今仍被广泛使用。若在X线平片上同时发现膀胱内有气体或液平面，或在肠腔内有钙化的胎便影等改变，是诊断泌尿系瘘的简便而可靠的方法。

2. 尿道膀胱造影和瘘管造影　可见造影剂充满瘘管或进入直肠，对确定诊断有重要价值。对有外漏的患儿，采用瘘管造影，可以明确瘘管的方向、长度和位置。

3. 超声检查　B型超声检查可以显示直肠盲端与肛门皮肤之间的距离。

4. MRI　不仅能了解畸形的位置高低，而且能诊断骶椎畸形及观察骶神经、肛提肌、肛门外括约肌的发育情况，也可作为术后随访的手段。

## 四、治疗

外科治疗的目的是重建具有正常控制功能的排便肛门。方法和时间的选择，根据各种不同的类型和合并瘘管的情况而定，肛门、直肠畸形的首次手术很重要，如处理不当，或出现严重并发症，不但给再次手术造成困难，更重要的是会明显影响治疗效果。治疗原则是为了改善术后排便控制功能，拖出的直肠必须通过耻骨直肠肌环，为了更好地识别耻骨直肠肌和尿道，中间位和高位畸形可采用经骶尾部肛门成形术或经骶腹会阴肛门成形术。手术时尽可能减少盆腔神经的损伤以增进感觉，脱下的直肠必须血供良好，无张力地到达会阴，缝合时使皮肤卷入肛内以防止黏膜脱垂等，这些都是要点，手术者有无此种概念，将决定预后是否良好。现今多数医师主张不适合会阴肛门成形术者，生后均先行暂时性结肠造瘘术，待至6～10个月时施行肛门成形术，术后3个月关闭造瘘口。

手术方法的选择决定于以下因素：

（1）患儿的发育情况及其对手术的耐受力。

（2）直肠盲端的位置。

（3）瘘管的开口位置。

（4）合并畸形对生长发育带来的影响

（5）直肠、肛管的狭窄对排便的影响。

（6）术者对病情应有正确的判断，对患儿的手术耐受力有充分的估计，并需要综合考虑医院的设备条件和术者的经验。

## 五、护理措施

（一）术前护理

1. 完善术前相关检查。

2. 病房每日开窗通风2次，每次30分钟，适时增减衣物，预防感冒。

3. 进易消化、少渣、高热量、高维生素、高蛋白饮食。

4. 术前结肠灌洗每日1次，灌肠水温38℃～41℃，选择合适肛管，瘘口细小者可使用氧管或吸痰管，避免插管的损伤，动作轻柔，秋、冬季注意保暖。

5. 术前晚及术晨行结肠灌洗各1次，直至灌洗液无粪汁。

6. 术前1日进流质饮食，术前8小时禁食，4小时禁饮，备皮，术晨静脉输液。

7. 术前30分钟接受麻醉前用药。

（二）术后护理

1. 去枕平卧6小时，头偏向一侧，防止呕吐、误吸。

2. 保持导尿管的通畅，防止引流管受压、扭曲和脱落，观察尿液的颜色、性质及量。

3. 术后采取平卧位，使用护架，两腿尽量外展，使肛门暴露，必要时使用约束带，保持局部的干燥。

4. 术后禁食、禁饮2～3天，观察腹部及排气、排便情况，待肠功能恢复后，给予流质饮食，逐渐向半流质、软食过渡。

5. 一般24小时后拆除肛门敷料，术后早期排便次数增加，每日可达数十次，需加强肛门护理，每次大便后清洁肛门口，肛周用活力碘涂擦，每3小时1次，由外向内，每天使用3M无痛皮肤保护膜喷洒局部，以减少粪汁浸渍肛周皮肤，对肛周皮肤破溃者可使用氯锌油或溃疡粉促进皮肤的恢复。

6. 观察大便排出的性状和量，注意有无瘘口复发的早期症状。

7. 加强患儿的心理护理，对学龄期患儿多鼓励，指导术后的注意事项。

## 六、出院指导

多食新鲜蔬菜、水果，忌食辛辣刺激性食物，增加饮水，防止便秘，注意保持内裤的干净，婴幼儿指导正确使用纸尿裤，每次排便后用高锰酸钾液坐浴（1周），每天2次，每次10～20分钟。保持肛周皮肤的清洁，若出现排便困难、粪便变细或失禁等现象，及时就诊。指导家长术后2周开始常规扩肛治疗，通常维持3个月至半年。

# 第七节　肠道异物

从儿童能用手抓住东西送入口腔的年龄开始，就应注意有可能将各种物品吞入口中而进入胃肠道。常见的异物有硬币、图钉、别针、玩具、果核、纽扣、电池等。最高发生率为6个月至3岁。

## 一、病因

主要原因是家长隐患意识不强，对孩子照顾不周，一般都是意外事件。

## 二、临床表现

通过食管、胃而到达小肠的异物，绝大部分能顺利通过肠道，最终由肛门排出体外，很少出现临床症状。只有少数较大的、尖锐的异物，因排出困难而引起一些症状与并发症，如痉挛性腹痛、腹部不适、肠出血甚至肠穿孔等。

## 三、辅助检查

对疑有肠道异物的患儿，可先做常规腹透或摄腹平片，在X光片中通常可看到异物的位置。对于可透X线的阴性异物，普通平片多不能很好地显示，此时可采用X线气钡双重造影对比的方法来检查消化道异物。腹部CT虽也可用于肠道异物的诊断，但因检查费用较高，且操作不如腹部平片方便，多不常应用。

非金属异物透过吞钡造影很有帮助。

## 四、治疗

一般先采用非手术治疗，通常4～6天可以自行排出，观察期间不宜使用泻剂或改变食谱，以免因肠蠕动增加反而使异物嵌顿或发生肠穿孔。对于较大、较长、较尖以及数量过多的异物，则需要胃肠镜下钳取。

手术治疗的指征：经保守或内镜取异物失败，自觉症状严重，排出有困难者；有腹膜炎体征者；X线表现异物嵌插在某一部位，经过1周无移动有刺破重要脏器危险者；合并有消化道出血或梗阻者；异物形成内瘘或脓肿者。

### 五、护理措施

1. 完善相关检查。

2. 口服液体石蜡，进食粗纤维饮食如韭菜，促进肠蠕动，尖锐异物不宜改变食谱。

3. 情况不明时，注意卧床休息。

4. 严密观察腹部情况，注意有无腹痛及便血情况，观察异物有无排出。

5. 内镜钳取异物的患儿，术后注意患儿有无腹胀、呕吐现象，如有咖啡色呕吐物、柏油样大便或上腹不适，需注意消化道是否出血，如有腹胀、板状腹，警惕消化道穿孔，异物致胃肠道穿孔者需急诊手术。

6. 开腹手术的患儿，待麻醉作用消除6小时后进食温凉流质或半流质，利于食管、胃黏膜的康复，逐渐过渡到普食，不进热饮或质硬、刺激性食物，并发消化道黏膜损伤出血的患儿，按医嘱禁食1～2天，静脉补充营养。术后1周内食用易消化的食物，凡属辛辣、香燥、煎炸之品及寒冷硬固食物，均应避免。

### 六、出院指导

帮助患儿和家长掌握消化道异物相关的防治知识，比如小儿特别是幼儿喜欢将其玩具及身边的各种东西放入口内，可因逗笑哭闹误将异物吞入消化道内；在小儿进食时不要乱跑乱跳，以免跌倒时将异物吞入；进食时不可惊吓、逗乐或责骂，以免大哭大笑而误吞；教育儿童要改掉口含笔帽、哨及小玩具等坏习惯，发生消化道异物后立即禁食、禁饮，尽快就医，紧急时可用手托住腹部，头放低，用手敲拍孩子背部，同时手指伸入喉咙口寻找异物并即时取出，或用手指按舌根部使之产生呕吐反射，让异物呕出，如果孩子体重过重，可以用膝盖顶着孩子腹部，头放低，用上述同样方法进行抢救。切忌用饭团、馒头、蔬菜强行吞咽。

# 第八节　急性坏死性肠炎

急性坏死性肠炎是以小肠急性、广泛性、出血性、坏死性炎症为特征的消化系统急症，又称急性出血性坏死性肠炎、急性坏死性小结肠炎或节段性肠炎。各年龄组小儿均可得病，以3～12岁儿童多见。本病四季均可发病，以春夏秋发病率较高。

### 一、病因

病因尚不明了，可能为多种因素造成的综合损害，目前一般认为与肠黏膜缺血缺氧、喂养不当、感染、变态反应及肠道营养不良等因素有关，其中细菌感染和患儿机体的变态反应两种因素相结合，被认为是本病的主要可能病因。感染因素最引人注目的是C型产气膜杆菌。

## 二、临床表现

本病起病急骤，常无前驱症状，发病时症状多样，可有一系列全身中毒表现和腹部症状。

1. 腹痛　常以突发性腹痛起病，多呈持续性腹痛，阵发性加剧。部位多位于脐周，也可位于下腹部，早期腹痛部位与病变部位及范围一致，晚期可为全腹压痛、腹肌紧张、肠鸣音减弱或消失等。

2. 腹泻与便血　一般多在发病当日或次日出现，最初为水样便、黄色或棕色稀便，次数增多，继而出现便血，大便呈洗肉水或果酱样暗红色糊状，可有灰白色坏死样物质，呈奇特腥臭味。

3. 腹胀　轻症患儿的腹胀为轻度或中等度，重症者腹胀明显且伴有压痛。肠鸣音早期亢进，以后逐渐减弱甚至消失。当肠管坏死或穿孔时，可出现腹肌紧张、压痛、反跳痛等腹膜炎症状。

4. 呕吐　一般不严重，通常每天1次以上，重者可达十余次。呕吐物可含胆汁、咖啡渣样物，甚至呕血。

5. 全身中毒症状　一般有发热，伴有体温不升或体温不稳定。患儿在便血出现前即出现烦躁、哭闹或嗜睡、脸色苍白，随着病情加重，很快出现精神萎靡、软弱无力，甚至出现中毒性休克表现。重症者迅速出现中毒性休克，表情淡漠，呼吸深快，皮肤花斑纹，四肢湿冷，血压下降，脉压降低，少尿或无尿。

## 三、辅助检查

1. 腹部X线检查　有特征性改变，可见膈下游离气影、腹膜炎、腹水征、腹壁脂肪层模糊。

2. 血液检查　可有轻、中度贫血，重症患者白细胞计数增高及红细胞沉降率加速。严重者人血清蛋白及钠、钾、氯降低。

3. 粪便检查　大便潜血强阳性。

4. 肛门指检　可见腥臭血便。

## 四、治疗

病情轻者，多于7～14天逐渐恢复；重症病例经积极抢救，死亡率仍可达30%。

1. 预防休克　扩充血容量，纠正酸中毒及电解质紊乱。

2. 饮食调理　血便及腹胀期间应禁食，给予胃肠减压，一般需5～7天，禁食期间给予静脉营养支持治疗。

3. 激素治疗　应用肾上腺皮质激素有一定疗效，危重期使用氢化可的松，好转后改口服泼尼松，抗生素宜选择氨基糖苷类和头孢菌素类合用。

4. 观察腹部体征　排便情况及全身变化，必要时腹部摄片和腹腔穿刺，穿刺液为血性或脓性者应立即手术，如外观为淡黄色浑浊物，则需镜下检查，如见大量白细胞、红细胞亦应转为手术治疗。手术可去除肠坏死病灶、排除肠内毒物以减轻中毒症状，防止中毒性休克的发生和发展。

### 五、护理措施

1. 一般禁食5～7天，给予胃肠减压，注意保持胃肠减压管的通畅，避免扭曲、受压或打折，指导家长防止患儿抓脱引流管。

2. 当腹胀消失和大便潜血阴性时可恢复饮食，注意从少量逐渐增加，从流质、半流质逐渐过渡到少渣食物、正常饮食，注意选择高热量、低脂肪、高蛋白质、少刺激性食物。婴幼儿应减少饮食或降低牛奶的浓度，待病况改善后逐渐增加奶量及恢复牛奶的浓度。在饮食恢复过程中如果又出现腹胀和呕吐，即应重新禁食，直至症状消失。

3. 加强肛周皮肤的护理，手纸要柔软，擦拭动作宜轻柔，以减少机械性刺激。便后用碱性肥皂与温水冲洗肛门及周围皮肤，减少酸性排泄物、消化酶与皮肤接触从而减少局部的刺激和不适，必要时涂抗生素软膏以保护皮肤的完整。

4. 观察患儿腹胀、腹痛及全身的变化，注意大便的性状、量及颜色，发现异常及时报告医生。做好紧急手术的准备。

5. 建立有效的静脉通路，婴幼儿使用输液泵应用药物，保证输液药物的及时供给，有效纠正脱水、酸中毒，预防休克。

### 六、出院指导

指导家长注意饮食卫生，冲奶及喂食前均彻底洗手，食具、奶瓶须彻底清洁及消毒；婴幼儿注意辅食的搭配，改善患儿营养状态，进食高蛋白、高热量、高维生素、低脂、易消化、少渣饮食，必要时给予要素饮食；注意大便排出的性状，若出现腹泻应注意肛周皮肤的维护，每次大便后用1／5000高锰酸钾液坐浴，每天2次，每次10～20分钟，保持内裤干燥，减少对皮肤的腐蚀，维持幼儿臀部皮肤清洁、干爽。

# 第九节　小肠肿瘤

小肠占消化道全长的70％～80％，其黏膜表面积约占胃肠表面积的90％以上，但发生在小肠的肿瘤却极为少见，小肠肿瘤的发病率较胃肠道其他部位为低，占胃肠道肿瘤的2％～5％，小肠肿瘤可发生于小儿的各个年龄组，男女发病率相等，因小肠肿瘤有良性及恶性两类，良性肿瘤较常见的有腺瘤、平滑肌瘤，其他如脂肪瘤、纤维瘤、血管瘤等，较少见恶性肿瘤，以恶性淋巴瘤、腺癌、平滑肌肉瘤类癌等比较多见，最常见的是淋巴肉瘤，约占小肠恶性肿瘤的一半，由于小肠肿瘤诊断困难，只有1／3的病例能够得到正确的术前诊断，往往容易延误治疗。

## 一、病因

现在普遍认为，绝大多数肿瘤是环境因素与细胞的遗传物质相互作用引起的。恶性肿瘤的病因尚未完全了解。多年来通过流行病学的调查研究及实验与临床观察，发现环境与行为对人类恶性肿瘤的发生有重要影响。据估计约80％以上的恶性肿瘤与环境因素有关。

（一）外界因素

1. 化学因素。

2. 物理因素。

3. 生物因素。

（二）内在因素

1. 遗传因素。

2. 免疫因素。

（1）遗传。

（2）环境污染。

（3）放射线辐射。

（4）药物。

（5）个体自身因素如遗传特性、年龄、性别、免疫和营养状况等，在肿瘤的发生中起重要作用。

（6）被动吸烟。

（7）病毒感染。

## 二、临床表现

临床表现很不典型，常表现下列一种或几种症状。

1. 腹痛　是最常见的症状，多因肿瘤的牵拉，肠管蠕动功能紊乱等所引起，可为隐痛、胀痛乃至剧烈绞痛，当并发肠梗阻时疼痛尤为剧烈，并可伴有腹泻、食欲缺乏等。

2. 肠道出血　常为间断发生的柏油样便或血便，甚至大量出血，有的因长期反复小量出血未被察觉而表现为慢性贫血。

3. 肿瘤　引起的肠腔狭窄和压迫邻近肠管，是发生肠梗阻的因，亦可诱发肠扭转。

4. 腹内肿块　一般肿块活动度较大，位置多不固定。

5. 肠穿孔　多见于小肠恶性肿瘤急性穿孔导致腹膜炎，或者慢性穿孔则形成肠瘘。

### 三、辅助检查

1. X线钡餐检查 钡剂进入肿瘤所在肠段，可显示肠管黏膜皱襞中断，钡剂充盈缺损或肠腔狭窄。

2. 内镜检查 可直接观察病灶的大小、部位，可做涂片或活检以获得病理诊断。

3. 选择性动脉造影术 有利于显示血供丰富的肿瘤，对小肠癌可能显示其血供减少或血管畸形，对有出血的肿瘤，血管造影有定位意义，有效提高小肠肿瘤的诊断率。

4. CT检查 对诊断小肠肿瘤的帮助不大，仅对瘤体巨大的平滑肌肉瘤等才能显示突向肠腔外的肿块影。

5. 超声检查 仅对巨大腔外肿块或确定有无转移等有所帮助。

6. 实验室检查 小肠肿瘤伴有慢性出血者，可出现红细胞和血红蛋白降低、大便潜血实验阳性。肿瘤标志物在小肠肿瘤患儿中均无增高。

### 四、治疗

小的或带蒂的良性肿瘤可连同周围肠壁组织一起做局部切除，较大的或局部多发的肿瘤做部分肠切除吻合术；恶性肿瘤则需连同肠系膜及区域淋巴结做根治性切除术，术后重新根据情况选用化疗或放疗，小儿恶性肿瘤预后不良，有人报告存活1~5年者仅占21%左右，但也有存活20年的个案报告。

### 五、护理措施

1. 完善术前相关检查。

2. 病房每日开窗通风2次，每次30分钟，适时增减衣物，预防感冒。

3. 增进患儿抵抗力 进食高营养、高维生素、高热量的饮食，如有贫血给予纠正。

4. 手术前禁食、禁饮 6~8小时，胃肠减压，备皮，备血。

5. 术前肌注阿托品 抑制腺体分泌。

6. 生命体征的监测 术后常规监测患儿呼吸、脉搏和血压的变化，如患儿出现心慌、头晕、面色苍白、血压下降和脉搏细速等症状，应高度怀疑出血可能。

7. 体位的管理 患儿手术回到病房后给予平卧位，在生命体征正常，神志清醒的情况下可给予半卧位，床头抬高不得低于40°角，保持斜坡位。

8. 饮食的护理 禁食3天左右，禁食期间给予补液，肠蠕动恢复后，可开始进少量流质，逐步过渡为半流质。待患儿胃肠功能恢复后逐步给予流质、半流质及软食，要选择富含营养、易消化、少刺激性、低脂肪的饮食，可给高蛋白、多碳水化合物的食物，如奶类、鱼肉、精细面粉食品、果汁、菜汤等。

9. 伤口及大便的管理 术后严密观察患儿腹部，腹胀及伤口渗出的情况，利用分散患儿注意力的方法或使用镇静剂保持患儿的安静，避免哭闹增加腹压，对腹胀厉害的患儿，可给予腹带包扎，防止伤口裂开；观察切口外敷料是否干燥，对渗出液较多的伤口及时配合医生更换渗湿的敷料、衣服及床单，保持床褥清洁整齐。术后需要严密观察大便排出的性状和颜色以及量，必要时留取图片，供医生治疗时参考。

10. 保持胃肠减压管及腹腔引流管的通畅，避免扭曲、受压或打折，指导家长防止患儿抓脱引流管，观察并记录引流液的颜色、性状及量。

11. 术后24小时，一般情况许可，可指导患儿离床活动，促进肠蠕动恢复，若为肠吻合手术，下床活动时间和进食时间应适当推迟。

12. 若患儿给予放、化疗治疗，认真执行放、化疗药物的使用原则，注意用药后反应，呕吐、脱发者，做好基础护理，减少化疗反应造成的不适。

### 六、出院指导

护理人员指导家长出院后给予患儿补益气血、健脾和胃的食物、少吃或限制食肥肉、油腻、煎炸等不易消化的食品，忌食葱、姜、蒜、辣椒等辛辣刺激性食物，多食绿色蔬菜，颜色越是浓绿，蔬菜的抗氧化剂含量也就越高，就越能有效地防癌、抗癌，还要注意不能暴饮、暴食。随访中定期复查身高、体重、营养状况及肿瘤标志物、血糖、糖耐量实验、凝血功能、肝肾功能和CT或超声影像学检查。若是恶性肿瘤患儿，指导家长放、化疗期间定期门诊复查，检查肝功能、血常规等；术后每3个月复查一次，半年后每半年复查一次，至少复查5年。

# 第十节　先天性肠旋转不良

先天性肠旋转不良是一组胚胎发育中肠管不完全旋转和固定的解剖异常，指胚胎期肠管以及肠系膜上动脉为轴心的旋转运动发生障碍，导致肠管位置发生变异及肠系膜附着不全，易引起上消化道梗阻和肠扭、转肠坏死，大多在婴儿及儿童期出现症状。出生后可引起完全或不完全性肠梗阻，多发于新生儿期（占74％），是造成新生儿肠梗阻的常见原因之一。

### 一、病因

在胚胎期肠发育过程中，肠管以肠系膜上动脉为轴心，按逆时针方向从左向右旋转。正常旋转完成后，升、降结肠由结肠系膜附着于后腹壁，盲肠降至右髂窝，小肠系膜从 Treitz 韧带开始，由左上方斜向右下方，附着于后腹壁。如果肠旋转异常或中止于任何阶段均可造成肠旋转不良。当肠管旋转不全，盲肠位于上腹或左腹，附着于右后腹壁至盲肠的宽广腹膜系带可压迫十二指肠蒂部引起梗阻；也可因位于十二指肠前的盲肠直接压迫所致。另外，由于小肠系膜不是从左上至右下附着于后腹壁，而是凭借狭窄的肠系膜上动脉根部悬挂于后腹壁，小肠活动度大，易以肠系膜上动脉为轴心，发生扭转。过度扭转造成肠系膜血循障碍，可引起小肠的广泛坏死。

## 二、临床表现

肠旋转不良有四种不同形式的临床表现，包括急性发作的肠扭转、亚急性的十二指肠不全梗阻、慢性和反复发作的腹痛和呕吐，部分患儿可长期无症状，仅在进行其他疾病检查时无意中发现。新生儿突发胆汁性呕吐，呕吐尚与十二指肠折叠成角及腹膜束带压迫导致十二指肠梗阻有关。除了胆汁性呕吐，患儿可有腹胀、脱水、激惹等。绞窄性肠梗阻患儿则有意识淡漠、感染性休克表现。其他临床表现包括：腹壁潮红、腹膜炎、酸中毒、血小板减少、白细胞增多或减少，以及由肠黏膜局部缺血所致肠道出血和黑便。中肠扭转也可出现间歇性的症状，主要见于年长患儿，包括慢性腹痛、间歇性呕吐（有时为非胆汁性）、厌食、体重下降、生长发育不良、肠道吸收障碍、腹泻等。肠部分扭转者肠系膜静脉和淋巴回流受阻，可致营养素吸收障碍、肠腔内蛋白质丢失。动脉供血不足致黏液缺血，出现黑便。

## 三、辅助检查

1. 血液检查  外周血可有白细胞增多或减少，血小板减少，血生化检查可有代谢性酸中毒等。

2. 腹部直立位平片  每个有胆汁性呕吐的新生儿都应立即接受影像学检查，通常为前后直立位及侧卧位腹部平片，往往显示下腹部只有少数气泡或仅显示一片空白。中肠扭转影像学表现有胃出口梗阻，可见扩张的胃泡，远端气体减少；典型的双泡征提示十二指肠梗阻。

3. 上消化道造影  肠扭转最典型表现是十二指肠第二、三段出现"鸟嘴样"改变；十二指肠部分梗阻则可呈"螺旋样"改变。需要指出，怀疑急性肠扭转时不宜行此检查。腹部平片中未能显示的充满液体的扩张肠段也可使十二指肠、空肠连接部下移，造成旋转不良假象，此时可经肛门注入造影剂，以确定回盲部位置。

4. 腹部CT和超声检查  肠扭转病例，腹部CT扫描或超声检查可探及扭转的小肠系膜呈螺旋状排列，也称漩涡症，对诊断有决定作用；在发生肠绞窄时可提示肠管血流异常，应紧急进行手术。

## 四、治疗

新生儿病例在入院24小时内，观察和了解呕吐情况，做X线检查和进行必要的手术前准备。小儿肠旋转不良目前无法预测何时或在何种情况下会发生，故对胆汁性呕吐患儿，必须积极诊治，绝不允许只作观察而任其发展至绞窄性肠梗阻。所以一旦发现存在旋转不良，即应手术纠治。

## 五、护理措施

1. 非紧急手术完善术前相关检查。

2. 病房每日开窗通风2次，每次30分钟，适时增减衣物，预防感冒。

3. 手术前禁食、禁饮6~8小时，胃肠减压，备皮，备血，术前肌注阿托品，抑制腺体分泌。

4. 生命体征的监测 术后常规监测患儿呼吸、脉搏和血压的变化，如患儿出现发热等，及时给予处理。

5. 体位的管理 患儿手术回到病房后给予去枕平卧位，在生命体征稳定，神志清醒的情况下可给予半卧位，床头抬高不得低于40°角，保持斜坡位。

6. 饮食的护理 禁食3天左右，禁食期间给予补液，肠蠕动恢复后，可开始进少量流质，逐步过渡为半流质。待患儿胃肠功能恢复后逐步给予流质、半流质及软食，要选择富含营养、易消化、少刺激性、低脂肪的饮食，可给高蛋白、多碳水化合物的食物，如奶类、鱼肉、精细面粉食品、果汁、菜汤等。

7. 伤口及大便的管理 术后严密观察患儿腹部腹胀及伤口渗出的情况，利用分散患儿注意力的方法或使用镇静剂保持患儿的安静，避免哭闹增加腹压；对腹胀厉害的患儿，可给予腹带包扎，防止伤口裂开；观察切口外敷料是否干燥，对渗出液较多的伤口及时配合医生更换渗湿的敷料、衣服及床单，保持床褥清洁、整齐。术后需要严密观察大便排出的性状和颜色以及量，必要时留取图片，供医生治疗时的参考。

8. 保持胃肠减压管、尿管及腹腔引流管的通畅，避免扭曲、受压或打折，指导家长防止患儿抓脱引流管，观察并记录引流液的颜色、性状及量。

9. 术后24小时，一般情况许可，可指导患儿离床活动，每天活动时间不少于6小时，以促进肠蠕动恢复，若为肠吻合手术，下床活动时间和进食时间应适当推迟。

## 六、出院指导

指导家长给予患儿进食高热量、高维生素、高蛋白、低脂食物，多食新鲜蔬菜、水果，忌食辛辣刺激性食物，1个月内避免剧烈活动，若出现呕吐、腹痛等症状，及时就诊。

# 第十一节 结直肠黏膜脱垂

结直肠黏膜脱垂是指直肠黏膜、肛管、直肠和部分乙状结肠向下移位，脱出于肛外的一种慢性疾病，简称脱肛，是婴幼儿常见疾病，好发于5岁以内，小于1岁和大于8岁者罕见。

## 一、病因

发病原因尚未完全清楚，下列因素与发病有关。

1. 解剖因素 小儿骶尾骨弯度小，直肠较垂直，腹内压增高时，直肠缺乏支持而易于脱垂。直肠陷凹、腹膜反折过低，腹内压增高和肠袢压迫使直肠前壁突入直肠壶腹部导致脱垂。

2. 腹内压增高 长期便秘、腹泻、慢性咳嗽和排尿困难等引起腹内压增高，可导致结直肠黏膜脱垂。近年来国外研究发现，常伴有精神或神经系统疾患，两者间的关系目前尚不清楚。有人认为神经系统病变时，控制及调节排便的功能发生障碍，直肠慢性扩张，对粪便刺激的敏感性减弱，从而产生便秘和控制排便能力下降。排便时异常用力，使肛提肌及盆底组织功能减弱，也是结直肠黏膜脱垂的常见原因。

3. 其他 外伤、手术引起腰骶神经麻痹，致肛管括约肌松弛，引起直肠黏膜脱垂。

## 二、临床表现

结直肠黏膜脱垂患儿病前无不适，早期在用力排便后肛门口出现红色肿块，便后回纳。起病缓慢，早期感觉直肠胀满，排粪不净，以后感觉排便时有肿块脱出而便后自行缩回，疾病后期咳嗽、用力或行走时都会脱出，需用手托住肛门。如直肠脱出后未及时托回，可发生肿胀、炎症，甚至绞窄坏死。患儿常感大便排不尽，肛门口有黏液流出，便血、肛门坠胀、疼痛和里急后重，有时伴有腰部、下腹部或会阴部酸痛。

## 三、辅助检查

结直肠黏膜脱垂诊断不难，患儿蹲下做排粪动作，腹肌用力，脱垂即可出现。部分脱垂可见圆形、红色、表面光滑的肿物，黏膜呈"放射状"皱襞、质软，排粪后自行缩回。若为完全性，则脱出较长，脱出物呈宝塔样或球形，表面可见环状的直肠黏膜皱襞。直肠指诊感到括约肌松弛无力。如脱垂内有小肠，有时可听到肠鸣音。个别病例需行肛门镜检查方可确诊。

## 四、治疗

结直肠黏膜脱垂是一种自限性疾病，可在5岁前自愈，故以非手术治疗为主。根据分型采用不同的治疗方法。保守治疗适用于 I 型脱垂者（直肠黏膜脱出肛门外小于4cm）；硬化剂治疗适用于5岁以上脱垂严重者，或5岁以下经保守治疗未愈者；手术治疗仅适用于少数年长的 III 型脱垂（肛管、直肠全层或部分乙状结肠脱出肛门外）及经硬化剂治疗无效者，可选用肛门周围结扎术、直肠悬吊术或结直肠黏膜脱垂切除术。

## 五、护理措施

1. 保守治疗 患儿要注意增加营养，有便秘者给予缓泻剂，必要时灌肠，保持排便的通畅。训练患儿每日定时排便的习惯及较妥当的排便姿势，对体质虚弱、重度营养不良及肛门松弛较重者，用粘膏固定两侧臀部，中央留孔排便，每隔3～5天更换一次，持续3～4周。脱肛暂不能复位、无肠坏死者，湿热敷20～30分钟，待水肿减轻后再行复位。

2. **硬化疗法** 注射后局部可能出现红、肿、痛，要卧床休息1～2周，平卧3～5天，进少渣、易消化的食物，在此期间排便时，取平卧位或侧卧位，避免蹲坐致脱肛复发。

3. **手术疗法** 要注意防止切口感染，给予抗生素治疗，保持患处清洁，进少渣易消化的食物，增加饮水，保持大便的通畅。

## 六、出院指导

多食新鲜蔬菜、水果，忌食辛辣刺激性食物，增加饮水，防止便秘，训练每日定时排便的习惯及较妥当的排便姿势，保持大便的通畅，注意保持内裤的干燥，保持肛周皮肤的清洁，减少会增加腹压的活动，如跳跃、哭闹、打喷嚏等，尤其是要避免久蹲，以免脱肛复发，若出现复发症状，及时就诊。


# 第十二节　肠损伤


肠包括小肠（空肠、回肠）和大肠（结肠、直肠），是空腔器官，腹部受伤后以小肠损伤多见，其次为脾、肝损伤，大肠损伤列后。

## 一、病因

### （一）小肠损伤的病因

造成小肠损伤的直接暴力多属于钝性伤，是由暴力将小肠挤压于腰椎体造成，经挤压肠管内容物急骤向上、下移动，上至屈氏韧带，下到回盲瓣，形成高压闭襻性肠段。穿孔多在小肠上、下端的70cm范围内。

常见原因有：

1. **交通肇事** 引起的损伤最常见，而且损伤多伴复合伤，有小肠损伤，还可能有脾损伤、膀胱损伤、肾损伤以及颅脑等脏器损伤。

2. **跌落伤** 小儿由房屋、高墙、树上跌下，多见于农村儿童。城市儿童也可以由楼梯、凉台、窗台不慎坠地，腹部撞到其他物体或腹部落在突出地面上的木桩、石块、铁栏杆等尖锐物体上而受损伤。

3. **打击伤** 外力直接打击腹部而造成的损伤，如殴打脚踢、投掷石块，还有少见的挤压伤、爆炸伤、牵拉伤等。

（二）结肠损伤的病因

1. 穿透性损伤　最常见，如刀、剪及尖锐器的刺伤，可致结肠不同程度的损伤。

2. 钝器损伤　由于交通事故、地震及房屋倒塌等引起的腹部闭合性损伤时，作用力直接对脊柱，可致横结肠断裂伤；或因结肠壁薄、张力大，挤压肠管破裂；或损伤累及结肠系膜的血管导致结肠坏死等。

3. 医源性损伤　乙状结肠镜或纤维结肠镜检查时，可因操作不当，而引起结肠穿孔破裂；或电灼息肉引起结肠穿孔破裂，在钡剂灌肠或气钡双重加压造影使肠套叠复位时，可引起结肠破裂穿孔；也可因手术损伤肠壁及系膜造成结肠损伤。

## 二、临床表现

（一）小肠损伤

小肠盘曲于中、下腹，可发生多处肠管破裂、穿孔，有时伴有肠系膜血管破裂出血。小肠穿破，碱性小肠液流出形成强刺激的化学性腹膜炎，后继发感染为细菌性腹膜炎。主要表现是：腹痛是小肠损伤出现最早的常见症状，腹痛的性质和程度因肠道损伤部位不同有所不同，腹部特别是腹中部受伤后，出现持续腹痛，疼痛剧烈，腹肌紧张，压痛，反跳痛，膈下有游离气体，肠鸣音消失。上部小肠，特别是十二指肠损伤引起的腹痛较重，有时出现腰背部放射性疼痛；呕吐也是常见症状，十二指肠损伤时可呕血或咖啡渣祥物。患儿受伤后若肠壁未完全破裂（挫伤）或伤口小为大网膜或邻近肠管粘连堵住，则自觉症状较轻，表现主要是局部触痛和肠鸣音减弱。

（二）大肠损伤

大肠位于空回肠外周，大部分肠管位置固定，故钝器伤不多见，绝大多数是腹部穿透伤，且常伴有腹内器官损伤，大肠损伤发生率虽低，但因肠腔含菌量大、污染重、肠壁薄、血运差、愈合力弱，所以处理较困难、麻烦。大肠损伤肠内容物漏出慢，化学刺激性轻，早期症状、体征一般不明显，容易漏诊，应引起医生注意。根据有腹部外伤后出现腹痛、恶心、呕吐及腹膜炎的体征，X线可见气腹征和诊断性穿刺抽出粪便样液体，即可确定结肠损伤。

## 三、辅助检查

1. X线检查　腹部平片或透视发现膈下有游离气体或腹膜后有积气，且腹部肠管普遍胀气或有液平面，以确定有否空腔脏器损伤，根据部位以确定有否结肠破裂损伤。腹平片还可发现骨折及金属异物等。

2. 腹腔诊断性穿刺（简称腹穿）　对疑有闭合性腹部损伤，或伤后意识不清的患儿是一项简便有效的诊断措施。可在左或右下腹麦氏点处进行腹腔穿刺，根据抽出的液体确定，如为粪便样物质是肠损伤，如有胆汁样液体多为十二指肠或胆道损伤，如抽出液体涂片有多数脓细胞提示有腹膜炎，有不凝固的血液可能是实质性脏器损伤，如抽出为迅速凝固的血液，可能误穿血管或进入腹腔外血肿。

3. 腹腔镜检查　近年来纤维腹腔镜逐渐广泛应用，使腹部损伤的早期确诊率不断提高，可以在直视下观察到腹腔脏器损伤的部位、程度，为决定治疗措施提供依据，而且可以对一些损伤进行修补。

4. CT检查和B型超声检查　对实体器官损伤有较高的确诊率，可以观察到损伤部位、深度、大小、范围等，对空腔脏器的损伤可提供参考，尤其对并发腹腔积液及脓肿的诊断较为准确。

## 四、治疗

1. 小肠损伤　确诊为小肠损伤者，或在检查后虽不能确定内脏损伤，经密切观察，出现腹胀，移动性浊音阳性，肠鸣音减弱或消失，腹腔穿刺多为阳性，X线检查膈下有游离气体，应行剖腹探查术，若发现腹腔内出血，应首先探查实质性脏器及肠系膜血管，寻找出血病灶。位于系膜缘的小穿孔有时难以发现，小肠起始部、终末端、有粘连的肠段和进入疝囊的肠祥易受损伤，应特别注意。对穿孔处可先轻轻夹住，阻止肠内容物继续外溢，待完成全部小肠探查，再根据发现酌情处理。小肠外伤的处理取决于其程度及范围。

（1）肠壁小的挫伤可不必处理。浆膜或浆肌层小撕裂伤，应行浆肌层缝合。肠壁血肿应将其切开，止血后行浆肌层缝合。

（2）肠壁小穿孔可作横行间断缝合。

（3）肠壁缺损大、严重挫伤致肠壁活力丧失或某一肠段有多处穿孔宜行小肠部分切除吻合术。

2. 结肠损伤　疗效好坏主要取决于能否及早手术，对可疑者，必要时可行剖腹探查。由于大肠血液供给不及小肠丰富，肠内容物较硬，故愈后较差，肠漏发生机会较多，处理方式基本有三种：

（1）先在肠破裂处腹壁外造口，待病情稳定再剖腹。

（2）在肠管修补或切除吻合口后，在近侧插管造口引流，愈合拔引流管，造口自愈。

（3）将修补吻合的肠管全置于腹壁外，并在其近侧造口插管，待愈合后再手术回入腹内。

## 五、护理措施

1. 完善术前相关检查。

2. 观察生命体征及腹部体征的变化，注意有无休克表现，休克者取休克卧位，无休克者取半卧位。

3. 备皮、备血、青霉素皮试，术前30分钟至1小时接受输液及麻醉前用药。

4. 手术后去枕平卧6小时，头偏向一侧，防止呕吐、误吸。麻醉清醒后6～8小时取半卧位。

5. 严密监测生命体征，必要时给予吸氧。

6. 术后禁饮、禁食，持续胃肠减压至肠鸣音恢复，生理盐水冲胃管3次／日，观察胃液的颜色、性质及量。

7. 术后病情稳定需早期下床活动，每日活动时间不少于6小时，以促进肠蠕动，防止肠粘连。

8. 观察腹部及排气、排便情况，肠功能恢复后，给予流质饮食，逐渐向半流质、软食过渡。

9. 保持伤口敷料清洁、干燥、完好，污染时及时更换。

10. 加强空肠营养管肠内营养的支持，置入空肠营养管是为了手术后经营养管注入营养物给予肠内营养支持，营养物不从胃管注入，可避免增加空肠修补处的负担，影响吻合口愈合，从而既可保证机体营养的供应，又有助于肠道功能和吻合口的恢复。注入时患儿取半卧位，先抽吸胃内残留物，每次输注前后均用少许温开水冲净导管，防止残留在导管内的物质腐败。输注完毕后嘱患儿保持半卧位30分钟，避免剧烈活动。每次的注入量及时记录在护理记录单上。

11. 行肠造瘘者，按肠造瘘术后护理常规护理。

## 六、出院指导

需携带营养管出院的患儿，在院期间要帮助家长掌握注射器注入营养液的要点，要告知患儿及家属妥善固定喂养管，避免牵拉，严防脱落，注意营养液要现配现用，输注营养液前后，应用温开水冲洗营养管，输注时尽量减少空气进入，以免引起胃肠胀气，出院后注意保持造口周围皮肤清洁、干燥。指导家属合理安排饮食，给患儿进食清淡、易消化的食物，根据患儿进食后反应合理安排饮食频率和量，不必强求增加进食次数和量，以免增加胃肠负担，每周称体重，避免营养不足。

1. 术后2个月内饮食以流质为主，品种由少至多，补充蛋白质（牛奶、豆浆、稀释的蛋白粉等）、维生素（各种果汁、蔬菜汁），确保热卡和营养的供给。

2. 术后第3个月起，可进半流质饮食（粥、米糊、蒸鸡蛋、煮烂的面条等），如无不适，转为软食，半年后改普食，但仍应避免生冷、辛辣的刺激食物，3个月内避免剧烈运动，若出现腹胀、腹痛、呕吐等现象，及时就诊。

# 第十三节　环状胰腺

环状胰腺是小儿先天性十二指肠梗阻的病因之一，是胰腺组织异常发育成环状或钳状包绕于十二指肠降部，当环状胰腺对肠管造成压迫时，引起十二指肠完全性或者不完全性梗阻，占十二指肠梗阻性疾病的10%～20%。

## 一、病因

对于胚胎发育过程中形成环状胰腺的确切病因目前尚不完全明了，学说很多，主要有两种解释。胰腺是由胚胎的原肠壁上若干突起逐渐发育融合而成的。背侧的胰始基是从十二指肠壁上直接发生，腹侧的胰始基则自肝突起的根部发生。以后背侧的胰始基发育成胰腺的体与尾，其蒂部成为副胰管；腹侧的胰始基的蒂部成为主胰管，末端则为胰头部。在胚胎第6周左右，随着十二指肠的转位，腹胰也转位至背胰的后下方；在第7周时，背胰和腹胰开始接触，最后两胰合并为一个胰腺，两个胰管也互相融会贯通。因此，一种理论认为，环状胰腺是由于位于十二指肠腹侧始基未能随十二指肠的旋转而与背侧始基融合所致；另一种理论则认为，由于腹侧与背侧胰始基同时肥大，因而形成环状胰腺，并将十二指肠第二段完全或部分围住，造成梗阻。

## 二、临床表现

临床症状主要表现为十二指肠梗阻，取决于环状胰腺对十二指肠的压迫程度，部分病例可终身无症状，文献报道40%～60%病例于新生儿期出现症状。新生儿型多在出生后1周内发病，2周以上发病者少见，主要表现为急性完全性十二指肠梗阻。患儿往往是出生后1～2天内或在第一次喂奶即出现呕吐，呕吐为持续性，呕吐物中含有胆汁，重者吐咖啡色物。由于频繁的呕吐，可继发脱水、电解质紊乱和酸碱平衡失调、营养不良。

环状胰腺压迫较轻，症状出现较晚，可于任何年龄发病。年长儿有环状胰腺者表现为十二指肠不完全性梗阻。反复发作间歇性呕吐，呕吐物为含或不含胆汁的宿食，有的伴有腹痛、腹胀、食欲减退等，常见胃型和胃蠕动波。随着年龄增长症状日趋严重，发作间歇期缩短，生长发育和营养状况均受障碍。

## 三、辅助检查

1. 腹部平片　见到典型的"双泡征"或"单泡征""三泡征"，是十二指肠梗阻型疾患的共同表现。卧位片可见胃和十二指肠壶腹部均扩张胀气，出现所谓双气泡征（double bubblesign）。因胃和十二指肠壶腹部常有大量空腹滞留液，故在立位片可见胃和十二指肠壶腹部各有一液平面。有时十二指肠狭窄区上方与下方肠管均胀气，从而将狭窄区衬托显影。

2. 胃肠钡剂造影　钡餐检查可显示十二指肠球部和幽门管扩张，降部呈现内陷，降部以下钡剂不能通过，可见线形狭窄或节段性狭窄，钡剂排空延迟。钡剂灌肠显示出正常结肠形态为环状胰腺特征之一。

3. 内窥镜逆行性胰胆管造影（endoscopic retrograde cholangiopancreatography，ERCP）　镜下造影能使环状胰管显影，对诊断极有帮助。由于环状胰腺引起的十二指肠狭窄常在主乳头的近侧，若内镜不能通过狭窄则无法造影，有时可因环状胰腺压迫胆总管末端出现胆总管狭窄像。

4. CT　服造影剂后十二指肠充盈，可看到与胰头相连续的围绕十二指肠降段胰腺组织。通常因环状胰腺组织薄，环状胰腺多不易直接显影，若看到胰头部肿大和十二指肠降段肥厚和狭窄等间接征象同样对诊断有帮助。

5. 磁共振成像（magnetic resonance imaging，MRI）与磁共振胰胆管成像（magnetic resonance cholangiopancreatography，MRCP）　MRI可看到与胰头相连续的围绕十二指肠降段与胰腺同等信号强度的组织结构，可确认为胰腺组织。MRCP通过水成像的原理可很好地显示环状胰管影。

### 四、治疗要点

环状胰腺通过早期诊断，短期内积极的术前准备，选择合理的术式及术后注意保暖，持续有效的胃肠减压，良好的术后营养和水、电解质平衡，可获得满意的疗效。

环状胰腺唯一治疗方法是手术。手术不做胰腺分离及切除，应行改道手术，手术方法很多，目前公认最好，符合解剖生理的手术方法是十二指肠前壁菱形侧侧吻合术。本术式操作较容易，能完全解除十二指肠梗阻，又能保持胃的功能，而且没有损伤胰管，发生胰瘘的危险，因此比较符合生理，可作为首选的术式。手术方法：切开十二指肠外侧缘后腹膜，游离梗阻的十二指肠近端和远端；再在梗阻近端和远端的肠管前壁各做两针牵引线，然后在梗阻近端肠管前壁做横向切口，在远端前壁做纵向切口，用1号丝线作间断全层缝合，最后做浆肌层间断缝合。

### 五、护理措施

（一）术前准备

1. 新生儿病例伴脱水者，迅速建立有效的静脉通路，补充液体和电解质。

2. 持续胃肠减压，防止误吸。

3. 合并肺部感染者经静脉给予抗生素，注射维生素K和维生素C，预防术后出血。

4. 慢性十二指肠梗阻的患儿，应纠正营养不良和慢性脱水。可每日补充氨基酸和脂肪乳剂，低蛋白血症者输入白蛋白，待全身情况改善后手术。

5. 手术前两日给予流质饮食。

6. 术前晚及术晨用生理盐水洗胃。

（二）术后护理

1. 注意保暖，每1小时测体温1次，除保持呼吸道通畅外，密切观察呼吸、心率变化以及尿量。

2. 全麻尚未苏醒时采用头低足高位，头部偏45°侧卧，直至清醒。每2~3小时更换体位。

3. 严格掌握输液速度和量，滴速一般为15滴／分钟左右，应及时补充钙、镁离子，防止发生低血钙、低血镁。

4. 注意保持胃肠减压引流管的通畅，防止其扭曲、阻塞、脱出，观察引出物颜色、量、性质变化。

5. 加强饮食护理，一般需要5~12天的时间，新生儿待肠蠕动恢复后，应先试喂少量开水，如无不良反应再喂奶；年长儿给适量流质再逐渐增加食量，以免因一次进食过多导致吻合口瘘，进食后应注意大便量及颜色。

6. 全身情况差或营养不良者，术后给予静脉营养治疗，以促进吻合口的愈合，因此需要合理安排输液顺序，加强静脉管道的维护，保证药物的有效供应。

7. 观察腹部体征及伤口情况，污染时及时更换，警惕切口感染。

8. 术后病情稳定需早期下床活动，每日活动时间不少于6小时，以促进肠蠕动，防止肠粘连。

## 六、出院指导

新生儿要循序渐进增加奶量，添加辅食要注意有规律，避免进食过饱；应指导年长儿家长给予患儿进食高热量、高维生素、高蛋白、低脂食物，多食新鲜蔬菜、水果，忌食辛辣刺激性食物；3个月内避免剧烈活动，若出现呕吐、腹痛等症状，及时就诊。

# 第十四节　肠蛔虫症

蛔虫是儿童期消化道常见的寄生虫，是儿童期肠梗阻的主要原因之一。随着人民生活水平的不断提高，卫生保健事业的发展，蛔虫引起的外科疾病逐年减少，但在偏远山区，仍然较为多见。本病多在幼儿及儿童期发病，临床上以蛔虫性肠梗阻为主要表现。

## 一、病因

正常情况下蛔虫寄生于空肠和回肠，当寄生宿主机体环境和肠管功能发生紊乱，如发热、食欲缺乏、恶心、腹泻、饮食不洁及吃刺激性食物过多，驱蛔虫方法不当或药剂用量不足时，使蛔虫体受刺激，兴奋性增高，在肠道内活动加强，并相互扭曲呈团状，严重者阻塞肠腔造成梗阻。蛔虫团还可以扭转，产生绞窄。

## 二、临床表现

肠道蛔虫常引起反复发作的上腹部或脐周腹痛。由于虫体的机械性刺激及其分泌的毒物和代谢产物可引起消化道功能紊乱和异性蛋白反应，如食欲缺乏、恶心、腹泻和荨麻疹。儿童严重感染者，可引起营养不良、精神不安、失眠、磨牙、夜惊等。腹痛时愿意有人用手揉压。个别患儿出现偏食及异食，喜食灰渣、墙皮、土块和纸，还可出现恶心、呕吐、轻微腹泻或便秘。孩子虽然食量大，但不长肉，严重的还会发生营养不良、贫血及生长发育落后；神经系统症状表现为精神萎靡、兴奋不安、易怒、头疼、睡眠不佳、磨牙。蛔虫幼虫周游人全身时，可引起一系列症状。移行至肝脏可引起肿大，压痛及肝功异常，甚至引起肝脓肿。移行至肺可引起轻微咳嗽，常不被人注意，少数可引起过敏性肺炎。移动至其他器官还可引起脑膜炎、癫痫、视网膜炎。蛔虫毒素可导致荨麻疹、皮肤瘙痒及急性结膜炎。蛔虫在肠道内集结成团，可堵塞小肠造成蛔虫性肠梗阻，蛔虫有钻孔特性，钻入胆道形成胆道蛔虫症；钻入阑尾，表现如同急性阑尾炎。如发生胆道及阑尾穿孔还可诱发腹膜炎。蛔虫还可上窜从口腔或鼻孔钻出，再从咽部钻入气管，严重时发生窒息。

## 三、辅助检查

1. 腹部触诊　触及条索状或面粉团状能活动肿块，压之可变形。

2. 实验室检查　白细胞总数增高，其中嗜酸性细胞可达10%以上，大便常规镜下可找到蛔虫卵。

3. 腹部X线平片　立位可见多个液平面，同时可见到条索状和斑点状卷曲的蛔虫阴影。

4. B超　显示肠腔内蛔虫影像。

5. 胰胆管造影　有助于异味蛔虫症的诊断。

## 四、治疗要点

蛔虫性肠梗阻多数为不完全性肠梗阻，宜先采用非手术疗法治疗，大部分病例可获痊愈。

### （一）非手术疗法

给予禁食、胃肠减压、补液纠正脱水及电解质紊乱。应用肠道解痉剂以缓解肠壁痉挛，有利蛔虫疏散，待中毒症状消退后再用驱虫药物，苯咪唑类药物是广谱、高效、低毒的抗虫药物，应用最广的有甲苯达唑和阿苯达唑，有发热及白细胞增高者，适当用抗生素。对严重感染者往往需多次治疗才能治愈。治疗中偶可出现蛔虫躁动现象，有可能发生胆道蛔虫症。

### （二）手术疗法

手术指征为完全性梗阻，保守治疗不缓解，疑有肠坏死者或肠穿孔、肠扭转及绞窄性肠梗阻。

## 五、护理措施

### （一）保守疗法

保证患儿充足的睡眠和休息，发作和并发胆道感染时应绝对卧床休息；患儿首次发作有恐惧心理，应积极关心和体贴患儿，并解释病情，使其解除顾虑；保持病区环境安静，以使患儿得到更好的休息，以恢复由于发作时大量消耗的体力；当患儿发生呕吐时，应及时清除患儿口腔内的呕吐物，并漱口，以防口腔感染；观察排便情况；禁食期间加强输液的护理；能进食后，给予易消化、高热量、高蛋白质饮食。

### （二）术前、术后护理

1. 完善术前相关检查。

2. 术前30分钟至1小时接受输液及麻醉前用药。

3. 手术后去枕平卧6小时，头偏向一侧，防止呕吐、误吸，麻醉清醒后6~8小时取半卧位。

4. 术后禁饮、禁食，持续胃肠减压至肠鸣音恢复，生理盐水冲胃管3次／日，观察胃液的颜色、性质及量。

5. 肠吻合的患儿术后严密监测生命体征，必要时给予吸氧。

6. 观察腹部体征及伤口情况，污染时及时更换，警惕切口感染。

7. 术后病情稳定需早期下床活动，每日活动时间不少于6小时，以促进肠蠕动，防止肠粘连，若为肠吻合手术，下床活动时间和进食时间应适当推迟。

8. 待肠鸣音恢复后，一般术后3~5天，可开始进少量流质，逐步过渡为半流质和软食。

9. 保持各引流管的通畅，避免扭曲、受压或打折，指导家长防止患儿抓脱引流管。

## 六、出院指导

指导患儿养成良好的卫生习惯，饭前便后要洗手。宜给予易消化、高热量、高蛋白质饮食，如主食米饭、面条、面饼，可食用含糖分高的糕点、糖果等食物，多吃些鸡蛋、动物瘦肉、乳品、黄豆及豆制品，含维生素食物，如新鲜蔬菜、水果等。出现腹痛、食欲差等症状及时就诊。

# 第五章　泌尿外科疾病

## 第一节　肾损伤

肾脏隐藏于腹膜后，一般受损伤机会很少，但肾脏为一实质性器官，结构比较脆弱，外力强度稍大即可造成肾脏的创伤。肾损伤大多为闭合性损伤，占60%～70%，可由直接暴力，如腰、腹部受硬物撞击或车辆撞击，肾受到沉重打击或被推向肋缘而发生损伤；肋骨和腰椎骨折时，骨折片可戳伤肾。间接暴力，如从高处落下、足跟或臀部着地时发生对冲力，可引起肾或肾蒂伤。开放性损伤多见于战时和意外事故，常伴有胸腹部外伤，在临床上按其损伤的严重程度可分为肾挫伤、肾部分裂伤、肾全层裂伤、肾蒂损伤、病理性肾破裂等类型。

### 一、诊断

（一）症状

1. 血尿　损伤后血尿是肾损伤的重要表现，多为肉眼血尿，血尿的轻重程度与肾脏损伤严重程度不一定一致。
2. 疼痛　局限于上腹部及腰部，若血块阻塞输尿管，则可引起绞痛。
3. 肿块　因出血和尿外渗引起腰部不规则的弥漫性胀大的肿块，常伴肌强直。
4. 休克　面色苍白、心率加快、血压降低、烦躁不安等。
5. 高热　由于血、尿外渗后引起肾周感染所致。

（二）体征

1. 一般情况　患者可有腰痛或上腹部疼痛、发热。大出血时可有血流动力学不稳定的表现，如面色苍白、四肢发凉等。
2. 专科体检　上腹部及腰部压痛，腹部包块。刀伤或穿透伤累及肾脏时，伤口可流出大量鲜血。出血量与肾脏损伤程度及是否伴有其他脏器或血管损伤有关。

（三）检查

1. 实验室检查　尿中含多量红细胞。血红蛋白与血细胞比容持续降低提示有活动性出血。血白细胞计数增多应注意是否存在感染灶。

2. 特殊检查　早期积极的影像学检查可以发现肾损伤部位、程度、有无尿外渗或肾血管损伤及对侧肾情况。根据病情轻重，除需紧急手术外，有选择地应用以下检查。

（1）超声检查：能提示肾损害的程度，包膜下和肾周血肿及尿外渗情况。为无创检查，病情重时更有实用意义，有助于了解对侧肾情况。

（2）CT扫描：可清晰显示肾皮质裂伤、尿外渗和血肿范围，显示无活力的肾组织，可了解与周围组织和腹腔内其他脏器的关系，为首选检查。

（3）排泄性尿路造影（excretory urography）：使用大剂量造影剂行静脉推注造影，可发现造影剂排泄减少，肾、腰大肌影消失，脊柱侧突及造影剂外渗等。可评价肾损伤的范围和程度。

（4）动脉造影：适宜于尿路造影未能提供肾损伤的部位和程度，尤其是伤侧肾未显影，选择性肾动脉造影可显示肾动脉和肾实质损伤情况。若伤侧肾动脉完全梗阻，表示为创伤性血栓形成，宜紧急施行手术。有持久性血尿者，动脉造影可以了解有无肾动静脉瘘或创伤性肾动脉瘤，但系有创检查，已少用。

（5）逆行肾盂造影（retrograde pyelography）：易导致感染，不宜应用。

（四）诊断要点

一般都有创伤史，可有腰痛、血尿、腰部肿块等症状体征，出血严重时出现休克。定时查血、尿常规，根据血尿增减、血红蛋白变化评估伤情。检查首选肾脏超声，快速并且无创伤，对于评价肾脏损伤程度有意义，CT可以进一步显示肾实质损伤、肾脏出血及肾蒂损伤情况。条件允许时行静脉肾盂造影检查。

（五）鉴别诊断

1. 腹腔脏器损伤　主要为肝、脾损伤，有时可与肾损伤同时发生。表现为出血、休克等危急症状，有明显的腹膜刺激症状。腹腔穿刺可抽出血性液体。尿液检查无红细胞；超声检查肾脏无异常发现；IVU示肾盂、肾盏形态正常，无造影剂外溢情况。

2. 肾梗死　表现为突发性腰痛、血尿、血压升高；IVU示肾显影迟缓或不显影。逆行肾盂造影可发现肾被膜下血肿征象。肾梗死病者往往有心血管疾病或肾动脉硬化病史，血清乳酸脱氢酶及碱性磷酸酶升高。

3. 自发性肾破裂　突然出现腰痛及血尿症状。体格检查显示腰腹部有明显压痛及肌紧张，可触及边缘不清的囊性肿块。IVU检查示肾盂、肾盏变形和造影剂外溢。超声检查示肾集合系统紊乱，肾周围有液性暗区。一般无明显的创伤史，既往多有肾肿瘤、肾结核、肾积水等病史。

二、治疗

肾损伤的处理与损伤程度直接相关。轻微肾挫伤经短期休息可以康复，多数肾挫裂伤可用保守治疗，仅少数需手术治疗。

（一）紧急治疗

有大出血、休克的患者需迅速给予抢救措施，观察生命体征，进行输血、复苏，同时明确有无并发其他器官损伤，做好手术探查的准备。

（二）保守治疗

1. 绝对卧床休息2～4周，病情稳定，血尿消失后才可以允许患者离床活动。通常损伤后4～6周肾挫裂伤才趋于愈合，过早、过多离床活动，有可能再度出血。恢复后2～3个月不宜参加体力劳动或竞技运动。

2. 密切观察，定时测量血压、脉搏、呼吸、体温，注意腰、腹部肿块范围有无增大。观察每次排出的尿液颜色的深浅变化。定期检测血红蛋白和血细胞比容。

3. 及时补充血容量和热量，维持水、电解质平衡，保持足够尿量。必要时输血。

4. 应用广谱抗生素以预防感染。

5. 使用镇痛、镇静药和止血药物。

（三）手术治疗

1. 开放性肾损伤　几乎所有这类损伤的患者都要施行手术探查，特别是枪伤或从前面腹壁进入的锐器伤，须经腹部切口进行手术，清创、缝合及引流并探查腹部脏器有无损伤。

2. 闭合性肾损伤　一旦确定为严重肾裂伤、肾碎裂及肾蒂损伤，需尽早经腹进路施行手术。若肾损伤患者在保守治疗期间发生以下情况，须施行手术治疗：①经积极抗休克后生命体征仍未见改善，提示有内出血。②血尿逐渐加重，血红蛋白和血细胞比容继续降低。③腰、腹部肿块明显增大。④有腹腔脏器损伤可能。

手术方法：经腹部切口施行手术，先探查并处理腹腔损伤脏器，再切开后腹膜，显露肾静脉、肾动脉，并阻断之，而后切开肾周围筋膜和肾脂肪囊，探查患侧肾。先阻断肾蒂血管，并切开肾周围筋膜，快速清除血肿，依具体情况决定做肾修补、部分肾切除术或肾切除。必须注意，在未控制肾动脉之前切开肾周围筋膜，往往难以控制出血，而被迫进行肾切除。只有在肾严重碎裂或肾血管撕裂，无法修复，而对侧肾良好时，才施行肾切除。肾实质破损不大时，可在清创与止血后，用脂肪或网膜组织填入肾包膜缝合处，完成一期缝合，既消除了无效腔，又减少了血肿引起继发性感染的机会。肾动脉损伤性血栓形成一旦被确诊即应手术取栓，并可行血管置换术，以挽救肾功能。

（四）并发症及其处理

常由血或尿外渗及继发性感染等所引起。腹膜后囊肿或肾周脓肿可切开引流。输尿管狭窄、肾积水须施行成形术或肾切除术。恶性高血压要做血管修复或肾切除术。动静脉瘘和假性肾动脉瘤应给予修补，如在肾实质内则可行部分肾切除术。持久性血尿可施行选择性肾动脉造影及栓塞术。

## 三、病情观察

1. 观察生命体征　如体温、血压、脉搏、呼吸、神志反应。
2. 专科变化　腹部或腰腹部有无肿块及大小变化，血尿程度。
3. 重要生命脏器　心、肺、肝、脾等脏器及骨骼系统有无合并伤。

## 四、病历记录

记录血尿的程度和肾区包块大小的动态变化；记录是否为复合伤；记录急诊处理的时间、过程、效果；保守治疗期间要详细记录患者生命体征的动态变化过程。

## 五、注意事项

（一）医患沟通

1. 如拟保守治疗，应告知患者及其家属仍可能做手术的可能性及肾损伤后的远期并发症。
2. 做开放手术，应告知可能切肾的方案，如做保肾手术，则有继续出血、尿外渗的可能。
3. 手术探查决定做肾切除时，应再一次告知家属，并告知术后肾功能失代偿或须做肾代替治疗的可能。如合并腹腔或其他部位脏器损伤，手术时要一起处理，亦应告知家属并签名。
4. 交代病情时要立足于当前患者病情，对于病情变化不做肯定与否定的预测。

（二）经验指导

1. 对于肾损伤的患者应留院观察或住院1日，必须每30～60分钟监测1次血压、心率、呼吸，记录每小时尿量。做好血型分析及备血。
2. 对于肾损伤病情明确者，生命体征不稳时，可重复做腹腔穿刺及CT、超声影像学检查。
3. 手术后要观察腹部情况，切口有无渗血，敷料有无潮湿；为防止切口裂开，可使用腹带保护。
4. 肾切除患者要计算每天出入量，了解肾功能变化。
5. 确保引流管无扭曲，密切观察引流量、颜色的变化。
6. 腹部外伤合并肾损伤的比例不是很高，临床工作中易忽视。血尿是肾外伤的重要表现，但与病情严重程度不成比例；输尿管有血块堵塞、肾蒂损伤或低血压休克时可无血尿出现。

# 第二节　肾结石

肾结石（calculus of the kidney）指发生于肾盏、肾盂及肾盂与输尿管连接部的结石。肾结石在尿路结石中占有重要地位。这是因为泌尿系统任何部位的结石都可以原发于肾脏，尤其是输尿管结石几乎均来源于肾脏，而且肾结石比其他部位的结石更易直接损伤肾脏，若不经妥当治疗，会严重的阻塞尿路，而造成感染和肾功能不全，因而早期诊断和及时处理颇为重要。本病好发于青壮年，男性多于女性。结石大多位于肾盂内，其次是下盏。单侧肾结石最多，左右侧发病率相似，双侧占10%。

## 一、诊断

（一）症状

1. 疼痛　是由尿路梗阻导致肾盂内压力增加引起，肾盏或肾盂内不活动的结石或无尿路梗阻的结石可以不出现症状，如结石经常活动时，可出现间歇性、持续性的疼痛，多数有钝疼感觉，劳动后可使疼痛发作或加重，较小的肾盏结石阻塞肾盏颈部可引起腰痛，肾盂结石嵌顿在肾盂输尿管连接部发生梗阻，可引起肾绞痛。典型的肾绞痛呈剧烈刀割样痛，突然发作，疼痛向一侧肋脊角或上腹部放射至下腹部、腹股沟或大腿内侧，男性可放射至阴囊和睾丸，女性放射至阴唇附近。

2. 血尿　常伴腰痛出现，多为镜下血尿，也可为肉眼血尿，非梗阻性的结石在活动或劳累后可出现无痛性全程血尿，活动后血尿加重，20%～25%患者无血尿。

3. 脓尿　肾结石如并发感染时，有寒战、高热、腰痛、尿频、尿急、尿痛的膀胱刺激症状，常被误认为尿路感染而延误了诊治。脓尿也存在于一些并无感染的肾结石。

4. 急性梗阻性　无尿结石梗阻可引起肾积水，导致急性无尿则可能为两侧肾或输尿管同时有结石梗阻，孤立肾的结石梗阻，患侧结石梗阻而对侧肾无功能，患侧结石梗阻而对侧正常，肾反射性尿闭等原因引起者应及时处理。

5. 胃肠道症状　胃与肾均受腹腔神经节支配，肾绞痛时常伴恶心呕吐，有时可因反射性肠麻痹引起腹胀，使诊断困难，少数患者无上述症状而仅出现消化道症状。

6. 其他　甲状旁腺功能亢进和痛风引起的肾结石，尚有各自原发病的临床症状，体格检查可能完全正常，肋脊角有轻度叩击痛，感染时压痛明显，积水或积脓时可触及肿物，肾结石有时仅以高血压及氮质血症就诊。

（二）体征

体检患侧脊肋角压痛及局部肌紧张，可有肾区叩击痛；在结石引起肾积水多时能摸到肿大的肾脏。

（三）检查

1. 尿液检查　可有镜下血尿。伴感染时有脓尿，运动前后尿常规检查，若运动后尿中红细胞多于运动前，有诊断意义。有时可发现晶体尿。尿细菌培养。

2. 了解代谢状态　酌情测定血钙、磷、肌酐、碱性磷酸酶、尿酸和蛋白以及24小时尿的尿钙、尿酸、肌酐、草酸含量，了解代谢状态，应判明有无内分泌紊乱，是否存在高血钙、高血尿酸、低血磷、高尿钙、高尿酸等，必要时做钙负荷试验。

3. 泌尿系统X线片　95%以上结石能在X线片中发现。应作正、侧位X线片，以除外腹内其他钙化阴影，如胆囊结石、肠系膜淋巴结钙化、静脉石等。侧位X线片上尿路结石位于椎体前缘之后，腹腔内钙化阴影位于椎体之前。输尿管插管X线片双曝光斜位X线片亦有助于鉴别。结石过小或钙化程度不高，相对纯的尿酸结石及基质结石，可不显示。

4. 排泄性尿路造影　可显示结石所致肾结构和功能改变，有无引起结石的局部因素。透X线的尿酸结石可表现为充盈缺损。对治疗方法的选择有帮助。

5. 超声检查　结石表现为特殊声影。能发现X线片不能显示的小结石和透X线结石，亦能显示肾结构改变和肾积水等。不适宜行排泄性尿路造影时，如对造影剂过敏、孕妇、无尿或慢性肾衰竭等，可用以作为诊断和选择治疗方法的手段。

6. 平扫CT　能发现X线片、排泄性尿路造影和超声检查不能显示的或较小的输尿管中、下段结石。

7. 逆行肾盂造影　仅适用于其他方法不能确定时。

8. 输尿管肾镜检查　当腹部X线片未显示结石，排泄性尿路造影有充盈缺损不能确定诊断时，做此检查能明确诊断并进行治疗。

（四）诊断要点

1. 与活动有关的肾区疼痛和血尿。

2. 发作时有血尿，特别是肉眼血尿。

3. 超声和KUB可明确诊断。

（五）鉴别诊断

1. 急性胆绞痛　胆囊炎、胆石症等引起的急性腹痛，均以右上腹明显，易与右侧肾绞痛相混淆。但Murphy征阳性，一般无血尿。

2. 急性肾盂肾炎　可表现为腰痛及血尿，尿液检查可发现多量蛋白、脓细胞及管型，KUB肾区无结石影像，超声检查无强回声光点及声影。

3. 肾结核　可表现为血尿及脓尿，多为终末血尿，有明显的膀胱刺激症状。KUB钙化影像分布于肾实质，呈不规则斑块状，密度不均匀。尿中找到结核杆菌可明确诊断。

4. 肾癌　可有腰痛和血尿，但多为无痛性肉眼血尿。KUB钙化影局限于肿瘤区，呈大小不等的斑点状或螺旋状，肾外形改变；IVU示肾盂肾盏受压移位变形；超声和CT显示肾实质占位性病变。

5. 腹腔内淋巴结钙化　钙化一般为多发散在，且靠近脊柱，很少局限于肾区，其密度不均匀呈斑点状，侧位X线片位于肾区阴影之外。超声检查钙化灶位于肾脏之外，不随呼吸而改变位置。

6. 髓质海绵肾　常见症状为反复发作的肉眼或镜下血尿，腰痛及尿中排出小结石，KUB平片上可见肾区多发钙化灶，常误诊为肾结石。但KUB平片显示结石位于肾小盏的椎体部，呈簇状或放射状排列；IVU显示肾盂肾盏正常或肾盏增宽，杯口外侧见到造影剂在扩大的肾小管内扇形、花束状、葡萄串状和镶嵌状阴影。病变多为双侧。

## 二、治疗

肾结石治疗的目的不仅是解除疼痛，保护肾功能，而且尽可能找到并解除病因，防止结石复发，根据每个人的全身情况，结石的大小、数目，结石的成分，有无梗阻、感染、积水，肾实质的损害程度及结石复发的预防等方面，制订防治方案。

（一）保守治疗

1. 镇痛　可采用哌替啶50mg或合用异丙嗪25mg肌内注射，症状无好转，4小时重复1次。黄体酮对镇痛及排石效果均较满意。硝苯地平10mg，每日3～4次。吲哚美辛栓肛用。吲哚美辛、阿托品、吗啡、哌替啶或普鲁卡因肾囊封闭。针灸、指压、局部热敷等。

2. 排石治疗　适用于小于0.6cm×1.0cm、表面光滑、外形规整、停留时间在3个月以内的结石。

（1）多饮水：尿量保持在2000～3000mL，对无梗阻积水、结石无粘连、外形光滑者为宜，否则易加重肾积水。尤其注意夜间饮水。

（2）运动：多做跳跃运动，弯腰时叩击肾区。

（3）中药排石：可用金钱草、车前子、海金沙等。

（4）辅助治疗：结石滞留时间长者，可经膀胱镜行输尿管插管扩张，松动结石与输尿管间的粘连，中小结石表面光滑、中下段者可行套石。

（5）总攻疗法：中药、氢氯噻嗪、阿托品等，适于输尿管结石尤其下段。年老体弱有心血管疾病、梗阻积水者不宜使用。

（6）热水浴：每日1次，对输尿管下段结石有一定疗效。

3. 溶解疗法　对尿酸和胱氨酸结石效果较为理想。

4. 病因治疗

（1）原发性甲状旁腺功能亢进：应首先治疗原发性甲状旁腺功能亢进再处理结

石，否则术后易并发高血钙危象。高血钙危象的确切治疗是甲状旁腺切除。为降低血钙，可采用无机磷酸盐或硫酸盐。一旦作出原发性甲状旁腺功能亢进的诊断，应行颈部探查；如为腺瘤应切除，如为腺体增生引起，应切除三个半腺体。

（2）肾小管酸中毒：Ⅰ型可有碱性尿、高尿钙、高磷酸盐、枸橼酸尿，如并发磷酸钙结石，宜服用枸橼酸钾以降低尿钙。此外碳酸氢钠或枸橼酸合剂可纠正酸中毒。停药后易复发，如有新结石形成，可服用磷酸盐合剂或氢氯噻嗪以减少尿钙。

（3）原发性高尿钙：适量饮水，保持尿量在2000mL以上；低钙饮食；氢氯噻嗪25mg，每日2次，逐渐增加50mg；磷酸盐合剂每日1.5～3.5mg，分3～4次用，可以逐渐加量，肌酐清除率低于每分钟30mL及磷酸钙、磷酸镁结石患者禁用。氯化钙140mg，每日3次；金钱草每日30～60mg，代茶饮。

（4）肠溶性高草酸尿：主要由于在肠道内能与草酸盐结合的钙离子减少以致草酸盐吸收过多，故有学者主张采用高钙饮食或口服钙剂，也有学者主张同时口服噻嗪类利尿药。

（5）低枸橼酸尿：草酸钙结石，枸橼酸钾每日6g；金钱草代茶饮。

（6）原发性高尿酸尿：维生素$B_6$，每日400mg，多饮水，限制草酸饮食。

（7）海绵肾：是一种先天性肾小管扩张疾病，因患者多有吸收性高尿钙，故应按原发性高尿钙的方法治疗。

（8）原因不明的高钙结石：10%～20%无法查明任何代谢和尿酸异常，用正磷酸盐（每日含磷2g）可获一定预防效果，如腹泻严重也可用氢氯噻嗪+别嘌呤醇治疗。

（9）尿酸结石：多饮水，尿量在2000～3000mL以上，低嘌呤饮食，碱化尿液，保持尿pH6.5～7.0，别嘌呤醇0.1g，每日3次。

（10）胱氨酸结石：多饮水，碱化尿液，尿pH7.5～8.0，限制蛋氨酸食物，每日摄入蛋白质20g时，可降低尿胱氨酸1／3量。D-青霉胺、α-MPG、维生素C等。

### （二）外科治疗

外科治疗手术目的是为了解除或减轻病痛，控制或缓解感染，防止结石复发，最大限度地保护肾功能。手术一般待代谢试验完成后进行，如梗阻感染严重则应先手术处理。手术指征：①绞痛反复发作，结石直径>1cm，经非手术治疗后估计结石仍不能溶解或排出；②存在梗阻或感染等严重并发症；③急性梗阻性少尿或无尿；④结石诱发癌或癌变并发结石；⑤已形成脓肾，肾功能损坏或有畸形等。任何肾脏手术前必须了解两侧肾的功能，结合全身健康情况，综合分析病因、并发症、取石方式、溶石方法等。近年来术中使肾降温达15～20℃，以保护肾功能，运用超声、X线摄片与经皮肾穿刺、肾镜等辅助方法，对较小结石的清除起了很大作用。

1. 肾盂切开取石术　手术创伤小，并发症少，术后复发率低。

2. 肾实质切开取石术　用于经肾盂切开不能取出的结石，如肾小盏结石，可在局部做一小放射切口或做背部切口，但手术创伤大，术后可有出血及复发率高等。如需广泛切开肾实质时，可在局部低温下手术，也可术前做血管造影，有助于切口部位的选择，有时与肾盂切开术联合运用。

3. 肾部分切除术　　适于一极有严重梗阻，尤其肾下极多发性与局部严重的肾结石，术后复发较少，要求缝合严密并充分止血。

4. 肾窦内肾盂切取石术　　经肾盂周围脂肪与肾盂或输尿管间隙钝性分离进入肾窦，适用于肾内型肾盂结石、较大的肾盂结石、鹿角形结石，必要时亦可经肾盂肾实质联合切口取石。

5. 肾切除　　适用于一侧肾积脓或一侧多数结石严重影响肾功能，而对侧肾功能良好的情况。

6. 肾造瘘　　适用于结石梗阻引起肾积水或并发化脓性感染而全身情况衰弱，对侧肾功能减退者。

7. 无萎缩性肾切开取石术　　约在肾背侧缘后方1cm弧形切开肾实质和肾盏肾盂，主要为巨大多分支的鹿角形或珊瑚状结石、处理较困难的结石、肾实质无萎缩者。目前已趋向做扩大性肾盂切开术，以保护更大的肾功能。低温下离体肾切开取石及自体肾移植术：将肾先取下剖开取尽结石再自体肾移植，但需较高手术水平与条件。

（三）其他治疗

近年来上尿路结石外科治疗取得了新的进展。90%以上的结石不再采用传统的手术治疗，而采用经皮肾镜取石术、输尿管肾镜取石碎石术及体外震波碎石术，缩短了疗程，提高了疗效。

1. 经皮肾镜取石术（percutaneous nephrolithotomy，PNL）

（1）操作方法：持续硬膜外麻醉，俯卧，术侧垫高15°左右，经腋后线肋缘下，按结石位置而定穿刺水平，对穿刺道进行扩张，然后在肾盂镜下直视取石，结石过大则须先碎石再取出。如做"逆行经皮肾镜取石术"，则用特制套式输尿管导管，经膀胱镜插入输尿管到肾，再用空心长钢针经导管由肾中盏刺出肾实质达腰部体外，在钢针内引入导丝经腰部达输尿管，最后经腰向皮下、肾内扩张，余下步骤同上述，结石取尽后置入F18～20带囊尿管，留置5～7日。

（2）适应证：位于肾盂内＜2cm的结石，通过肾盂镜可取出肾盏漏斗部结石、肾盏颈部狭窄的中下盏结石和肾盂输尿管连接部结石。

（3）禁忌证：凝血功能障碍有出血倾向，结石过大过多填满肾盂，无法穿刺扩张者，过于肥胖，穿刺针达不到肾盂内者。

（4）并发症：发热、出血、感染、尿外渗及周围脏器损伤。

2. 体外震波碎石术（extracorporeal shock wave lithotripsy，ESWL）

（1）原理：利用铜合金的椭圆形反射器聚能装置，在短时间内产生高强压力，放电发生于反射器的第一焦点处的水中，电火花使局部水汽化产生冲击波，经反射器聚焦能量密集于第二焦点，以粉碎该焦点处的结石。

（2）适应证：肾输尿管上端（第3腰椎横突以上）结石，直径在2.5cm以内效果较好；集中于一个肾盏内的多发性结石；小型鹿角形结石；感染性结石先控制感染后进行经皮肾镜取石或外科手术后残留在肾内的结石。

（3）禁忌证：结石于下尿路梗阻者；阴性结石定位困难者，但超声定位已可克服这一缺点；过于肥胖，其体表到结石距离大于椭圆体至第二焦点距离；第三腰椎横突以下的输尿管结石，现通过将结石推入肾内再行ESWL获得较好效果；孕妇（未经临床试验）；心、肝、肾等功能不良者；凝血机制障碍；肾上腺与横膈距离<7cm者；肾动脉钙化。

碎石成功率达99%以上，其中肾结石效果较输尿管结石佳，复杂结石须再次或多次冲击治疗，对人体无多大影响。术中可出现疼痛、二联律等，术后可出现输尿管梗阻所谓结石串，血尿、疼痛、粪便隐血、痰中带血丝、尿路严重感染。如碎石后在输尿管内积聚达2~4周以上，宜用经皮肾镜取石或输尿管肾镜取石。震波碎石加上PCIV等措施几乎替代了开放手术，也彻底改变了传统的治疗方法。

肾和输尿管结石引起急性梗阻性无尿的处理：首先应摄X线尿路片，有结石可疑者宜做膀胱镜检查，插入输尿管一导管，必要时做逆行造影，明确诊断后即手术取石。若导管能通过结石梗阻部位，病情较重者，可留置输尿管导管持续引流数日，待病情改善后再行手术治疗。

## 三、病情观察

1. 术前患者对药物及非手术治疗的反应；尿常规中脓细胞数量及中段尿培养结果和药敏试验结果；对侧肾脏形态、功能，腰腹部有无包块；血常规中WBC及中性粒细胞计数。

2. 术后一般情况及生命体征。创腔引流液的量和色，有无继发出血或尿漏；体温及外周血常规；伤口有无红肿、渗出；导尿管是否通畅、移位，排便、排气情况，有无呕吐、呃逆。

## 四、病历记录

记录患者的职业、居住地区和饮食习惯；记录血尿的出现是否与活动有关；记录病程演变过程；记录诊疗方案和治疗结果。

## 五、注意事项

（一）医患沟通

1. 手术方案应设计合理，但术中仍可能相应变更，术前要反复交代。要告知术后残留结石，必要时切除患肾的可能，同意后方可手术。

2. 对于术后可能出现的并发症术前要交代，术前谈话时要注意树立患者的信心，不仅要说明可能的并发症，更重要的是要向患者及其家属交代针对可能的并发症的应对措施，让患者及其家属理解医护人员会尽力减少手术风险，降低手术并发症。

（二）经验指导

1. 根据病史、体格检查和必要的X线片、检验等检查，不难做出肾结石的诊断，但还应进一步了解结石的大小、数目、形状和部位，有无伴发梗阻、感染、肾功能减退，以及可能的原发病因与估计结石的成分。

2. 进行静脉尿路造影可以了解双肾功能、有无积水和整个尿路情况，为选择治疗提供依据；还能发现引起肾结石的局部病因。

3. 是否多发性结石，如合并同侧尿路或对侧尿路结石，必要时做血甲状旁腺激素测定。

4. 开放或腹腔镜手术、经皮肾镜手术要注意腹部或腰部切口有无渗血、感染征象。术后如切口有淡血性或淡黄色液体流出，要警惕肾盂切口漏尿。肾周围渗血、渗尿，可使患者腹胀明显，减慢肠蠕动恢复，更使感染率上升。做肺部听诊，有无气胸发生，必要时做胸穿或置管引流。

5. 确保导尿管通畅，防止堵管后尿液反流、继发感染，加重肾切口尿外渗。观察患者体温变化，警惕肾实质、肾盂内感染。排气、排便，一般术后72小时左右恢复肠蠕动。


# 第三节　输尿管结石


输尿管结石绝大多数来源于肾脏，包括肾结石或体外震波后结石碎块降落所致。由于尿盐晶体较易随尿液排入膀胱，故原发性输尿管结石极少见。有输尿管狭窄、憩室、异物等诱发因素时，尿液滞留和感染会促使发生输尿管结石。输尿管结石大多为单个，左右侧发病大致相似，双侧输尿管结石占2%～6%。临床多见于青壮年，20～40岁发病率最高，男性与女性比为4.5：1，结石位于输尿管下段最多，占50%～60%。输尿管结石之上尿流均能引起梗阻和扩张积水并危及患肾，严重时可使肾功能逐渐丧失。

## 一、诊断

（一）症状

1. 疼痛　多表现为急性绞痛，少数出现钝性腰痛或腹痛。疼痛部位及放射范围根据结石梗阻部位而有所不同，上段输尿管梗阻时，疼痛位于腰部或上腹部，沿输尿管放射至同侧睾丸（或阴唇）和大腿内侧。当输尿管中段梗阻时，疼痛放射至中下腹部。结石位于输尿管膀胱壁段或输尿管开口处，常伴有膀胱刺激症状及向尿道和阴茎头部放射痛。

2. 血尿 输尿管结石急性绞痛发作时，可发生明显的肉眼血尿，尤其在绞痛伴有结石排出者。不发生急性绞痛时，以镜下血尿多见。

3. 尿路感染 症状表现为尿频、尿痛、排尿困难，甚至畏寒发热，膀胱刺激症状多见于输尿管下段结石。

4. 无尿 比较少见，一般发生于双侧输尿管结石或孤立肾的输尿管结石完全梗阻，也可一侧输尿管结石阻塞，反射性对侧肾分泌功能减退。

5. 排石史 常有既往排石史，特别在疼痛和血尿发作时，从尿中排出砂粒或小结石。

（二）体征

查体可发现肾区叩击痛；肾积水严重时，可扪及肿大肾脏。

（三）检查

1. 实验室检查

（1）尿常规检查：可有镜下血尿，伴感染时有脓尿。运动前后尿常规检查，若运动后尿中红细胞计数多于运动前，有诊断意义。有时可发现晶体尿。

（2）尿细菌培养。

（3）酌情测定血钙、磷、肌酐、碱性磷酸酶、尿酸和蛋白及24小时尿的尿钙、尿酸、肌酐、草酸含量；了解代谢状态；应判明有无内分泌紊乱，是否存在高血钙、高血尿酸、低血磷、高尿钙、高尿尿酸等，必要时做钙负荷试验。

（4）肾功能测定。

2. 影像学诊断

（1）肾、输尿管及膀胱平片（kidney ureter bladder position，KUB）：95%以上结石能在X线片中发现。应行正侧位X线片，以除外腹内其他钙化阴影，如胆囊结石、肠系膜淋巴结钙化、静脉石等。侧位X线片上尿路结石位于椎体前缘之后，腹腔内钙化阴影位于椎体之前。输尿管插管X线片双曝光斜位X线片亦有助于鉴别。结石过小或钙化程度不高，相对纯的尿酸结石及基质结石，可不显示。

（2）静脉尿路造影（intravenous urography，IVU）：对诊断帮助最大，能了解结石的大小、位置和肾功能损害程度及梗阻情况并可以了解对侧肾功能。但有时需大剂量延时拍片。

（3）膀胱镜检查和逆行肾盂造影（retrograde pyelography，RCP）：如IVU后，仍不能了解梗阻部位，此检查可以帮助了解梗阻部位。可以鉴别输尿管下段结石是否已降入膀胱。

（4）超声检查：结石表现为特殊声影。能发现平片不能显示的小结石和透X线结石。亦能显示肾结构改变和肾积水等。不适宜行排泄性尿路造影时，如对造影剂过敏、孕妇、无尿或慢性肾衰竭等，可作为诊断和选择治疗方法的手段。

（5）平扫CT：能发现X线片、排泄性尿路造影和超声检查不能显示的或较小的输尿管中、下段结石。

3. 输尿管肾镜检查　当腹部X线片未显示结石，排泄性尿路造影有充盈缺损而不能确诊时，做此检查能明确诊断并进行治疗。

（四）诊断要点

1. 有与活动有关的肾区疼痛和血尿。

2. 发作时有血尿，特别是肉眼血尿。

3. KUB、IVU或RGP可明确诊断。

（五）鉴别诊断

1. 急性阑尾炎　以转移性右下腹痛为特点，可伴发热，右下腹麦氏点固定压痛、反跳痛及肌紧张，血常规白细胞计数升高而尿常规无异常或仅有少量白细胞。X线和超声检查有助于鉴别诊断。

2. 卵巢破裂　多发生于生育期女性，突然发生下腹部疼痛，多在月经前发病，短时间剧痛后持续性坠痛，伴有内出血，出现休克症状。下腹部有轻度触痛，重者有明显触痛且有反跳痛。腹穿获不凝固血液，尿常规多正常，KUB有助于鉴别诊断。

3. 异位妊娠　多为输卵管妊娠破裂。有突发性下腹部痛，异位妊娠有停经史及失血症状，下腹部有腹膜刺激征。腹穿获不凝固血液，尿常规及KUB有助于鉴别诊断。

4. 输尿管肿瘤　可引起输尿管梗阻和肾积水，需与输尿管结石（尤其阴性结石）相鉴别。输尿管肿瘤一般无绞痛，以无痛性肉眼血尿为其特点，晚期腹部可能触及肿块。尿脱落细胞可找到肿瘤细胞。排泄性或逆行输尿管造影显示输尿管内充盈缺损，CT和输尿管镜检查可明确肿瘤或结石。CT三维重建图像对确诊有帮助。

## 二、治疗

（一）非手术治疗

1. 一般治疗　适用于结石直径小于1cm的小结石、表面光滑、无频繁发作、不影响生活及肾功能良好者。方法同肾结石处理，急性肾绞痛处理原则是解痉与镇痛、止血和抗感染、中西药结合排石治疗。

2. 体外冲击波碎石术（extracorporeal shock wave lithotripsy，ESWL）　绝大多数输尿管结石均可行ESWL治疗，效果与结石停留时间、所在部位的炎性反应和黏膜包绕程度有关。输尿管结石一般采用原位碎石，必要时预置输尿管内支架管或插入输尿管导管后碎石。

（二）手术治疗

1. 输尿管镜取石或碎石术适用于中、下段输尿管结石，直视下取出或套出结石。

对结石大、取出困难者，可用超声、液电、激光或气压弹道碎石后取出。输尿管口处结石可经膀胱镜逆行插管扩张，注入液态石蜡或输尿管开口剪开，有助于结石排出。

2. 腹腔镜下输尿管切开取石术在有选择的患者中应用，痛苦小，恢复快。

3. 输尿管切开取石术适用于嵌顿较久或腔内手术无效的结石。术前应摄泌尿系统X线片，根据结石部位选择手术径路。术中放置输尿管支架管可减少术后尿瘘、输尿管狭窄等并发症。

### 三、病情观察

1. 术前尿常规是否有脓细胞、中段尿培养及药敏试验结果。患侧肾功能状况及积水程度，患者每日尿量及肾功能。有无发热及腰部包块或肾区叩痛。

2. 术后一般情况及生命体征。引流管及导尿管是否通畅，创口有无尿外渗，患者是否发热。

### 四、病历记录

记录患者的居住地区、饮食习惯及职业；血尿与患者活动的关系；体检的阳性表现，对于重要的阴性结果也要记录；患者的肾功能情况，对于切除无功能病肾一定要有详细的记录。

### 五、注意事项

（一）医患沟通

1. 拟行ESWL手术时应告知可能做腔内碎石的可能，拟行腔内碎石时要告知可能转开腹手术的可能，如术中改变术式应再次告知、签名并记录为证。

2. 如要切除无功能患肾，一定要有明确的证据，并有患者的知情同意签名。

（二）经验指导

1. 典型症状时血尿、肾绞痛，应用KUB、IVU基本能确诊，对于阴性结石可做逆行尿路造影、CT或输尿管镜检查。肾图可做筛查用。阴性结石要与输尿管肿瘤鉴别。

2. EWSL及腔内技术的进步，开放性手术越来越少。<0.5cm的光滑结石，如肾功能良好，结石能自行排出。非妊娠状态、无出凝机制障碍、输尿管技术下端无梗阻者，结石均可经EWSL碎石而治愈。

3. 对于输尿管结石原位停留>3个月者，多于输尿管皆粘连或被包裹，必要时行开放手术。一定要在结石上方扩张处纵切管壁，取石后内置支架管，下端结石手术时要先排空膀胱以利显露。

# 第四节　膀胱炎

膀胱炎（cycstitis）常伴有尿道炎，统称为下尿路感染。许多泌尿系统疾病可引起膀胱炎（膀胱结石、异物等），而泌尿系统外的疾病（如生殖器官炎症、胃肠道疾病和神经系统损害）等亦可使膀胱受到感染。膀胱炎有特异性和非特异性细菌感染。前者指膀胱结核而言。非特异性膀胱炎系大肠埃希菌、副大肠埃希菌、变形杆菌、铜绿假单胞菌、粪链球菌和金黄色葡萄球菌所致。

## 一、诊断

### （一）症状

1. 急性膀胱炎　发病突然，排尿时有烧灼感，在尿道区有疼痛。有时有尿急和严重的尿频。很重要的一点是症状既发生于晚间，又发生在白天，女性常见。终末血尿常见，时有肉眼血尿和血块排出。患者感到体弱无力，有低热，也可有高热，以及耻骨上不适和腰背痛。

2. 慢性膀胱炎　症状与急性膀胱炎相似，但无高热，症状可持续数周或间歇性发作，使患者乏力、消瘦，出现腰腹部及膀胱会阴区不舒适或隐痛，有时会出现头晕、眩晕等神经衰弱症状。

### （二）体征

急性膀胱炎体格检查有时耻骨上有不适，但无腰部压痛。男性并发附睾炎或尿道炎。女性并发盆腔炎并易反复发作。慢性膀胱炎在膀胱镜观察，可以看到膀胱颈及膀胱三角区有水肿性炎症，整个膀胱呈现片状红肿黏膜，易出血，严重者出现黏膜溃疡，有时被渗出物所覆盖。炎症细胞侵及黏膜及肌层，伴有纤维性变，使膀胱弹性和容量减少。

### （三）检查

1. 实验室检查　血常规正常或有白细胞计数轻度升高。尿液分析常有脓尿或菌尿，有时可发现肉眼血尿或镜下血尿。尿培养可发现致病菌。如没有其他泌尿系统疾病，血清肌酐和血尿素氮均正常。

2. X线检查　如果怀疑有肾脏感染或其他泌尿生殖道异常，这时须做X线检查。对变形杆菌感染的患者，如治疗效果差或根本无疗效者，应做X线检查，确定是否合并有尿路结石。

3. 膀胱镜检查　在急性膀胱炎时，忌行膀胱镜检查。出血明显时，可做膀胱镜检查，但必须在感染急性期后或在感染得到充分治疗后进行。

4. 尿路造影　慢性膀胱炎表现膀胱容积缩小，膀胱边缘毛糙或不规则。

5. 超声表现　膀胱腔缩小，膀胱壁普遍增厚。

6. CT表现　慢性膀胱炎表现为膀胱壁广泛不规则增厚、膀胱缩小和内外缘不光滑，坏疽性膀胱炎还可见膀胱内气体、盆腔内炎性渗出液。

7. MRI表现　膀胱壁增厚常不光滑，信号不均，以低信号为主。

（四）诊断要点

1. 尿频、尿急、尿痛等膀胱刺激症状。

2. 尿液细菌学检查阳性。

（五）鉴别诊断

1. 急性肾盂肾炎　除有膀胱刺激症状外，还有寒战和高热、肾区叩痛等症状。

2. 结核性膀胱炎　发展缓慢，病程长，呈慢性膀胱炎症状，对一般抗菌药物治疗反应不佳，尿中可找到抗酸杆菌，尿路造影显示患侧肾有结核病变。

3. 间质性膀胱炎　尿液清晰，极少有脓细胞，无细菌，膀胱充盈时有剧痛，耻骨上区可触及饱满而有压痛的膀胱。尿常规检查多数正常，极少脓细胞。

4. 嗜酸性膀胱炎　临床表现与一般膀胱炎相似，但尿中有嗜酸性粒细胞并大量浸润膀胱黏膜。

5. 腺性膀胱炎　临床表现为尿频、尿急、尿痛、排尿困难和血尿，超声检查可显示为膀胱内占位性病变或膀胱壁增厚等非特异性征象，膀胱镜检查和黏膜活组织检查可有助于鉴别诊断。

6. 输尿管下段结石　输尿管结石降至壁间段时也可产生膀胱刺激症状。如同时合并感染，则不易与膀胱炎鉴别。通过KUB及IVU可以显示结石的部位并判断有无合并梗阻。

## 二、治疗

（一）一般治疗

卧床休息，多饮水，避免刺激性食物，热水坐浴，支持治疗。

（二）药物治疗

1. 碱化尿液给予碳酸氢钠0.5g，口服，每日3次，降低尿液酸度，缓解膀胱痉挛，黄酮哌酯（泌尿灵）也可解除痉挛，减轻排尿刺激症状。

2. 抗菌药物　下尿路感染首次发作的非复杂性尿路感染的主要病原菌是大肠埃希菌，多属院外感染，对多数抗菌药物敏感，炎症局限于膀胱黏膜。此时尿内药物浓度是关键，常选用的抗菌药，如甲氧苄啶或磺胺甲唑、阿莫西林、环丙沙星、氧氟沙星等。一般以3日疗法为主。

## （三）手术治疗

治疗原发病，因膀胱结石、异物、肿瘤或膀胱颈部以下梗阻者，行手术治疗。

## 三、病情观察

患者对药物治疗的反应，全尿路形态、功能状态，尿培养及尿常规结果变化。

## 四、病历记录

记录是否有感染的诱因存在，如性生活、导尿、个人卫生不洁；记录辅助检查结果；记录发病以来的诊疗措施及结果。

## 五、注意事项

### （一）医患沟通

告知患者诊断及抗感染治疗方案时，应嘱其定期复诊。如反复发作，要延长用药疗程或做系统检查，以免漏诊。指导患者注意个人卫生。

### （二）经验指导

1. 膀胱炎多见于已婚女性或老年患者，临床症状典型，尿常规明显异常。

2. 诊断膀胱炎的同时要寻找有无泌尿系统结石、梗阻、糖尿病、前列腺增生症、神经源性膀胱等基础病变。

3. 中段尿培养可明确诊断、指导治疗。

4. 不要急于用药，在使用抗生素以前，留取中断尿做尿培养，寻找致病菌和敏感的抗菌药物。

5. 因为是下尿路感染，多不需静脉途径、全身使用抗生素，口服药物即可。

6. 强调辅助用药、对症处理，缓解患者的尿路刺激症状。

7. 反复发作者，要注意有无尿路梗阻或畸形，小部分患者要手术矫治。


# 第五节　前列腺炎


前列腺炎（prostatitis），尤其慢性前列腺炎是男性常见病。前列腺炎类型：临床上分为急性和慢性细菌性前列腺炎、非细菌性前列腺炎和前列腺痛等四种类型。非细菌性前列腺炎和细菌性前列腺炎的感染途径：①上行性尿路感染；②捧到后尿道的感染逆流到前列腺管；③直肠细菌扩散或通过淋巴管蔓延侵入前列腺；④血缘性感染。细菌性前列腺炎常见的菌株：大肠埃希菌占主要地位，变性杆菌、克雷伯杆菌、肠杆菌、假单胞菌属较少发生。

# 一、诊断

## （一）症状

### 1. 急性前列腺炎

（1）全身症状：乏力、虚弱、厌食、恶心、呕吐、高热、寒战、虚脱或败血症表现。突然发病时全身症状可掩盖局部症状。

（2）局部症状：会阴或耻骨上区重压感，久坐或排便时加重，向腰部、下腹、背部、大腿等处放散。

（3）直肠症状：直肠胀满、便急和排便痛，排便时尿道流白。

（4）尿路症状：排尿时灼痛、尿急、尿频、尿滴沥和脓性尿道分泌物。膀胱颈部水肿可致排尿不畅，尿流变细或中断，严重时有尿潴留。

（5）其他症状：性欲减退、性交痛、阳痿、血精。

### 2. 慢性前列腺炎

症状表现多样化，症状与炎症轻重不成正比，有些患者前列腺液中含有大量的脓细胞却无症状；而有些患者前列腺液检查正常或接近正常，但表现的临床症状却很重。常见症状可以归纳为以下五类。

（1）排尿不适：可出现尿频、尿道灼痛，疼痛可放射到阴茎头部；清晨尿道口有黏液、黏丝及脓液分泌，尿液浑浊或排便时尿道流白；严重时可出现小便终末血尿及排尿困难或尿潴留。

（2）局部症状：后尿道、会阴和肛门部不适、重压或饱胀感，下蹲或排便时为甚。

（3）放射痛：前列腺或精囊有丰富的交感神经支配，炎症发生时腺体内部张力增大，可刺激交感神经引起转移性腰痛，疼痛可以放射到阴茎、睾丸、阴囊、腹股沟部、会阴、小腹、大腿、臀部、直肠等处。

（4）性功能障碍（紊乱）：慢性前列腺炎可引起性欲减退或消失、射精痛、血精、早泄、阳痿、遗精及不育。青年未婚者多表现遗精、神经衰弱、精神抑郁。

（5）其他：慢性细菌性前列腺炎可引起变态反应，如虹膜炎、关节炎及神经炎等。慢性前列腺炎可并发神经官能症，表现为乏力、眼花、头晕、失眠和忧郁。

## （二）体征

直肠指诊有前列腺肿、热、饱满、触痛等，前列腺凹凸不平或局部有硬结。如有较大的前列腺结石存在时可感觉到摩擦感。偶尔可有初程或终末血尿、血性精液或尿道分泌物。有时并发附睾炎。

## （三）检查

### 1. 实验室检查

（1）Meares-Stamey四杯法检查：分段尿及前列腺液培养，检查前充分饮水，取初尿10mL（VB1）；再排尿200mL后取中段尿10mL（VB2）；做前列腺按摩，收集前列腺液（EPs）；完毕后排尿10mL（VB3），均送细菌培养及菌落计数。菌落计数 VB3>VB1 10倍可诊断为慢性细菌性前列腺炎；若VB1及VB2细菌培养阴性，前列腺液和VB3细菌培养阳性，也可确定诊断。

（2）前列腺液检查：前列腺液白细胞>10个／高倍视野，卵磷脂小体减少，为慢性细菌性前列腺炎的重要依据。另可见前列腺液中IgA增高，锌含量下降，而前列腺痛者正常。

2. 特殊检查

（1）经直肠超声：可见前列腺体积增大，前列腺内血流丰富，有时可见有液性暗区。

（2）尿流动力学检查：主要表现为尿流率下降，膀胱颈-尿道外括约肌不完全松弛，最大尿道关闭压异常增高等。

（四）诊断要点

1. 尿路刺激症状及局部症状。

2. 前列腺液分析及Meares-Stamey四杯法检查。

3. 排尿改变及排便后常有白色分泌物。

4. 会阴部不适，隐痛。

（五）鉴别诊断

1. 尿路感染　有尿频、尿急、尿痛等膀胱刺激症状，一般无发热。尿道分泌物检查、尿常规及中段尿培养阳性可确诊。

2. 良性前列腺增生　一般50岁以后出现症状，以进行性排尿困难为典型表现，直肠指诊、超声、前列腺液检查、尿流动力学检查可资鉴别。

3. 前列腺癌　主要为50岁以后发病，有些慢性前列腺炎在直肠指诊时亦可发现前列腺质地偏硬、有结节。ELISA检查有助诊断，确诊须行前列腺穿刺活检。

4. 前列腺脓肿　急性发病，畏寒、发热，伴尿频、尿急和尿痛，是急性前列腺炎发展的结果。经直肠超声、CT检查可见前列腺内有液性占位，穿刺抽出脓液可以明确诊断。

5. 前列腺结核　也表现为尿频、尿急、尿痛伴尿道滴液，有下腹及会阴部疼痛。通常有泌尿生殖系结核病史，直肠指诊可发现前列腺有不规则的结节，前列腺液中可找到抗酸杆菌。

6. 精囊炎　也表现为尿频、尿急、尿痛伴尿道滴液，有下腹及会阴部疼痛。常有血精，精囊液检查可见红细胞和白细胞。

## 二、治疗

### （一）特殊治疗

1. 内科治疗　药物动力学研究及临床经验证明，只有很少几种抗生素能在非急性前列腺炎症的状态下，在前列腺分泌物中达到有效的治疗浓度。TMP能渗透到前列腺液中，已证实能成功地治愈因敏感菌引起的慢性细菌性前列腺炎，长期治疗（12周）比短期疗法（2周）更有效。

在无氮质血症的情况下，可根据细菌培养及药敏试验结果选择下列抗生素治疗。

SMZCo（TMP 160mg+ SMZ 800mg），口服，每日2次，持续12周。

TMP，每次2片（每片100mg），每日2次，持续12周。

羧苄西林，每次2片（每片383mg）每日4次，口服，持续至少4周。

米诺环素，每次100mg，每日2次，口服，至少维持4周。

红霉素，每次500mg，每日4次，口服，至少持续4周。

特殊治疗必须考虑个体差异的原则，同时也要考虑患者对药物的耐受性。诺氧氟沙星和环丙沙星也是治疗前列腺炎的有效药物。

大部分慢性细菌性前列腺炎的患者很少能被内科治疗治愈，但只要每日用适当的口服药维持小剂量的抑制性治疗保证尿中无菌（如TMP 100mg，每日1次；TMP 160mg+ SMZ 800mg，每日1次），即可使患者相对邻近。如果抑制治疗中断，则膀胱尿液将被重新感染，症状将重新出现。

2. 外科治疗　无论慢性前列腺炎是否能被内科治疗痊愈，均可进行外科治疗。由于前列腺炎并发结石仅用抗生素治疗难以治愈，因此慢性前列腺感染和前列腺结石常是手术的适应证。但手术并发症（性功能障碍和尿失禁）限制了这一手术的选择。如果经尿道前列腺切除术能完全切除被感染的组织和结石，前列腺炎即获根治，但很难取得这种疗效，因为前列腺周围组织也有大量的感染病灶。

### （二）一般治疗

热水坐浴可缓解症状，抗感染药物（吲哚美辛、布洛芬）和抗胆碱能药物（溴丙胺太林等）可缓解排尿刺激症状和疼痛。

## 三、病情观察

观察患者的尿液性状；患者的全身表现；患者对抗感染等药物综合治疗的反应及症状改善情况；前列腺常规中脓细胞、卵磷脂体数量变化及前列腺细菌培养结果；术后要观察一般情况及生命体征，经尿道治疗后排尿情况及前列腺症状的变化。

## 四、病历记录

记录前列腺炎的诱因，医患沟通的情况，记录发病以来的诊疗方案及其治疗效果。

### 五、注意事项

（一）医患沟通

1. 慢性前列腺炎由于病程长、起效慢、易复发，所以患者有时会焦虑不安，一要解释病情，二要嘱其治疗疗程要完整。同时嘱患者开展积极的体育活动。

2. 急性前列腺脓肿切开引流时，要告知术中、术后可能发生的并发症，签字为证。

3. 饮酒、浓茶、咖啡等刺激物是诱发前列腺炎的主要因素，要劝说患者遵循积极的生活方式。

（二）经验指导

1. 由于前列腺水肿、充血等改变，患者可发生尿频、尿急、尿淋沥或尿增多等症状，可选用抗生素治疗。

2. 患者如出现全身中毒症状，如畏寒、高热、食欲减退、乏力，常提示前列腺脓肿，要给予抗感染处理。

3. 术后要注意导尿管引流情况，慢性前列腺炎可做 TURP术，但须十分慎重，电切后观察冲洗液是否清亮、有无血块。

4. 慢性前列腺炎是泌尿外科常见病，约占门诊量的1／3，诊断不难，必要时可做前列腺液分段培养。

5. 疑是急性前列腺炎时，禁忌按摩，可做中段尿培养，疑是脓肿时可行超声检查。

# 第六节　肾结核

在泌尿系统结核中，肾结核是最常见、最先发生，以后由肾脏蔓延至整个泌尿系统。因此，肾结核实际上具有代表着泌尿系统结核的意义。肾结核多在成年人发生，我国综合统计75%的患者发生在20～40岁，但幼年和老年亦可发生。男性的发病数略高于女性。

## 一、诊断

（一）症状

1. 膀胱刺激征　症状是肾结核的最重要、最主要也是最早出现的症状。当结核杆菌对膀胱黏膜造成结核性炎症时，患者开始先有尿频，排尿次数在白天和晚上都逐渐增加，可以由每天数次增加到数十次，严重者每小时要排尿数次，直至出现类似尿失禁现象。75%～80%患者都有尿频症状。在尿频的同时，可出现尿急、尿痛、排尿不能等待，必须立即排出，难以忍耐。排尿终末时在尿道或耻骨上膀胱区有灼痛感。膀胱病变日趋严重，这些症状也越显著。

2. 血尿　是肾结核的第二个重要症状，发生率70%～80%。一般与尿频、尿急、尿痛等症状同时出现。血尿的来源大多来自膀胱病变，但也可来自肾脏本身。血尿的程度不等，多为轻度的肉眼血尿或为显微镜血尿，但有3%的患者为明显的肉眼血尿，且是唯一的首发症状。血尿的出现多数为终末血尿，乃是膀胱的结核性炎症和溃疡在排尿时膀胱收缩引起出血。若血尿来自肾脏，则可为全程血尿。

3. 脓尿　由于肾脏和膀胱的结核性炎症，造成组织破坏，尿液中可出现大量脓细胞，同时在尿液内亦可混有干酪样物质，使尿液浑浊不清，严重者呈米汤样脓尿。脓尿的发生率为20%左右。

4. 腰痛　肾脏结核病变严重者可引起结核性脓肾，肾脏体积增大，在腰部存在肿块，出现腰痛。国内资料的发生率为10%。若有对侧肾盂积水，则在对侧可出现腰部症状。少数患者在血块、脓块通过输尿管时可引起肾部绞痛。

5. 全身症状　由于肾结核是全身结核病中一个组成部分，因此，可以出现一般结核病变的各种症状，如食欲减退、消瘦、乏力、盗汗、低热等，可在肾结核较严重时出现或因其他器官结核而引起。

6. 其他症状　由于肾结核继发于其他器官的结核或者并发其他器官结核，因此可出现一些其他器官结核的症状，如骨结核的冷脓肿，淋巴结核的窦道，肠结核的腹泻、腹痛，尤其是伴发男性生殖道结核时附睾有结节存在。

（二）体征

在体格检查时应注意全身的结核病灶，尤其是男性生殖道，检查前列腺、输精管、附睾有无结节。在泌尿系统方面应检查肾区有无肿块，肋脊角有无叩痛。

（三）检查

1. 尿液检查　轻症肾结核患者，尿的肉眼观察可无明显异常。典型的肾结核尿液浑浊如米汤样，尿中可混有血液，呈酸性反应，蛋白阳性，镜下可见多量白细胞和红细胞。尿的细菌学检查在临床上有重要意义。尿沉淀涂片抗酸性染色在54%～70%的患者中，可查出结核杆菌，清晨第一次尿的检查阳性率最高，与留24小时尿检查结核杆菌结果相似。但因肾结核的结核杆菌常间断、少量排出，检查应连续进行3次。如能做结核杆菌培养和豚鼠接种，阳性率可达90%，尿液中除了结核杆菌之外还有包皮垢杆菌、草分枝杆菌等存在，故对尿液中抗酸杆菌的阳性结果，既要重视它的重要参考价值，还应结合患者当时的临床表现及尿常规检查统一考虑。

2. X线检查　包括KUB、IVU或RCP、肾穿刺造影、膀胱造影等。通过这些检查可以确定病变部位、范围、程度及对侧肾脏情况。

泌尿系X线片对肾结核诊断价值较小，我国808例肾结核资料统计，在X线片上可见钙化阴影者仅占8.4%，全肾广泛钙化时，一般可诊断为肾结核，局限的钙化应与结石和肿瘤钙化相鉴别。肾结核在泌尿系X线片上有时可见到肾蒂结核、淋巴结钙化或腹腔内钙化淋巴结的阴影。

静脉尿路造影和逆行性尿路造影对肾结核的诊断有重要意义，其X线片表现：早期肾乳头坏死表现为肾盏阴影边缘不光滑，如虫蛀状，肾盏失去杯形，严重时形成空洞，如肾盏颈部结核病变纤维化狭窄或完全堵塞时，可见空洞充盈不全或肾盏完全不显影，局限的结核性脓肿亦可使肾盏、肾盂变形或出现压迹。如全肾广泛破坏时，静脉尿路造影由于肾功能低下或完全丧失，表现为"无功能"，不能显示典型的结核性破坏病变。逆行尿路造影有时能显示多数空洞性破坏圈影。输尿管结核溃疡和狭窄，在造影片上表现为输尿管僵直、虫蛀样边缘、管腔狭窄，有时尚可见输尿管钙化阴影。

肾穿刺造影多用于晚期结核患者。当患者有肾功能不全，不能做静脉尿路造影、膀胱造影又无逆流表现，同时由于膀胱病变严重或输尿管口狭窄无法做逆行造影时，肾穿刺造影是有效的诊断方法。穿刺时患者取俯卧位，局麻下经第12肋缘下与髓脊肌外缘交点处穿入或借助于X线片所示肾外形，以及用超声来确定穿刺点。穿刺后所得尿液应做尿常规检查、结核菌检查及细菌培养。根据抽出的尿液多少来确定注入造影剂的量，一般注入造影剂的量略少于抽出液的量即可。造影剂可稀释1倍，在肾积水量大的情况下可直接注入不加稀释的造影剂。通过这种顺行造影，可以了解肾、输尿管积水的情况及梗阻的程度。

膀胱造影可用于晚期肾结核膀胱挛缩的患者。由于膀胱挛缩，膀胱尿可逆流到输尿管并引起肾、输尿管积水。通过这种造影可以显示膀胱缩小的情况及输尿管肾积水的程度。

3. 膀胱镜检查　对于了解膀胱黏膜的病理变化是最直观的检查方法。典型的膀胱结核病变可以在黏膜面上形成结核结节或可以发现暗红色的大小不等的溃疡面。这些病变开始于在患侧输尿管口附近，但很快蔓延至膀胱三角区和其他部位。膀胱镜检查充水时易出血，溃疡处肉芽组织可被误诊为肿瘤，应取活组织检查进一步确诊。输尿管病变严重时可以缩短，管口僵硬，被拉向外上方，管口的正常活动消失，出现高尔夫球筒样形状，这也是膀胱结核的又一典型改变。有时可见从管口喷出浑浊尿液，甚至半固体状脓液。

晚期膀胱结核做膀胱镜检查有一定困难，除了由于溃疡及炎性黏膜面出血造成视野不清外，还因为膀胱极度敏感经常处在痉挛状态，或因检查时患者难耐受而不能获得准确的结果。膀胱结核严重时，由于膀胱容量减少，也直接影响对膀胱内腔的观察。因此，膀胱容量过小（小于100mL）或有严重膀胱刺激症状，应避免膀胱镜检查。

在做膀胱镜检查时，有时需要做输尿管导管逆行插入，以求获得肾盂尿做细菌学检查或做逆行造影。但是，在膀胱病变严重时，输尿管口往往难以觅得，为此除了要在镜下仔细观察输尿管口所占据的重要解剖标志以外，还可通过注射靛胭脂来观察输尿管的排尿。

（四）诊断要点

1. 青壮年长期进行性尿频和慢性膀胱刺激症状，一般抗感染治疗无效。

2. 脓血尿、尿液中找结核杆菌。

3. IVU、逆行性尿路造影及膀胱镜等辅助检查。

（五）鉴别诊断

1. 慢性肾盂肾炎　尿频、尿急、尿痛等膀胱刺激症状，多呈间歇性发作，时轻时重，而肾结核所致的膀胱炎则是持续性进行性加重，抗菌药物治疗无明显疗效，结核尿液及血清学结核菌检查可鉴别。

2. 肾或膀胱的肿瘤　主要特点是无痛性间歇性肉眼全程血尿，而肾结核为持续性尿频、尿急、尿痛及终末血尿，结合影像学检查可鉴别。

3. 泌尿系统结石　血尿的出现多与患者的活动、疼痛相关联。结合病史、临床症状和影像学检查可鉴别。

4. 急性前列腺炎　也表现为明显的尿频、尿急、尿痛，伴有发热，但常发病急促，有排尿困难或排尿淋漓且直肠指诊时前列腺有明显压痛。尿和前列腺液中有大量白细胞，用抗生素治疗后症状常迅速减轻。

5. 肾积脓慢性病程型肾积脓也表现为反复腰痛，常伴盗汗、贫血和消瘦。尿液中有大量脓细胞，但普通细菌培养呈阳性，尿中无抗酸杆菌。CT肾扫描则可显示肾实质中有边界模糊的混合密度肿块。

## 二、治疗

（一）药物治疗

诊断肯定、病变范围明确、肾功能及是否存在尿路梗阻等情况已查明的患者，应尽早给予抗结核药物治疗。其用药原则为早诊断、早用药、联合运用、持续足够疗程。

1. 主要抗结核药物的特点

（1）链霉素：①对细胞外快速生长繁殖的结核菌杀灭作用较强，尤其在pH 7.8时作用最强，pH低于6.0时作用明显降低，故治疗时宜加服碳酸氢钠；②用药时间稍久（10~15日）即易产生抗药性，如联合用药可稍改善；③易使病灶倾向纤维化，如病变在排尿系统则易造成局部梗阻，加重病情；④其毒性作用为前庭损害；⑤个别患者可出现过敏性休克，一旦发生，抢救较为困难，亦难以采用皮试预测；⑥用法，每日1g，肌内注射，连续30~60g，后改为每3日1g，总量达120g以上。

（2）异烟肼（INH）：①业已证明疗效与血清高峰浓度有关，而与持续浓度无关，故通常采用1次顿服为优；②异烟肼（INH）在细胞内外均可达到MIC的10倍以上，因而可杀死细胞内外结核杆菌；③其神经方面的毒性作用可用较小剂量的维生素$B_6$（每日5～10mg）加以防止，维生素B$_6$大剂量（每日50mg）可能中和异烟肼（INH）的杀菌活性；④异烟肼（INH）与利福平（RFP）合用较异烟肼（INH）与乙胺丁醇（EMB）合用时肝功能障碍的发生率虽增加3倍，但考虑其疗效特高，这种配伍仍多采用，在服用过程中要定期复查肝功能；⑤口服后吸收迅速并渗入组织，对纤维化甚至干酪化组织亦可透过；⑥用法，每日0.38g顿服。

（3）对氨基水杨酸钠（PAS）：①目前似有被利福平（RFP）、乙胺丁醇（EMB）取代的趋势；②在每日8～10g剂量下有一定疗效，但此药排泄快，故宜分次用；③单独应用疗效较差，联合应用可加强链霉素（SM）及异烟肼（INH）抗结核疗效并减少抗药性，故目前皆系联合用药；④可降低利福平（RFP）的效价，不宜与利福平（RFP）合用；⑤对胃肠道有刺激作用，即胃部不适和恶心，有时有腹泻，与碳酸氢钠同服或进餐时服用可减少反应；⑥用法，每日8～12g，分3～4次口服，静脉滴注对氨基水杨酸钠（PAS）可以提高血浓度，减轻胃肠道反应，方法是用5%～10%葡萄糖溶液，将8～12g对氨基水杨酸钠（PAS）稀释成3%～4%的溶液，静脉滴注，在3～5小时滴完，注意避光以防药物分解。药液变色则不能再继续使用。

（4）利福平（RFP）：①在细胞内外均有杀菌效力，对静止期细菌也有较强作用，为异烟肼（INH）所不及，故认为是最有效杀菌剂；②利福平（RFP）易与食物中蛋白质结合而降低疗效，故宜空腹服药，半小时后再进食；③使用中很少出现耐药性；④其毒性反应主要有肝脏功能损害和血小板减少症等，因此在用药时每个月须做血转氨酶检查和血小板计数；⑤用法，成年人50kg体重以下每日量450mg，50kg体重以上每日量600mg，分1～2次空腹服用。

（5）乙胺丁醇（EMB）：①它的抗结核作用主要是抑菌，虽然过去主要用于对第一线药物有耐药性的患者，但近年来乙胺丁醇（EMB）越来越多地被用于初次治疗中，作为对氨基水杨酸钠（PAS）的替代药物，常与利福平（RFP）配伍；②在疗效上虽然略逊于对氨基水杨酸钠（PAS），但不良反应较轻，主要可引起球后神经炎，若成年人日剂量为15mg／kg体重（一般每日600～900mg），可很少有上述不良反应；③用法，一般治疗剂量每日600～1200mg，分3次或1次服，治疗过程中应定期检查视野和辨色力。

（6）吡嗪酰胺（PZA）：①吡嗪酰胺（PZA）是一种新用老药，20世纪70年代以后，发现口服吸收后产生的嗪酸，可杀死深藏在细胞内的顽固菌；②联合应用此药，对巩固治疗、减少复发大有效用，所以吡嗪酰胺（PZA）又得到了再度重视；③吡嗪酰胺（PZA）与利福平（RFP）、异烟肼（INH）合用可缩短疗程，故亦用于短程化疗；④主要毒性反应是肝脏损害，可引起黄疸和血转氨酶升高和高尿酸血症，应定期复查肝功；⑤用法，用量为500mg，每日3次，口服。

除上述药物外，还有卷曲霉素、氨硫脲、卡那霉素等。这类药物的共同点是杀菌力较低或不良反应较大，故仅作候选药物。选用上述药物时，必须坚持早期、足量、联合、足期和规律用药五项基本原则，才能获得最好的疗效，否则将功亏一篑。

2. 配伍方案

（1）异烟肼（INH）每日300mg；利福平（REP）<50kg体重者每日450mg，>50kg体重者每日600mg;吡嗪酰胺（PZA）25mg／（kg·d）或<50kg者每日1.5g，>50kg体重者每日2g。2个月后停用吡嗪酰胺（PZA），再服用异烟肼（INH）、利福平（REP）4个月，总疗程为6个月。

（2）异烟肼（INH）每日300～600mg，利福平（REP）每日0.9g，乙胺丁醇（EMB）每日0.9g，连用3个月后停用乙胺丁醇（EMB），再服6个月，如尿菌转阴、症状消失，再服异烟肼（INH）1年以上。

现提倡药物为早餐前半小时顿服，可使药物在体内达到较高浓度，有较好的消灭结核菌和防止耐药菌株产生的作用。用药期间应定期做尿常规、结核菌培养、结核菌耐药试验及IVU检查，以观察疗效。如用药6～9个月仍不能控制者应手术治疗。

3. 抗结核药物停药标准

（1）全身症状明显改善，血细胞沉降率正常、体温正常。

（2）排尿症状完全消失。

（3）反复多次尿常规检查正常。

（4）尿浓缩法找抗酸杆菌，长期多次阴性。

（5）IVU示病灶稳定或已愈合。

（6）尿结核菌培养和动物接种阴性。

（7）全身无其他结核病灶。

（二）手术治疗

手术治疗的患者在手术前后均须配合药物治疗。肾切除前需用药物治疗1个月，至少1周以上；保留肾组织的手术，如肾病灶清除术、肾部分切除术、肾并发症的修复手术、输尿管梗阻的整形术、肠膀胱扩大术及膀胱瘘修复术等，术前需用药物治疗3～6个月。有急需情况时，方能例外处理。术后应继续药物治疗1年以上。

肾结核手术前应对整个泌尿生殖系统做全面检查，了解肾功能情况和并发症，以便拟定一个全面的治疗和手术计划。其手术方式包括肾切除术、肾部分切除术、肾病灶清除术和肾盂、输尿管狭窄整形术。手术方式的选择决定于病变范围、破坏程度和对药物的治疗反应。

1. 肾切除术　适用于一侧肾结核已遭广泛破坏或已无功能，而对侧肾功能正常的患者。双侧肾结核一侧广泛破坏，另一侧病变轻微足以代偿时，可将重病侧肾切除。钙化无功能肾应切除，如无症状，也可在严密观察下必要时切除。

肾结核发展到晚期，结核病变可以蔓延到肾周围。在X线片上外形不清或肾蒂附近有钙化淋巴结阴影时，手术常较困难。对这种患者做肾切除术，应特别注意避免对肾附近脏器的损伤。右侧有可能损伤下腔静脉及十二指肠，左侧应注意脾脏和胰腺，因此在特殊情况下可采用肾包膜下切除术。肾蒂的处理有时也遇到困难，为此必须有良好的手术野显露。

输尿管残端的处理，在进行患肾切除时，输尿管亦须切除，但切除的长度需视输尿管的病变程度及范围而定。①输尿管病变范围广泛而严重，如输尿管粗大如指，管壁甚厚，腔内有干酪样组织，估计在肾、输尿管部分切除后，残留在体内输尿管残端在术后必定会导致重新发病，则应在肾切除的同时一并将输尿管全部切除，直至膀胱入口处。②输尿管病变不严重，术后不会重新致病，则做常规部分切除即可。但应注意，如果输尿管残端的腔内存在结核组织，则会影响肾脏切口的愈合造成切口感染，窦道形成。因此，术中应用碳酸烧灼残端，再以乙醇中和，生理盐水清洁，丝线结扎，然后用残端周围的后腹膜脂肪组织覆盖包埋，使残端与肾切口隔开，以减少对肾脏切口的影响。③从去除结核病灶方面考虑，输尿管切除的水平应越低越好，但在一般的肾脏切除手术切口，不可能将输尿管全部切除。对于输尿管病变并不严重的患者，残留输尿管的长短关系并不很大；但对于节段病变且管口尚未闭锁的患者，则病肾切除后仍可长期出现下尿路症状和低热，因此，需要第二次将残留的输尿管切除。在这种情况下，如在肾切除时将输尿管于较低水平切除，可给第二次手术带来方便。

2. 肾部分切除术　适用于肾结核病灶局限在一极或双肾盂之一。这种手术较复杂且易发生并发症，近年已很少应用。

3. 肾病灶清除术　是药物治疗的补充治疗手段，既可以最大限度地保留肾组织，又能使药物治疗发挥最大作用。适用于闭合性的结核性脓肿，与肾盏不相通，有无钙化者均可手术，但病灶与肾盏相通或下尿路有梗阻者不宜。手术去除脓肿顶部，除尽干枯坏死组织和有结核病变的肾组织，局部放入链霉素，术后切口引流3~4日。此手术方法简单、安全、出血少。在唯一肾而有结核性脓肿时，切开空洞减压和病灶清除可使受压周围组织恢复功能。空洞与肾盂相通者易形成尿瘘。近年由于X线诊断技术改进，有可能在显示屏观察下或超声指导下穿刺排脓，代替病灶清除术。

4. 肾盂、输尿管狭窄整形术　也是药物治疗的辅助手术。结核病灶引流不畅可影响药物治疗效果，而药物治疗又可以使病灶纤维愈合而加重梗阻。近年来在结核病变有狭窄时，可在狭窄部位行整形手术。狭窄多数在输尿管下端，肾盂输尿管连接部和中段输尿管狭窄较少见，输尿管下端狭窄可行输尿管膀胱再吻合术。

### 三、病情观察

1. 观察药物治疗效果，患者膀胱刺激症状有无改善，观察尿常规中RBC、WBC数量变化，晨尿找抗酸杆菌。

2. 观察抗结核药物的不良反应，如视力、视野、食欲变化。

3. 观察术后引流情况、患者的生命体征及肺部情况。

### 四、病历记录

注意记载尿频、尿急、尿痛及血尿的时间；复发者须记录前几次的发作及治疗情况；记录有无肺结核病史或其他脏器结核史；记录可能的诊断和治疗方案；记录医患交流情况。

### 五、注意事项

#### （一）医患沟通

1. 告知患者及其家属诊断及可能诊断。

2. 抗结核治疗时一定要嘱其规则、用量、用药，要让其定期复查肝功能并注意可能发生的药物不良反应。

3. 切除患侧肾时一定要了解对侧肾功能，由于结核的炎性反应剧烈，病灶周围粘连严重，手术易损伤周围脏器，一定要详细交代。

4. 抗结核治疗是一个长期的过程，需要患者的坚持与配合，故医患交流时要阐明药物治疗的重要性。

5. 对患者病情的每一点细微好转，都要鼓励，让患者树立乐观向上的思维，配合医护人员的治疗。

#### （二）经验指导

1. 结核感染发生率有上升趋势，但仍不属常见病，临床易误诊、漏诊。对于慢性、长期的泌尿系统感染，一般抗感染无效时，应想到"结核"；临床上出现男性生殖系统结核，如阴囊窦道时，应考虑男性生殖系统结核多由泌尿系统结核扩散而来；临床上诊断膀胱结核时，不能忽略上尿路结核病灶的存在。

2. 无论是保守治疗，还是手术治疗，均需做足量、足疗程的抗结核药物治疗。围术期充足的药物治疗是保证手术安全、防止结核播散的关键措施。

3. 化疗过程中定期复查尿常规、尿细菌学、血细胞沉降率及IVU等影像学改变，如病情好转、尿菌转阴，则应继续化疗；反之，如病变进行性加重或出现严重并发症，则应手术治疗。

4. 手术切肾时应尽量低位切除输尿管，术后为防止形成窦道，可不放引流管。

## 第七节 前列腺癌

前列腺肿瘤大多为恶性，最常见的为前列腺癌（prostate cancer）。前列腺癌近年来发病有增多趋势，多见于60岁以上男性。好发于前列腺后叶，始为一硬结，后扩大占据整个前列腺，可累及精囊、尿道黏膜及膀胱壁，直肠常不受侵犯，可经淋巴及血性转移。绝大多数前列腺癌为腺癌，少数为鳞状上皮癌或移行上皮癌。病因至今尚未明了，癌基因被认为是最重要的因素，病毒也是可能的病因。目前普遍认为，前列腺癌是激素依赖性肿瘤，青春期性活动与前列腺癌发病相关，性激素过多是助癌因素。前列腺癌有家族性发病倾向。在环境因素中镉对前列腺癌高发病率有影响。

## 一、诊断

（一）症状

1. 膀胱出口梗阻　表现为尿痛、尿急、排尿困难。

2. 血尿　不常见，一旦出现应考虑前列腺导管腺癌或移行细胞癌。

3. 直肠阻塞症状　肿块向直肠内突出或侵犯直肠，可引起排便困难。

4. 转移症状　肿瘤转移可引起会阴部疼痛；骨转移后也会出现相应的症状，如腰骶部及骨盆疼痛、腰椎骨折。

（二）体征

可有贫血、消瘦、发热等。直肠指诊早期可能无发现，晚期可触及前列腺增大、坚硬、凹凸不一的结节，与周围组织固定。

（三）检查

1. 前列腺特异性抗原（prostate specific antigen，PSA）的水平检测　PSA正常水平<4ng／ml，前列腺癌患者PSA>10ng／ml，且PSA可作为长期检测指标，判断前列腺癌疗效及预后。

2. 酸性磷酸酶　65%有远处转移的患者酸性磷酸酶增高，无远处转移者20%有酸性磷酸酶增高。

3. X线检查　静脉尿路造影对了解上尿路的情况很有必要，可提供膀胱颈部扩散的线索。排尿后的X线片可以无创性地显示残余尿量。胸部及骨骼的X线检查对癌症分期十分必要，骨转移性典型征象是成骨性表现，但有时也会有溶骨现象。任何骨骼均可被侵犯，但骨盆和腰椎是早期转移最常见的部位。

4. 超声　有助于前列腺癌的早期诊断及连续观察治疗效果。

5. CT及MRI　有效判断前列腺癌大小及局部转移情况。

6. 活检　前列腺癌的绝对诊断依赖于组织的显微镜检查。在出现局部扩散和远处转移之前，只有局部硬结征象时，活检便可做出早期诊断。

（四）诊断要点

1. 症状　早期前列腺癌常无症状，当肿瘤增大发生阻塞尿路时，出现膀胱颈部梗阻症状。排尿困难进行性加重，甚至尿失禁，少见血尿。晚期出现腰痛、腿痛、贫血、骨转移或其他转移的症状。

2. 直肠指诊　可触及前列腺质硬结节。

3. 前列腺穿刺活检　可明确诊断。

4. 其他　PSA升高，超声前列腺区显低回声。

（五）鉴别诊断

1. 良性前列腺增生　进行性排尿困难为临床表现，直肠指诊前列腺质地中等，超声断层检查前列腺体积增大，前列腺内光点均匀，前列腺包膜反射连续，与周围组织边界清楚。有些伴有PSA轻度增高，必要时可进行前列腺活检以确诊。

2. 前列腺炎　急性细菌性前列腺炎，血清PSA常显著升高，临床有尿频、尿急、尿痛、排尿困难、发热等表现，尿常规检查及尿培养有阳性发现。慢性前列腺有时前列腺的质地偏硬，表面欠光滑，有小结节感。血清PSA正常或轻度增高，超声检查可发现前列腺内钙化点或结石形成。

3. 前列腺肉瘤　临床表现以排尿困难为主，发病年龄较轻。病情发展快，病程较短。多伴有肺、肝、骨骼等转移的临床症状。直肠指诊前列腺明显增大，质较软，血清PSA不高。

4. 非特异性肉芽肿性前列腺炎　与感染或变态反应有关，常伴有尿潴留，前列腺明显增大，质变硬。X线片和酸性磷酸酶、碱性磷酸酶正常，但嗜酸粒细胞明显增加。抗生素及抗感染药治疗1~2个月，硬结变小。前列腺硬结穿刺活检可确诊。

5. 前列腺结石　因前列腺有质地坚硬的结节与前列腺癌相似，但直肠指诊，前列腺质韧，扪及结石质硬有捻发感，盆腔摄片可见前列腺区结石阴影。

## 二、治疗

前列腺癌治疗有手术、内分泌治疗、化疗及放疗等。手术治疗包括根治性前列腺切除、经尿道电切及双侧睾丸切除术等。

（一）内分泌治疗

前列腺癌是雄激素依赖性肿瘤，现在常采用内分泌治疗，近年主要采用全雄激素阻断法。该方法可使前列腺癌病变和症状显著缓解，前列腺特异性抗原（PSA）下降，手术切缘阳性率下降，但不能改变患者生存率。常用方法如下。

1. 雌激素己烯雌酚1mg，每日3次。

2. 非类固醇类雄激素拮抗药

（1）氟他胺（缓退瘤）：250mg，每日3次，口服。对晚期前列腺癌的治疗作用优于己烯雌酚。

（2）康士得：50mg，每日1次，口服。雄激素受体阻断作用较氟他胺（缓退瘤）强。而且，可以作为氟他胺（缓退瘤）治疗失败后的二线治疗。

3. LHRH类似物　通过药物性垂体切除，选择性抑制垂体的促性腺激素，进而达到药物去势的效果，可代替睾丸切除术。亮丙瑞林（抑那通）3.75 mg或戈舍瑞林（诺雷得）3.6mg，每4周皮下注射1次。

4. 全雄激素阻断法　非类固醇类雄激素拮抗药合并药物或手术去势治疗。

5. 磷酸雌莫司汀（艾去适）　对于激素难治性前列腺癌或预后因素显示对单纯性激素疗效差的患者，可作为一线用药，每日10mg／kg体重，6周后观察疗效，疗效显著，包括临床症状减轻，PSA下降等可继续长期使用，如疗效不明显可继续观察6周，无效停药。

### （三）化学药物治疗

因化疗药物都有毒性且对前列腺癌治疗有限，故只在晚期前列腺癌内分泌治疗失效后才考虑化疗。疗效相对较高的药物有雌莫司汀、环磷酰胺、长春碱、阿霉素、顺铂等。

1. 雌莫司汀140mg，每日2次，口服。

2. 顺铂20 mg／m²体表面积，静脉注射，连用5日，3周1次，共8周。

3. 长春碱0.3 mg／kg体重，静脉注射，连用2日，2～3周1次，共12周。

4. 雌莫司汀+长春碱可使30%～50%的内分泌治疗失败者仍有治疗反应，PSA下降50%以上。

### （四）手术治疗

前列腺增生手术时偶然发现的Ⅰ期癌一般病灶小、细胞分化好可以不做处理，严密随诊。局限在前列腺内的Ⅱ期癌可以行根治性前列腺切除术。第Ⅲ、Ⅳ期癌以内分泌治疗为主，可行睾丸切除术，必要时配合抗雄激素制剂，可提高生存率。促黄体释放激素（luteinizing hormone releasing hormone，LHRH-A）类似物缓释剂每个月或3个月注射1次，可以达到药物去睾酮的作用。雌激素亦可治疗晚期前列腺癌。但容易出现心血管并发症。雌二醇氮芥系激素和抗癌药物有助于控制晚期前列腺癌。放射治疗对前列腺癌的局部控制有良好效果。

前列腺癌系老年人疾病，病程较长，一般不主张在70岁以上行根治性前列腺切除术，一方面高龄患者死亡多数与癌症不相关，另一方面内分泌治疗和放射治疗可让多数患者生存5年以上。

### 三、病情观察

1. 观察患者的排尿情况、剩余尿量及最大尿流率。

2. 患者对药物及非手术治疗的反应，血PSA动态变化，有无贫血，直肠指诊前列腺局部情况。

3. 术后观察导尿管是否妥善固定，做适当牵引，尿液是否清亮，耻骨后引流液量，勃起功能改善。

## 四、病历记录

记录排尿困难出现的时间和变化过程；记录直肠指诊所见；记录血清PSA值；记录用药情况和药物治疗的效果。

## 五、注意事项

### （一）医患沟通

1. 行前列腺癌根治术前应告知患者及其家属可能出现的并发症：勃起功能障碍（erectile dysfunction，ED）发生率90%、尿失禁10%左右，同意后签名为证。

2. 虽然前列腺癌发展缓慢，但也有肿瘤细胞生物学行为活跃，患者生存期很短，均应告知。

### （二）经验指导

1. 前列腺癌患者早期多无区别于前列腺增生症的临床症状，多数表现仍是排尿困难、血尿，不应忽视。

2. 临床上PSA升高、直肠指诊能触及前列腺结节或直肠超声检查发现前列腺低回声区，则高度疑似前列腺癌，但确诊则依赖于前列腺穿刺活检。

3. 前列腺穿刺活检一次阴性，如PSA很高或动态性上升，则须反复做活检。

4. 不论何种处置，均需定期随诊血PSA或ECT骨扫描，如PSA升高，则病情复发或有转移，再做姑息性化疗。

5. 前列腺癌是激素依赖性肿瘤，其病程发展有自己的特点，治疗方案应根据病情决定。早期的潜伏癌或偶发癌，可不做积极处理，但需严密观察。如不能做根治性前列腺切除，不论是激素依赖性还是非依赖性肿瘤，均宜先做药物或手术去势，再配合其他治疗。

6. 由于部分激素依赖性肿瘤可逐渐转化为激素非依赖性肿瘤，导致治疗效果不好，所以，有人提出在严密监控下行间歇性内分泌治疗，其安全性和疗效正在临床观察中。

# 第八节　皮质醇增多症

皮质醇增多症（hypercortisolism）是由于肾上腺皮质产生过量的糖皮质激素所致。各种原因引起的皮质醇增多都能导致体内脂肪、蛋白质和糖代谢的紊乱，因而临床上产生一系列的特征性症状。一般对垂体引起肾上腺皮质增生称为库欣病，而对皮质肿瘤称为库欣综合征（Cushing syndrome）。此病好发年龄为15～40岁。多见于女性，男性女性之比为1：5。由于肾上腺皮质有不同的病理改变，故病程发展各异。皮质增生和腺瘤的病程缓慢，而皮质癌发展迅速。

# 一、诊断

## （一）症状与体征

1. 向心性肥胖　表现为满月脸、水牛背、悬垂腹等，而四肢相对消瘦。
2. 高血压　血压升高时，伴有头痛和头晕症状。
3. 皮肤菲薄　腹部和股部皮肤紫纹、瘀斑、肌萎缩。
4. 四肢无力　腰背痛等骨质疏松表现，易发生病理性骨折。
5. 性腺功能紊乱　痤疮、多毛、月经失调、性功能减退。
6. 糖代谢异常　糖尿病或糖耐量异常。
7. 精神症状　表现为失眠、记忆力减退、注意力分散等，也可出现忧郁或躁狂表现。
8. 儿童患者生长发育障碍，机体抵抗力减弱，低钾血症。

## （二）检查

1. 实验室检查

（1）血常规：表现为红细胞、血红蛋白和中性粒细胞相对增多；而淋巴、细胞和嗜酸性粒细胞计数明显减少。

（2）血液生化检查：血钠增高，血钾、血氯降低。当出现低钾性碱中毒时，多提示为肾上腺癌、重症增生型或异位ACTH综合征。

（3）血糖及糖耐量试验：表现为血糖升高，糖耐量降低。

（4）17-羟类固醇、17-酮类固醇及皮质醇测定：表现为血浆皮质醇浓度增高，失去昼夜正常的节律变化。

（5）激素抑制试验：①小剂量地塞米松抑制试验可用于定性诊断。②大剂量地塞米松抑制试验可用于病因诊断。

（6）血ACTH及其相关肽的测定：对皮质醇增多症患者的病因诊断和鉴别具有重要意义。

2. 特殊检查

（1）X线：①颅骨侧位片，观察蝶鞍有无变化，5%～10%的患者可见蝶鞍扩大。②腰椎及下颌骨拍片，显示有明显骨质疏松，有的还有病理性骨折。③KUB和IVU，可见肾上腺钙化点，5%～7%的患者可见尿路结石，同时，还可见肾脏被肾上腺肿瘤压迫移位的征象。

（2）超声：是首选的影像学检查。超声可发现1cm以上的肾上腺肿瘤，对肾上腺腺瘤的诊断准确率达80%左右，但难以判定肾上腺是否有增生。

（3）CT或MRI：CT对肾上腺肿瘤的诊断率很高，几乎达100%。头颅冠状位CT扫描可发现较大的垂体肿瘤，但对垂体微腺瘤的确诊率低。用高分辨率CT行2mm薄层造影剂增强扫描并加矢状位重建，微腺瘤的发现率约为50%。MRI的敏感性与CT检查相仿，可任选一种。

（三）诊断要点

1. 向心性肥胖、高血压和低血钾、皮肤菲薄、宽大紫纹、毛细血管脆性增大而有瘀斑、肌肉萎缩无力、骨质疏松、糖耐量异常等典型临床表现。

2. 皮质醇分泌增多及地塞米松抑制试验异常可定性诊断。

3. X线、超声、CT及MRI影像学检查可帮助定位诊断。

（四）鉴别诊断

1. 单纯性肥胖　　部分单纯性肥胖者可出现酷似皮质醇增多症的表现，如高血压、糖耐量降低、性功能减退、月经紊乱、皮肤痤疮、多毛，以及尿17-羟皮质类固醇排泄量高于正常等。但单纯性肥胖者的脂肪分布均匀，无皮肤菲薄及多血质改变；紫纹大多为白色，有时可为淡红色且较细。血皮质醇不增高，小剂量地塞米松抑制试验大多能被抑制。X线检查蝶鞍无扩大，亦无骨质疏松。双侧肾上腺超声或CT检查无异常发现。

2. 颅骨内板增生症　　多见于女性，伴有肥胖、多毛、高血压等症状。但骨内板增生症所致肥胖以躯干及四肢为主；同时，无皮质醇分泌过多所引起的代谢紊乱症状。颅骨X线片显示额骨及其他颅骨内板增生，无蝶鞍扩大及骨质疏松等改变。

3. 糖尿病性肥胖　　2型糖尿病患者可出现肥胖、高血压等症状，加之患者的糖耐量降低、24小时尿17-羟类固醇增高，有时易与皮质醇增多症混淆，需加以鉴别。2型糖尿病性肥胖者的脂肪分布均匀，非向心性。同时，血皮质醇和24小时尿游离皮质醇不增高。

4. 肾上腺增生与肿瘤的鉴别是病因病理诊断的主要内容

（1）血ACTH及其相关肽测定：皮质增生患者血ACTH及其相关肽水平高于或等于正常值上限，而肾上腺腺瘤或腺癌患者则明显降低。

（2）ACTH试验：每日静脉滴注ACTH 25mg，维持8小时，连续2日。如为皮质增生者，用药后24小时尿中17-羟类固醇显著增加，达正常值的3.7倍；腺瘤或腺癌者用药后反应较弱或无反应。

（3）大剂量地塞米松抑制试验：为皮质增生，则尿中17-羟类固醇减少至50%以下；如为皮质腺瘤或腺癌，则尿中17-羟类固醇的排出不受影响。

5. 肾上腺皮质腺瘤与腺癌的鉴别　　两者鉴别一般不难。腺癌体积相对较大，在CT上有特殊表现，如有转移则更肯定为恶性。另外，皮质腺瘤者24小时尿17-酮皮质类固醇测定值大多正常，而皮质腺癌者则明显增高。

6. 肾上腺皮质增生与异位ACTH综合征的鉴别　　两者双侧肾上腺皮质均有弥漫性或结节性增生。但异位ACTH综合征无典型的向心性肥胖、多血质、紫纹、痤疮、糖尿病倾向等表现，有明显的低钾性碱中毒和高血压症状。另外，异位ACTH综合征的血ACTH测定值明显增高；大剂量地塞米松试验，血、尿皮质醇不能被抑制，而肾上腺皮质增生则正好相反。

## 二、治疗

皮质醇增多症理想的治疗效果是：消除皮质醇引起的各种症状；切除危害生命的有功能的肿瘤；保存正常垂体和肾上腺的功能；治疗后不应复发或替代治疗。其治疗方法有放疗、手术和药物治疗。合理治疗的选择则取决于库欣综合征的病因。

### （一）肾上腺皮质腺瘤切除术

1. 肾上腺皮质腺瘤切除术术前准备

（1）术前1~2日给予醋酸可的松50mg，每日4次。在术中，即将切除肿瘤前，静脉滴注氢化可的松100~200mg，以维持其基础所需量，以此静脉注射量延续至手术全过程。

（2）供给充分热量或由静脉补充足够的蛋白质。

（3）由于体内钠潴留的程度不同，术前一般不需补充晶体液。心脏负荷过重者，可适当给予通透性利尿药。

（4）常规应用抗感染药物，补充多种维生素。

2. 肾上腺皮质腺瘤切除术术后处理

（1）术后皮质激素补替治疗所需剂量及时间，常依腺瘤分泌激素量的多少及病程的长短而定。术后3~5日，需维持术前所给予的剂量，即氢化可的松50mg，每日4次，以后逐渐减量至1/2或1/3量，单侧腺瘤行一侧手术者，根据对侧功能恢复情况，最后完全停止激素补替治疗。一般需持续应用2~4周。根据临床症状逐渐改善，血压维持正常且平稳，嗜酸性粒细胞计数恢复正常，尿内17-KS、17-OH值含量及血浆内皮质醇含量趋于正常，此四项指标为完全停止小剂量激素补替治疗的指征。为减轻钠在体内的潴留，地塞米松为较长期维持治疗的药物。

（2）如施行双侧手术，术后长期肾上腺皮质功能不恢复或施行双侧肾上腺全切术者，须终身给予激素补替治疗。

（3）如在术后短期内出现皮质危象，可由静脉快速滴入氢化可的松100mg，症状不缓解，可加大注射剂量到200mg或更大。

（4）肾上腺手术区如有较活跃且不易完全制止的渗血，最好置一橡皮条引流，以免积液或脓肿形成。一旦发生膈下或肾周围脓肿，应及时引流。

（5）常规应用抗生素预防术后感染。

（6）膈下的上腹部手术，很易发生肺部并发症，如肺膨胀不全及支气管肺炎等，术后应鼓励深呼吸、咳嗽、雾化吸入等。

（7）食欲未恢复前，应由静脉补充足够的高糖、高蛋白质营养。晶体液的补给量则依中心静脉压及24小时尿量为指数，不可过量，以防心肺并发症的发生。防止术后腹胀，腹带宜裹紧，以防切口裂开。切口缝线的拆除应晚于其他种类手术患者，如有感染迹象，应及时做适当处理。

## （二）肾上腺皮质癌切除术

1. 肾上腺皮质癌切除术术前准备

（1）术前需应用阻滞皮质素合成的药物，以减轻症状，有利于手术。常用的有效药物如下。

1）邻、对二氯苯二氯乙烷：此药物能选择性地阻滞束状带及网状带细胞功能，可降低皮质素分泌量的50%以上。每日3～8g，最大剂量可加至8～10g，可使原发癌及转移癌的瘤体缩小，提高手术切除率。对手术未能切除或切除未净的残余瘤组织亦有疗效。术后症状消失缓慢或未完全消失者，也应给予给予此药，但远期并无防止癌肿复发的作用。消化道反应症状重而多见，只能于术前3日内短期用。

2）氨鲁米特：亦有抑制皮质激素合成的作用。每日0.75～2.0g。术前应用可减轻症状，亦可作为对残余癌组织及转移癌的保守疗法。

3）甲双吡丙酮：具有抑制氢化酶的功能，使皮质激素的合成受到影响，可减轻手术前的症状。剂量为每6小时250～500mg。

若癌瘤所分泌的皮质激素以雄性素及皮质素的前驱物为主，而真正的皮质醇含量不足者，可配合上述阻滞药加用氢化可的松，以减轻对垂体的反馈性刺激，降低ACTH的分泌量。常规用量50mg，每日1～3次。术后需常规应用氢化可的松行替代治疗。

根据肿瘤切除的完全与否，对侧肾上腺皮质代偿性萎缩的程度，对术后用药的时间及剂量加以调整，逐渐递减剂量直到完全停用。术后一般不应用ACTH治疗，等待皮质功能自然恢复。为减轻对电解质的影响，可用地塞米松代替氢化可的松。

（2）其他术前准备：同一般肾上腺及肾脏手术。

2. 肾上腺皮质癌切除术术后处理

（1）此手术操作复杂，范围广泛，术后早期应密切观察生命体征及血生物化学指标。如有异常，应及时纠正。

（2）常规应用抗生素预防感染。

（3）此手术切口易损伤胸膜，若胸膜裂口较大，术后应行胸腔闭式引流，加强肺部的术后护理，预防肺部并发症。

（4）表现为肾上腺生殖综合征的患者，其外生殖器的异常畸形，如尿道下裂、睾丸下降不全、阴蒂肥大等。待肿瘤切除后，病情好转稳定时，选择适当时机施行各种手术治疗。

（5）其他术后处理，同一般肾及肾上腺的手术。

## （三）肾上腺皮质增生的肾上腺切除术

1. 肾上腺次全切除术术前准备　同功能性肾上腺皮质瘤所致肾上腺皮质功能亢进症的术前准备。

2. 肾上腺次全切除术术后处理

（1）按一般肾上腺手术后处理。

（2）术后数日内需给予足量的皮质激素替代治疗，以防止危象的发生，先行静脉滴注，待病情稳定、食欲恢复后可改用口服药，根据病情需要及生化检测结果，逐渐递减剂量，最后可完全停止替代治疗。

3. 肾上腺全切除术术前准备　对长期治疗无效的患者，除按一般库欣综合征术前准备外，高血压、糖尿病、神经症状都较重，术前应控制高血压及应用降血糖药并改善神经状态。

4. 肾上腺全切除术术后处理　在手术日及术后24小时内由静脉连续滴注氢化可的松或氟氢化可的松100mg，每8小时1次。以后将每日量逐渐减至150mg、125mg、100mg，以75mg为维持量。如发生感染或其他并发症时，需酌情增加剂量。临床症状是衡量激素需要量的标准，手术后应表现症状消失，体征逐日减退。如剂量减至75mg维持量仍无激素不足症状时，则以地塞米松维持，其终身维持量与艾迪生病的日需剂量相同。

肾上腺全切后，虽经激素足够量的替代治疗，垂体分泌ACTH的功能仍难得到抑制，长期刺激的结果，致使垂体发生非染性细胞腺瘤，表现为全身皮肤色素沉着加重，视力出现缺陷，蝶鞍破坏，即称为Nelson综合征，应定期严密随诊。6~12个月1次，检查好发部位的色素沉着，并测视力。如发现色素沉着，应做蝶鞍部X线断层摄影及CT检查，给予足量的皮质激素，观察用药后色素沉着的消长，以便与肾上腺皮质功能减低引起的色素沉着鉴别。有视力改变及头痛者应进一步做视野和眼底检查。根据色素沉着、视力改变、头痛及垂体部X线及CT改变即可诊断Nelson综合征。此种并发症的发生率青少年高于成年人。发病时间1~13年，平均为8.4年。最低发病率为8%，最高达44%。对垂体施行放射疗法是否能防止此并发症尚难肯定。手术治疗法是经蝶窦行腺瘤移植术。肾上腺自体组织种植术及异体肾上腺移植术能否防止此种并发症的发生，尚缺乏长期随访及大量患者的临床经验。

### 三、病情观察

观察血压变化、血糖水平及男性和女性的性功能变化；一般情况及生命体征；防止肾上腺危象发生；引流液量。

### 四、病历记录

记录患者的血压、血糖动态变化过程；患者对药物治疗的反应；辅助检查结果（阳性与阴性结果都要记录）；患者的诊疗方案。

### 五、注意事项

（一）医患沟通

告知患者及其家属诊断及可能诊断，诊断尚不十分明确应留有余地。术前应反复交代手术方案、术后并发症，如术中腹腔镜转开放手术应再次交代、签名。

（二）经验指导

1. 定性诊断依靠血浆皮质醇测定，肾上腺CT、MRI扫描可定位诊断。要与单纯性肥胖及肾上腺皮质癌鉴别。

2. 肾上腺皮质瘤多经腹腔镜手术，围术期糖皮质激素替代可减少手术病死率。

# 第九节　良性前列腺增生症

良性前列腺增生症（benign prostatic hypertrophy，BPH）是老年男性的常见病，发病率随年龄增长而增高，50～60岁达50%，61～70岁达70%，71～80岁达80%，81岁及以上达90%以上。前列腺增生与前列腺组织内双氢睾酮（dihydrotestosterone，DHT）随年龄的增长，降解缓慢及生成增加，使组织内DHT含量增加有关。在前列腺增生病因学上，雌激素与雄激素亦具有协同作用。

## 一、诊断

（一）症状

1. 尿频、尿急　早期最常见的症状是尿频，逐渐加重，尤其是夜尿次数增多。引起尿频的原因早期是由于膀胱颈部充血导致膀胱逼尿肌反射亢进，后期是由于增生前列腺引起尿道梗阻，使膀胱内残余尿增多而膀胱的有效容量减少所致。

2. 进行性排尿困难　主要表现为起尿缓慢、排尿费力、射尿无力、尿线细小、尿流滴沥、分段排尿及排尿不尽等。

3. 尿失禁　晚期前列腺增生症常致膀胱代偿功能衰竭而扩大，膀胱残余尿量不断增加。当膀胱内积存大量残余尿时，由于膀胱过度膨胀，膀胱内压力增高至超过尿道阻力后，尿液可随时自行溢出，称充盈性尿失禁。夜间熟睡时，盆底肌肉松弛，更易使尿液自行流出而发生遗尿。

4. 急性尿潴留　在排尿困难的基础上，如有受凉、饮酒、劳累等诱因而引起腺体及膀胱颈部充血水肿时，即可发生急性尿潴留。患者膀胱极度膨胀、疼痛、尿意频繁、辗转不安、难以入眠。

5. 血尿　前列腺增生组织表面常有静脉血管扩张充血，破裂后可引起血尿。出血量不等多为间歇性，偶有大量出血，血块充满膀胱，须紧急处理。血尿发生时，应与膀胱内炎症、结石及肿瘤等鉴别。

6. 肾功能不全症状　晚期由于长期尿路梗阻而导致两肾功能减退而出现氮质血

症，表现为食欲减退、恶心、呕吐及贫血等。

7. 其他症状 由于长期排尿困难而依赖增加腹压排尿，可引起或加重痔、脱肛及疝等。

（二）体征

直肠指诊腺体增大，表面光滑，边缘清楚，质地为中等硬度而有弹性，中央沟变浅或消失。

（三）检查

1. 膀胱镜检查 能直接观察到前列腺各叶的增生情况。可了解膀胱内有无其他病变，如肿瘤、结石、憩室等，从而决定手术治疗的方式。操作时必须谨慎，务求轻巧，切勿粗暴，尽可能将镜鞘后压使镜鞘前端前移，以免损伤前列腺引起出血。

2. 残余尿的测定 膀胱残余尿的多少反映膀胱代偿衰竭的严重程度，因而这是重要的诊断步骤之一，也是决定手术治疗的因素之一。

（1）超声测定法：此法简便、易行，无损伤，但不够精确。

（2）排尿后导尿法：排尿后立即导尿而导出的全部尿液即为残余尿量，正常人残余尿应为0～10ml，此法较准确可靠，但有逆行感染机会。

（3）膀胱造影法：静脉尿路造影时，于排尿后拍膀胱区立位X线片，观察膀胱内含有的造影剂多少即为残余尿。此法精确度更差。

3. 膀胱造影 对不能进行膀胱镜检查的患者可行膀胱造影，除观察膀胱颈部充盈缺损外，还可观察有无膀胱结石、肿瘤、憩室及输尿管反流等。

4. 超声检查 可测定前列腺的大小，包括横径、前后径与上下径，正常的前列腺的横径为4cm，前后径约2cm，形态呈椭圆形，左右对称。前列腺增生时前列腺明显增大，前后径增大较横径更显著。

5. 尿流动力学检查 前列腺增生而引起下尿路梗阻时，最大尿流率降低（每秒<10mL），排尿期膀胱内压增高>9.3kPa（70mmHg）。

6. 放射性核素肾图 可了解两肾分泌功能及肾盂、输尿管引流情况。

7. 其他检查有肾功能检查及尿培养等。如需手术，则应做心、肺、肝功能检查。

（四）诊断要点

1. 尿频、进行性排尿困难、尿潴留。

2. 直肠指诊示前列腺增大。

3. 超声、尿流动力学检查可帮助诊断。

（五）鉴别诊断

1. 膀胱颈挛缩 继发于炎症病变。膀胱颈口平滑肌为结缔组织所代替。亦可能是发育过程中膀胱颈部肌肉排列异常，以致膀胱逼尿肌收缩时颈部不能开放。膀胱镜检查时，膀胱颈后唇抬高，后尿道与膀胱三角区收缩变短。

2. 前列腺癌　前列腺有结节，PSA＞4μg／dL，经直肠超声可见前列腺内低回声区。CT可见前列腺形态不规则，可使精囊角消失，精囊形状发生变化。活检发现癌细胞可确诊。

3. 神经源性膀胱　各年龄段均可发生，有明显的神经系统损害的病史和体征，往往同时存在有下肢感觉和运动障碍，有时伴有肛门括约肌松弛和反射消失。直肠指诊前列腺不大，应用尿流动力学检查可进行鉴别。

4. 膀胱癌　膀胱颈附近的膀胱癌可表现为膀胱出口梗阻，常有血尿，膀胱镜检查可以鉴别。

5. 异位前列腺　可发生于不同年龄段，亦可在老年时出现症状。有排尿困难，以血尿为主诉。血尿仅为间歇性或仅为镜下血尿，可有血精。异位前列腺多位于精阜部或膀胱内，呈息肉状，也可位于膀胱三角区与直肠之间。可用膀胱镜检查鉴别。

## 二、治疗

主要根据排尿困难程度及有无并发症来决定。

（一）等待性观察

国际BPH咨询委员会认为患者前列腺症状评分（IPSS评分）小于8分者，可不做治疗，仅观察随诊。每年进行一次初次评估的基本检查。

（二）药物治疗

1. α受体拮抗药　特拉唑嗪2mg，每日1次，口服。坦索罗欣0.2mg，每日1次，口服，较佳疗效剂量为0.2mg，每日2次，口服。

2. 5α-还原酶抑制药　用于40g以上的前列腺增生患者，改善排尿，用药6个月后效果明显，可使前列腺缩小，减少急性尿潴留。非那雄胺5mg，每日1次，口服。爱普列特5mg，每日2次，口服。

3. 植物药　太得恩50mg，每日2次，口服。普适泰（舍尼通）0.375g，每日2次，口服。

4. 黄酮哌酯、舍尼亭、奥昔布宁等药物　可缓解尿频、尿急症状。

（三）手术治疗

1. 手术指征

（1）急性尿潴留或有反复发作的血尿、尿路感染、引起肾衰竭、膀胱结石、膀胱憩室。

（2）有明显的下尿路梗阻症状，保守治疗不能改善者。

（3）尿流动力学检查有明显异常，残余尿大于60ml。

2. 手术方法　经尿道前列腺切除术（transurethral resection of prostate，TURP）、

经尿道前列腺切开术（transurethral incision of prostate，TUIP）、经尿道前列腺电气化术（transurethral vaporization of prostate，TUVP）是有效的手术方法。开放性前列腺摘除术有耻骨上经膀胱、经耻骨后、经会阴前列腺切除。术式的选择视医师的经验和患者的条件而定。

（四）非手术的介入性疗法

球囊扩张治疗结果不能令人满意。尿道支架主要适用于有尿潴留或严重梗阻症状不宜手术者。热疗（45～50℃）可缓解症状，但不能有效解除梗阻。经尿道针刺消融术（transurethral needle ablation，TUNA）和高温超声聚焦术（high intensity focused ultrasound，HIFU）目前证明有效，但应考虑其费用和疗效比。电化学治疗BPH，在国内刚开始应用，疗效有待于观察。

（五）耻骨上膀胱穿刺造瘘术

对年迈不能耐受手术、有严重并发症禁忌手术者，可行膀胱穿刺造瘘。部分患者可在全身状态改善后，采取合适的方法治疗。

## 三、病情观察

观察排尿性状，是否有排尿困难；观察患者对药物治疗反应；耻骨后引流或膀胱造瘘管引流情况及膀胱冲洗液是否清亮，腹腔有无压痛、移动性浊音。

## 四、病历记录

记录排尿困难的症状及起病时间，有无尿线变细、排尿无力、淋漓不尽感等；患者对药物治疗的反应；辅助检查结果；患者的诊疗方案；直肠指诊前列腺的大小、形状、质地等；剩余尿量。

## 五、注意事项

（一）医患沟通

1. 告知患者及其家属诊断及可能诊断。

2. TURP及开放切除虽是泌尿外科常规手术，但患者高龄、并发症多，仍要反复交代手术风险及术后并发症，签名为证。

3. 应告知前列腺切除术后并不能降低前列腺癌的发生。

4. 医患沟通时对患者尽量以鼓励为主，以增强患者战胜疾病的信念，与患者建立良好的医患关系，减少医患纠纷。对可能出现的并发症要有应对方案，及时告知患者。

（二）经验指导

1. 前列腺增生症是老年男性常见病，对50岁以下男性慎下此诊断。直肠指诊是基本检查手段，不但可检查前列腺大小，而且可发现前列腺结节。前列腺增生引起的排尿困难，主观症状应用IPSS评分，尿流率检测则能反映客观指标。

2. 不应忽略并存的前列腺癌，常规做血PSA分析。

3. 一般先给予药物治疗，主要是α受体阻滞药和5α还原酶抑制药，α阻滞药服药后症状可较快改善，但5α还原酶抑制药仅用于前列腺体积明显增大者（>40g），3个月方显疗效，服用该药前一定要分析血PSA。其他药物大多效果不确实。

4. 手术则以TURP为金标准，以甘露醇灌注、低位造瘘为佳，激光呈电气化，仍需要进一步积累经验，等离子双极电凝做前列腺电切是一项新技术，正在推广引用，球囊扩张、放内支架、热疗均无明显疗效。

# 第六章　脊柱脊髓疾病

## 第一节　椎管肿瘤

### 一、椎管肿瘤

#### （一）概述

椎管肿瘤也称为脊髓肿瘤，主要来源于脊髓以及和脊髓相关的椎管内组织细胞，如终丝、神经根、硬脊膜、蛛网膜、血管以及椎管内脂肪组织等。椎管内肿瘤约占中枢神经系统肿瘤的15%。部分椎管内肿瘤是由身体其他部位原发肿瘤转移而来，大多位于硬脊膜外，侵犯脊髓少见。

1. 肿瘤分类　按照解剖层次分为硬脊膜外、硬脊膜下以及脊髓髓内肿瘤；按照病理性质分为：脊膜瘤、神经纤维瘤、星形细胞瘤、脊索瘤以及表皮样囊肿等；按照来源分为：原发性、继发性和转移性肿瘤；按照在脊髓的节段分为：上段、颈膨大、胸段、腰膨大以及马尾部肿瘤。

2. 临床表现　由于椎管内空间有限，因而其临床症状及体征主要是由于肿瘤在椎管内刺激、压迫以及损坏脊髓和脊神经所致。椎管内肿瘤一般病程较长，进展缓慢。主要表现为进行性的感觉障碍、运动障碍以及自主神经系统症状等。

3. 临床诊断

（1）病史：应该详细询问患者病史，特别是感觉障碍、运动障碍、刺激性疼痛以及神经功能障碍等。椎管内肿瘤一般病程较长，而一些恶性肿瘤以及肿瘤囊性变或出血等可致症状急剧恶化。详细完善的病史资料对于椎管内肿瘤的诊断意义很大。

（2）体格检查：由于肿瘤在椎管内节段和层次的不同，其引起的临床症状也不相同，因而严格的体格检查和临床体征的客观、科学分析对椎管内肿瘤的初步定位意义深远。

1）髓内肿瘤和髓外肿瘤临床体征主要区别在于：前者症状主要是自上而下出现，后者主要为自下向上发展；前者有感觉分离，而根性疼痛不确切，而后者感觉分离少见但是较早出现根性疼痛。

2）不同脊髓节段肿瘤的临床体征也不相同：

①高颈段（C$_{1~4}$）：枕颈部疼痛，有时伴有四肢痉挛性瘫痪、躯干及四肢的感觉障碍。有时还会出现呃逆、呕吐和呼吸困难，为肿瘤侵犯膈肌所致

②颈膨大（C$_5$~T$_1$）：早期出现上肢及肩背部疼痛，如果肿瘤侵犯并引起脊髓横贯性损害时，可出现上肢弛缓性瘫痪、下肢痉挛性瘫痪，以及病变以下节段的感觉障碍。有时还会出现霍纳综合征。

③腰段（T$_{2~12}$）：早期出现特征性腰腹部疼痛，呈束带样感觉。随着肿瘤的生长出现下肢的痉挛性瘫痪伴有感觉障碍，而上肢正常。

④腰膨大（L$_1$~S$_2$）：早期出现腰及双下肢疼痛，随病程进展出现双下肢的弛缓性瘫痪，同时多伴有括约肌功能障碍。

⑤圆锥和马尾：圆锥肿瘤早期出现自主神经功能障碍，伴有相应部位感觉障碍；马尾肿早期多出现剧烈的神经根性痛，有肌肉萎缩、感觉障碍等，而自主神经功能障碍出现较晚。

（3）辅助检查：必要的检查是椎管内肿瘤确诊不可缺少的检查方法和诊断依据。传统临床应用的检查方法有腰椎穿刺、脑脊液动力学检查（Queckenstedt试验）、X平片扫描、脊髓造影等，部分方法由于具有一定的创伤性和危险性，操作复杂以及对肿瘤分辨率差等关系，目前临床上作为椎管内肿瘤的诊断运用已经很少。而CT和MRI检查是目前运用较多的影像学检查手段。CT平扫对椎管肿瘤诊断意义不大，而其增强扫描可以显示某些肿瘤的范围、周边水肿情况等。目前对椎管内肿瘤临床诊断应用最广泛，也最具有价值的是MRI。MRI较CT能更加清楚地显示肿瘤及其周围结构，特别是MRI能够从水平、冠状以及矢状位显示肿瘤立体位置以及与周围组织的关系，对肿瘤的定位以及指导手术治疗具有不可替代的意义，而部分肿瘤在MRI的特定影像学表现也有助于肿瘤的定性诊断。

4. 治疗　大部分椎管内肿瘤是良性肿瘤，外科手术是首选方法。明确诊断后尽早手术，大多数临床症状可以得到缓解，而且脊髓功能可以部分或全部恢复。而椎管内转移性肿瘤或恶性肿瘤在手术后应辅以放疗或化疗以巩固疗效。

（1）手术适应证：临床诊断椎管内占位病变明确，且患者出现脊髓或相邻神经根功能影响者均应考虑手术治疗。

（2）手术禁忌证：有严重或不可改善的心、肺、肝、肾等系统疾病，无法耐受手术者；手术野局部皮肤感染、溃疡或坏死者应积极局部处理后手术；椎管内转移瘤，其他系统已经出现明显临床症状者；椎管内多发肿瘤，应征得家属和患者同意后，方可选择手术治疗。

（3）手术并发症：脊髓损伤导致临床症状加重或出现相应节段新发症状；单根或很少几根神经根损伤多不会出现明显临床症状，但连续几根神经根损伤可能导致相应症状；术野局部神经根粘连导致感觉过敏或疼痛症状；术野血肿压迫脊髓症状；体位不当、释放脑脊液过多致颅压改变症状；术中渗血进入蛛网膜下腔出现头痛等症状；伤口

愈合差、脑脊液漏以及感染等。

5. 预后　随着神经外科显微技术的发展和运用，目前椎管内肿瘤手术切除已经不再困难，特别是髓内良性肿瘤，目前也首选手术治疗。术后患者出现局部疼痛、肢体功能缺失，椎体骨性结构不稳定等系列并发症，需要疼痛治疗中心、康复治疗中心以及骨科等多专业协助，因此，椎管内肿瘤手术并发症减少和提高生存质量是神经外科医生需要考虑的问题。

（二）髓外肿瘤

髓外肿瘤为中枢神经系统常见肿瘤之一，约占椎管内肿瘤的2／3，其中神经鞘瘤和脊膜瘤最常见，其次为终丝室管膜瘤，终丝室管膜瘤组织学应归属为髓内肿瘤，但临床多从解剖学角度将其归为髓外肿瘤。另外脊索瘤多位于骶尾部，椎管内转移瘤多位于髓外，很少侵犯脊髓。

1. 髓外常见肿瘤类型

（1）神经鞘瘤：约占髓外肿瘤的40％，是椎管内最常见的肿瘤。临床上神经鞘瘤包含施万细胞瘤和神经纤维瘤，均起源于施万细胞，但后者还包含有神经束细胞和成纤维细胞等成分。神经鞘瘤多位于脊髓神经根及其鞘膜，尤以脊神经后根多见，多在髓外硬脊膜内生长，部分沿神经根生长，突破硬脊膜呈哑铃状在硬脊膜内外生长，髓内神经鞘瘤罕见。肿瘤多处于脊髓侧面，而推挤压迫脊髓。绝大部分神经鞘瘤为良性肿瘤，很少部分为恶性神经鞘瘤，预后差。神经纤维瘤一般有完整的包膜，表面光滑，质地硬韧，与脊髓组织之间有明显的分界，常在神经一侧偏位生长，部分载瘤神经膨大，失去正常形态。

（2）脊膜瘤：是椎管内较常见的良性肿瘤之一，发生率仅次于神经鞘瘤，居第2位，约占椎管内肿瘤的25％左右。脊膜瘤主要起源于蛛网膜内皮细胞和间质，也可起源于硬脊膜的间质，故绝大多数脊膜瘤位于髓外，硬膜下间隙，少数位于硬膜外间隙，髓内罕见。多见于胸段椎管，其次为颈段和腰段。脊膜瘤以女性患病居多，可能因为内分泌激素对脊膜瘤的形成有影响。脊膜瘤多为单发，肿瘤形态外观大致可分为卵圆型和扁平型两类。而卵圆型又占绝大多数，常为实质性，也有钙化甚至骨化，质地较硬。肿瘤表面光滑，也可呈不规则结节状，基底常较宽，与硬脊膜多有粘连，而与蛛网膜粘连则较疏松。

（3）终丝室管膜瘤：从神经外科手术解剖角度看属于外肿瘤，从其肿瘤组织病理来源看应归属于髓内肿瘤。终丝室管膜瘤与马尾神经鞘瘤发生率相当，占椎管内室管膜瘤的40％左右，多发生于终丝接近硬脊膜的部位。男性多于女性好发，多为良性病变，但部分肿瘤生长具有侵袭性，特别是年轻患者。肿瘤大体呈不规则状，色微红，与周围组织有边界，镜下组织病理主要以黏液乳头型室管膜瘤常见。

（4）脊索瘤：主要起源于胚胎脊索残余，颅内和椎管内均可发生，在椎管内好发于骶尾部，脊索瘤是骶尾部最常见的肿瘤，可位于骶骨中，将骶骨破坏后，并向前侵入盆腔，向后侵入椎管，压迫脊髓。肿瘤椎骨外部分的四周常有纤维组织包裹，组织质地常较脆软，有时呈胶冻样。

（5）椎管内转移瘤：多位于髓外，也有部分侵犯脊髓。主要经过动脉、静脉、蛛网膜下腔脑脊液、淋巴以及局部直接侵犯。主要原发病变有肺癌、消化系统肿瘤、乳腺癌、前列腺癌以及淋巴系统恶性肿瘤等。由于椎管内转移瘤患者一般都已进入晚期，临床手术困难，一般都接受原发病治疗，以及全身放射治疗和化疗等。

2. 临床表现

（1）病程：除转移瘤外，椎管外肿瘤一般生长缓慢，很少部分肿瘤恶变或囊性变，则病情可急剧恶化。多数患者在肿瘤生长很长一段时间后出现明显临床症状才就诊，部分患者病史可达数年

（2）临床症状和体征：椎管外肿瘤的临床症状和体征主要与病变节段位置，与脊髓、神经根粘连关系、生长速度等有关。表现为疼痛、感觉异常、运动障碍和括约肌功能紊乱几个方面。

感觉异常、麻木和疼痛：早期仅有肢体麻木、沉重感和活动不灵活，特别是在脊膜瘤患者感觉异常早期更易出现，出现根性痛症状者较少见。而神经纤维起源于脊髓的神经后根，故较早出现受累神经根分布区的放射性疼痛。而脊膜瘤起源于蛛网膜的帽状细胞，较少侵犯到神经根，故根性痛少见。脊膜瘤患者脊髓半切综合征少见，因脊膜瘤和硬脊膜粘连紧密，瘤蒂较宽，对脊髓的压迫不定，常常位于脊髓的前方或后方，故较少出现脊髓半切综合征。而神经纤维瘤常发生于脊髓侧方，脊髓侧方易受压，故较常出现脊髓半切综合征。少数病例于跌倒后突然发病，外伤为发病诱因。

运动障碍从肌肉轻度乏力到完全瘫痪。部分患者来院时已有不同程度的行动困难，有部分病史较长患者已有肢体瘫痪。运动障碍出现的时间因肿瘤部位而异。圆锥或马尾部的肿瘤在晚期时才会出现明显的运动障碍，胸段的肿瘤由于该处椎管较狭窄而可在较早期就出现症状。

括约肌功能紊乱往往是晚期症状，实际上有明显大小便功能紊乱症状者往往表明脊髓部分或完全受压，其发生率远比运动障碍发生率为低。胸段和腰段肿瘤比较多见括约肌功能障碍，而颈段肿痛出现较少。

3. 诊断　仔细询问病史及出现的相关症状，对临床诊断有意义。此外，辅助检查尤为重要。目前常用的辅助检查包括脊柱平片、腰椎穿刺、脊髓造影、CT和MRI检查。

（1）脊柱平片：直接征象主要是有神经鞘瘤钙化斑阴影，很少见。间接征象是指肿瘤压迫椎管及其邻近骨质结构而产生的相应改变，包括椎弓破坏、椎弓根间距离加宽，甚至椎弓根破坏消失、椎体凹陷或椎间孔扩大等。由于脊柱平片的分辨率不能很好地显示肿瘤，目前该方法多运用于术前肿瘤定位，而对肿瘤的病理定性意义较小。

（2）脑脊液动力学检查（Queckenstedt试验）：脑脊液动力学改变常早于相应的

临床体征的出现，脑脊液蛋白含量的增高和脑脊液循环梗阻一样，都早于临床症状的出现。

（3）脊髓造影：蛛网膜下腔完全梗阻率约占95%以上，典型的呈杯口状充盈缺损，脊髓造影显示梗阻改变者比脑脊液动力试验出现梗阻的阴性率要高。而两者都远比脊髓受压的临床体征出现早而且阳性率高。

（4）CT和MRI：随着CT、MRI的普及，脊髓造影在椎管外肿瘤的诊断使用已逐渐减少。特别是MRI检查能够从不同角度、视野确定肿瘤，对肿瘤做出准确定位，对部分肿瘤做出定性判断。

神经鞘瘤CT扫描可见肿瘤内有钙化，CT增强扫描可有强化。神经鞘瘤在MRI矢状面与轴面上呈稍长$T_1$与长$T_2$影像。即在$T_1$加权像上呈髓外低信号瘤灶。肿瘤较大时常常同时累及数个神经根。脊髓受压变扁，甚至移位。蛛网膜下腔扩大，在质子加权图像上肿瘤信号增强，稍高于邻近的脊髓组织，特别是冠状面或横断面图像能够清晰观察到肿瘤经过神经孔穿出的走行和哑铃状肿瘤全貌。

脊膜瘤CT扫描多表现髓外膜内病变的特点，肿瘤多呈实质性病变，圆形或椭圆形，呈等密度或稍高密度，有时可见不规则钙化，增强扫描肿瘤有中度强化。MRI检查可以冠状位、矢状位及轴位扫描，对显示脊膜的准确位置及全貌很有价值，$T_1$加权像呈等信号或稍低信号，$T_2$加权像呈高信号，当肿瘤出现囊变时，可见到高信号的囊变区域。增强扫描病灶呈均一强化，有时可见到"脊膜尾征"

4. 手术治疗

（1）手术原则：椎管内髓外肿瘤的治疗以手术切除为原则，对于部分转移瘤患者可以考虑放、化疗；随着现代神经外科显微技术的发展，只要患者能够耐受手术麻醉，排除严重心肺等不可控制基础疾病，椎管外肿瘤均应接受手术切除；手术的关键是在尽可能保存神经根和脊髓功能前提下，尽可能全切肿瘤；一般椎管外肿手术预后良好；手术一般采用俯卧位，这样可以减少脑脊液的流失；术前应准确定位肿瘤，根据肿瘤的位置、大小以及与脊髓神经根的关系设计手术方案；手术切除节段、椎板，切开范围应根据肿瘤的大小而定，应能满足暴露肿瘤上下极为宜；切开硬脊膜前，椎管内硬脊膜外静脉丛应先行处理，避免术中渗血影响操作；切除肿瘤前取小片吸收性明胶海绵或脑棉贴敷肿瘤上下极，术毕应反复冲洗，减少术中出血渗入蛛网膜下腔；术后受侵蚀硬脊膜应予以切除、修补并严密缝合。

（2）神经梢瘤手术切除：神经鞘瘤常与神经根粘连紧密，有时包裹神经根。手术时应沿肿侧小心尽量分离神经根，部分神经根穿过肿瘤，可行囊内分块切除，尽可能保存神经根，部分神经根膨大破坏无法保留时，不必一味追求单根神经根的保存，可将载瘤神经与肿瘤一并切除。一般来说，切断2~3根胸段神经根不致有明显的功能障碍，但对于颈膨大和腰膨大部位的神经鞘瘤，如果损伤邻近的神经根则很容易造成相应功能障碍。神经鞘瘤可呈哑铃形生长，分椎管内部分和椎管外部分，椎间孔部为其狭窄部，手术应先切除椎管内部分，断离肿瘤以免切除椎管外部分，由于牵拉或向椎间孔内剥离时容易造成脊髓损伤。位于颈段的神经鞘瘤，特别是当肿瘤长到一定大小，突出椎管较多时，手术操作过程中应避免损伤肿瘤前内方的椎动脉，椎动脉一般被推挤移位，如果行囊内分块切除可以避免椎动脉的损伤。术中应尽量保存蛛网膜的完整性，肿瘤切除后，应在显微镜下复位或缝合蛛网膜，可以减少粘连和脑脊液漏的发生。

（3）脊膜瘤手术切除：脊膜瘤一般与相邻硬脊膜粘连紧密，手术关键在于避免牵拉损伤脊髓。切开硬膜显露肿瘤，探查其与脊髓、血管及神经根关系，一般脊膜瘤与脊髓和神经根很少紧密粘连。部分脊膜瘤血供较丰富，主要来源于硬脊膜，可先将肿瘤基底电灼处理。小的脊膜瘤处理基底后可以整块切除。部分脊膜瘤与脊髓粘连严重，先电凝肿瘤侧，再用显微剪等显微器械锐性分离，可减少对颈髓的牵拉和损伤，特别是较大脊膜瘤可分块切除。脊膜瘤的基底附着处硬脊膜应妥善处理，切除受累硬脊膜并用筋膜或人工补片修补，以减少复发。

（三）髓内肿瘤

脊髓髓内肿瘤为中枢神经系统常见肿瘤之一，约占椎管内肿瘤的1/3，其中室管膜细胞瘤、星形细胞瘤和血管网织细胞瘤最常见，其次还有海绵状血管瘤、脂肪瘤、神经鞘瘤、表皮样囊肿、皮样囊肿以及转移瘤等。脊髓髓内肿瘤呈节段分布，较多发生在颈段及胸段，其次为胸腰段。

1. 髓内常见肿瘤类型

（1）室管膜瘤：是髓内最常见肿瘤，包括终丝室管膜瘤。后者从解剖角度看，临床多归属于髓外肿瘤。室管膜瘤多发生于成年人，性别差异不大。除终丝外，室管膜瘤多发生于颈段，主要起源于中央管成终丝室管膜。大体标本上，室管膜瘤与周围脊髓有潜在分界，有假包膜形成，肿瘤质地中等，肿瘤上下极多有脊髓中央管扩大；组织学上以细胞型室管膜瘤多见。

（2）星形细胞瘤：在髓内仅次于室管膜瘤，约占中枢系统星形细胞瘤的3%，是儿童髓内最常见肿瘤。髓内星形细胞瘤多发生于胸段和颈胸段。大体标本上，星形细胞瘤和室管膜瘤相似，质地更坚韧，与周围脊髓分界欠清，部分肿瘤囊变，肿瘤合并脊髓空洞较室管膜瘤少见；组织学上以Ⅰ～Ⅱ级低度恶性原浆型星形细胞瘤多见，部分为恶性。

（3）血管网织细胞瘤：也是髓内常见肿瘤之一，为起源于血管的良性病变，可合并Von Hippel-Lindau综合征。位于颈段，多位于脊髓背侧。显微镜下观察可见病变与软脊膜关系密切，与脊髓有边界，有多根异常粗大动脉供血，引流静脉常怒张充盈，走行扭曲。不同于小脑网织细胞瘤，髓内病变少见典型囊变和结节。

（4）脂肪瘤：是一种先天性病变，髓内脂肪瘤多位于软脊膜下，是由于间质组织胚胎发育异常而引起的，常由完整的软脊膜层包绕，在肿瘤组织间混杂有神经纤维，好发于脊髓圆锥，其边界清楚，但与正常脊髓组织相粘连或脂肪颗粒侵入其中，往往难与脊髓组织分离，且血供丰富，手术切除极易损伤脊髓和神经根，由于脂肪瘤生长缓慢，可考虑部分切除并开放脑脊液循环减压即可。

2. 临床表现

（1）病程：脊髓髓内肿瘤的病史时间相差很大，最短的只有半个月，最长者达数年以上，小儿平均病史为1年，而40岁以上者平均病史达5年之久。当有外伤、发热时可能会促使脊髓压迫症状加速发展。单纯从病史来说，不能鉴别脊髓内或脊髓外肿瘤。

（2）临床症状和体征：髓内肿瘤的临床症状多不具有特异性，一般无明显的加速进展，临床就诊确诊时多已有数年病史。疼痛往往为首发症状约占3／5，运动障碍和感觉异常各约占1／5，括约肌功能紊乱少见。

感觉障碍包括疼痛、感觉异常以及麻木等。疼痛症状表现不同于神经根样放射痛，其疼痛强度也不如神经鞘瘤强烈，疼痛分布部位与肿瘤所处节段有关，一般定位于肿瘤水平。疼痛的原因可能与肿瘤脊髓丘脑束的纤维以及后角细胞受肿瘤压迫侵蚀有关。但往往不如神经鞘瘤所引起的疼痛强烈。感觉减退和麻木往往不被患者注意或重视，直到出现运动受损才就诊。

运动障碍作为首发症状仅次于疼痛，临床很大部分患者只有出现运动功能受损表现才就诊，追问病史其实已有感觉障碍发生。解剖角度看髓内肿瘤，主要影响上运动神经元，但临床部分运动障碍患者会出现肌肉萎缩，多考虑疼痛或瘫痪使运动减少导致失用性萎缩。

腰膨大和圆锥部位肿瘤可引起腰背部疼痛，早期出现括约肌功能受损致大小便功能障碍。

3. 诊断　单纯依靠临床症状和体征无法辨别髓内和髓外肿瘤，需要借助一定的影像学检查手段。

以往传统X线平片、腰椎穿刺、脑脊液动力学试验、脑脊液蛋白定量以及脊髓造影等已不作为髓内肿瘤诊断的常规检查手段，目前临床最常选用的方法CT和MRI。特别是MRI可以确定肿瘤的部位、性质、大小、范围、边界、有无囊性变及空洞，为脊髓髓内肿瘤的手术提供了可靠的依据。

髓内肿瘤主要以室管膜瘤、星形细胞瘤和血管网状细胞瘤多见。室管膜瘤和星形细胞瘤在MRI上显示一段脊髓不规则增粗，与正常脊髓节段之间分界不清，$T_1$加权像呈等信号，$T_2$加权像呈高信号，信号多不均。增强扫描，可见不同程度的不规则增强。室管膜瘤上下极多合并脊髓中央管扩大，为脊髓空洞或囊变样表现。血管网织细胞瘤MRI检查可见血管流空影，为其特征性表现。

4. 手术治疗　长期以来由于对手术造成脊髓损伤加重的顾忌，髓内肿瘤一度视为神经外科手术禁区，仅做姑息性椎板切除减压术或肿瘤标本活检术。随着现代影像诊断显微技术和神经外科显微操作技术的不断发展，手术切除髓内肿瘤取得了很大进展，手术疗效显著提高。目前，临床神经外科医师共识认为：除部分高级别恶性肿瘤外，髓内肿瘤均宜积极手术切除。

髓内肿瘤手术切除的关键是术中对脊髓的保护。术前必须仔细研究影像学的相关资料，准确定位，对肿瘤和脊髓的关系、浸润生长以及恶性程度等作出初步判定，制定明确的手术设计方案。其硬脊膜外操作基本参考椎管外肿瘤手术步骤，考虑脊髓的骚扰和损伤，术中和术后可考虑适当使用皮质激素，以减轻脊髓损伤反应。脊髓的切开应沿脊髓后正中线进行，范围与肿瘤适应。操作技巧应充分利用肿瘤上下极脊髓空洞间隙，周围水肿带以及通过颜色、质地等辨别肿瘤和正常脊髓。小的病灶可沿边界切除，对于大的病灶需分块切除，利用超声吸引刀可减少机械牵拉损伤。怀疑恶性程度高的病变，可取活检，术中快速病检，证实为恶性者可考虑部分切除。

（四）椎管内先天性肿瘤

这类病变主要指胚胎发育过程中，不同胚层细胞在椎管内异常残留所形成的瘤样病变，在椎管内相对少见。主要包括表皮样囊肿、皮样囊肿、脂肪瘤、肠源性囊肿、蛛网膜肿以及畸胎瘤等

1. 表皮样肿、皮样囊肿和畸胎瘤  表皮样囊肿和皮样囊肿主要来自外胚层组织，后者除含有表皮和角化物外，仍含有真皮及皮肤附件，如汗腺、毛囊等成分。畸胎瘤来自三个胚层组织，多好发于脊髓下胸段、腰段、圆锥以及马尾。由于其病变位置低，临床多引起局部下肢疼痛、感觉障碍、反射异常以及括约肌功能障碍，同时还可能并发脊髓拴系，引起相应症状，有时合并脊柱裂等先天发育异常。诊断主要依靠CT和MRI，如果有脊髓压迫症状，手术治疗多能取得很好疗效。

2. 肠源性囊肿  主要来源于内胚层组织，临床少见。患者可合并有椎管畸形和肠管畸形。多位于上胸段，CT和MRI有助于诊断，手术切除效果良好，但须注意合并其他琦形的处理。

3. 蛛网膜囊肿  主要起源于脊髓蛛网膜。此类病变可累及脊髓或位于脊髓外，CT和MRI有类似颅内蛛网膜囊肿的特征表现，如有临床脊髓压迫症状，其治疗主要也是手术切除。

## 二、儿童常见椎管肿瘤

（一）概述

儿童椎管内肿瘤约占儿童中枢神经系统肿瘤的4%～10%，肿瘤绝大多数起源于胚胎残余组织和脊髓、终丝、神经根及脊膜的细胞成分，与成人相比在病理、临床表现和手术治疗等方面都有其自身的特点。

儿童最常见的椎管内肿瘤是胚胎残余组织肿瘤，此外，起源于原始神经嵴细胞的神经母细胞瘤、转移性非霍奇金淋巴瘤、尤文肉瘤等也较多见，而神经鞘瘤、脊膜瘤成

人多发，在儿童则相对少见。

1. 肿瘤发病率及组织学类型　国外报道儿童椎管内肿瘤约占同期收治的神经系统肿瘤的20%，国内曾报道，15岁以下椎管内肿瘤与同期儿童髓内肿瘤的比例约为1：9。其中以胚胎残余组织肿瘤为多见，包括表皮样囊肿、皮样囊肿、畸胎瘤、脂肪瘤、肠源性囊肿等。其次为神经胶质（包括星形细胞瘤、室管膜瘤）、神经鞘瘤、神经纤维瘤等。

2. 肿瘤部位　根据肿瘤的解剖定位，儿童椎管内肿瘤分为髓外（硬膜外、硬膜下）肿瘤和髓内肿瘤。不同脊椎节段的发病率由高到低依次为胸段、腰段、颈段、胸腰段、腰骶段、胸段和骶尾段。

3. 临床表现　儿童椎管内肿瘤的临床表现缺乏特异性，尤其婴幼儿受语言表达限制不能描述症状，早期的神经系统损害表现常被忽视，且肿瘤又可合并炎症、畸形等其他疾病，故临床容易误诊、漏诊。

（1）运动系统的损害：是儿童椎管内肿瘤最常见的首发症状，常以肢体无力或经常摔倒就诊。婴儿期运动障碍不易发现，幼儿期会行走以后常表现为步态变化、行走功能的退步等征象。

（2）神经根痛、皮肤感觉障碍等症状：在婴幼儿很难表述清楚，常表现为无诱因无规律的哭闹、用手搔抓局部皮肤、屈曲下肢不愿活动等。

（3）自主神经功能障碍引起的排便功能障碍：较多见，表现为尿频、排尿无力、尿潴留、大便次数增多或便秘等。还可表现为排汗及血管舒缩异常，出现皮肤干燥、皮温低、苍白等，颈段损害可出现霍纳（Horner）综合征。

（4）儿童椎管内肿瘤易并发其他畸形：如脊柱弯和后凸、皮毛窦、局部脂肪增厚等。儿童还可以表现为由颅内压增高引起的头痛，其机制大多为脑脊液蛋白的增高所致的脑脊液吸收障碍。

4. 影像学检查

（1）脊柱X线平片：用于门诊筛查，侧位片可见椎体破坏、椎体边缘压迹等骨质改变，斜位片可见局部椎间孔扩大。

（2）脊柱CT：可见椎体后缘压迹、椎体骨质破坏、椎管增宽等改变，少数可见肿瘤的钙化，三维成像CT可全面了解脊椎骨质改变

（3）脊柱磁共振成像（MRI）：是椎管内肿瘤的确诊手段，可了解肿瘤大小、部位，与脊髓或马尾的关系。增强扫描可了解肿瘤血供。

5. 诊断和鉴别诊断　根据临床表现不明原因的颈或腰背部疼痛、四肢或双下肢肌力下降、脊柱压痛等症状体征，应疑诊椎管内肿瘤，脊柱X线平片及CT检查是重要的辅助手段，MRI可明确诊断。

儿童椎管内肿瘤需与脊膜膨出、脊髓脊膜膨出、脊髓拴系、隐匿性脊髓损伤、脊髓炎等疾病鉴别。脊膜膨出和脊髓脊膜膨出、脊髓拴系为先天性畸形，出生时即有背侧

体表中线包块或皮肤异常，生长中逐渐出现神经功能障碍；隐匿性脊髓损伤，仔细追问病史可有极度后仰动作、腰背部硬物击打、车祸等病因；脊髓炎（急性横贯性脊髓炎、脊髓灰质炎）可有发热等感染表现。

6. 治疗　显微切除手术是儿童椎管内肿瘤最有效的治疗方法。早期诊断和及时手术是神经功能恢复的重要保证。手术切除肿瘤或减少肿瘤组织的体积可解除或减轻对脊髓和神经根的压迫，缓解疼痛，恢复受损的神经系统的功能，并能明确组织学诊断。术中在解除脊髓压迫的前提下，应尽可能地切除肿瘤。手术应在显微镜下操作，神经电生理监测是髓内肿瘤手术的必备条件，可以为髓内肿瘤手术提供安全保证，同时对评价术后的脊髓功能起到一定的作用。

7. 预后　影响患儿预后的因素包括：肿瘤的切除程度及病理类型、脊髓功能的损害程度等。由于儿童椎管内肿瘤以胚胎残余肿瘤和胶质瘤较多见，手术往往不能完全根治，故手术远期效果较成人差。

（二）髓外肿瘤

1. 概述　儿童髓外肿瘤包括硬膜外肿瘤和硬膜下肿瘤。硬膜外肿瘤在儿童椎管内肿瘤中发病率较低，国内统计约占10%。肿瘤可以起源于脊椎骨、椎管内神经、椎旁结构和原发肿瘤的转移等，临床表现多为进行性加重的肢体运动功能和括约肌功能障碍。良性肿瘤可通过手术切除而痊愈，且神经功能常可以改善。恶性肿瘤如果不能全切除，则行近全或大部切除，术后的放疗、化疗有一定的辅助治疗作用。儿童硬脊膜外肿瘤包括硬膜外隙肿瘤、脊椎骨肿侵犯硬膜外间隙、椎旁肿瘤侵犯硬膜外间隙等几类，以后两者多见。硬膜外间隙肿瘤多为淋巴瘤、白血病、转移性肿瘤；脊椎骨肿瘤侵犯硬膜外间隙常见的是尤文肉瘤、骨肉瘤、骨母细胞瘤、软骨母细胞瘤、动脉瘤样骨囊肿等；椎旁肿瘤侵犯硬膜外间隙多为神经母细胞瘤、神经节母细胞瘤、神经节细胞瘤。髓外硬脊膜下肿瘤约占儿童椎管内肿瘤的30%～40%，多为良性肿瘤，生长缓慢，常通过神经孔穿出椎管外形成"哑铃形"肿瘤，造成对神经根的压迫。儿童髓外硬脊膜下肿瘤常见的有沿脑脊液播散的肿瘤（髓母细胞瘤、生殖细胞瘤、室管膜瘤、脉络丛乳头状瘤、松果体瘤）、神经鞘瘤（schwann细胞瘤、神经纤维瘤）、脊膜瘤等，其他包括先天性肿瘤，如表皮样囊肿、皮样囊肿、畸胎瘤、脂肪和肠源性囊肿等也较多见。

2. 临床表现　髓外肿瘤的症状和体征取决于肿瘤所在部位、生长速度、脊髓受压程度和周骨质受侵的范围。症状可缓慢进展，也可以突然加重，数天内出现严重的神经功能障碍。

（1）疼痛：以颈部或腰背部疼痛常见，肿瘤累及骶髓段或神经根可出现臀部或会阴部的不适或疼痛，查体时在病变节段可以有压痛。单纯的硬膜下肿瘤还可出现束带感和放射性根痛，这是由于"哑铃形"肿瘤通过椎间孔穿出椎管外，在狭窄的椎间孔内挤压神经根产生疼痛，常伴有肌无力、肌肉萎缩。

（2）运动功能障碍：快速生长的硬膜外恶性肿瘤可在疼痛发生几天或几周内出现迅速加重的肢体无力、瘫痪，有时与横贯性脊髓炎症状相似。脊髓圆锥、马尾神经受累，表现为不对称的弛缓性瘫痪。缓慢生长的肿瘤则表现为患儿运动能力发育的迟滞或倒退。硬膜下肿瘤造成的肌无力多从肢体远端开始，如腕、踝、掌指、掌趾关节等，逐渐向近端发展。

（3）感觉功能障碍：外肿瘤一般造成从远端开始逐渐向近端发展的针刺感、麻木感，患儿有主观感觉异常，而检查无特殊发现，圆锥、马尾部病变的典型表现为肛门和会阴部皮肤呈现鞍区麻木。

（4）括约肌功能紊乱：括约肌功能受损往往是晚期症状，表明脊髓部分或完全受压。表现为尿、大便失禁或排便困难（如便秘和尿潴留），可伴有反复发生的尿路感染。

（5）其他：国外报道约25%的儿童硬脊膜外肿瘤有轻-中度的脊柱侧凸和脊柱后凸，两者在肿瘤或手术（如椎板切开术）造成骨质及椎间关节的破坏时更为常见；交通性脑积水也偶有伴发，机制可能是肿瘤增加脑脊液蛋白，使蛛网膜颗粒闭塞，脑脊液吸收减慢；椎管内皮样囊肿合并感染时可引发反复发作的脑膜炎。

3. 影像学检查

（1）脊柱CT、X线平片：X线平片和CT骨窗像是大多数椎管内肿瘤患者的基本检查，可初步确定有无椎骨破坏以及椎弓根变扁，有无脊柱侧凸、后凸等改变。

（2）脊柱MRI：是确诊椎管内肿瘤的最佳检查手段。MRI能清晰地显示肿瘤的范围、性状，并可以显示邻近的软组织、血管及肿瘤与其他组织的分界面，有助于设计手术方案。

硬膜外肿瘤根据性质不同可在MRI上呈现等或高信号影，多沿硬脊膜葡匐性生长。硬膜下肿瘤则大多数在$T_1$加权像表现为等或略低信号，在$T_2$加权像上呈高信号影。增强扫描可以提高MRI的敏感度，特别有利于发现小肿瘤。

沿脑脊液播散的硬膜下肿瘤在MRI上表现为脊髓、神经根表面斑块状或结节状病灶，局限或弥漫，强化明显，发生于马尾的结节状病灶呈"溜溜球征"；神经鞘瘤中Schwann细胞瘤的MRI特点：边界清楚，有包膜等，长$T_1$长$T_2$信号，均匀或不均匀明显强化，跨椎间孔生长；神经纤维瘤的MRI特点：等长$T_1$长$T_2$信号，均匀明显强化，边界不清，可蔓延至椎管外呈哑铃形，单发或多发，可见多神经根受累的"串珠征"；脊膜瘤的MRI特点：髓外硬膜下圆形或卵圆形肿块，单发或多发，边界清楚，少数可有钙化，增强后不同程度均匀强化，邻近硬膜的强化称为"硬脊膜尾征"，是诊断脊膜瘤的特征表现；硬膜下脂肪瘤的MRI特点：条片状或不规则状，短$T_1$长$T_2$信号影。

4. 治疗

（1）手术：硬膜外肿瘤应根据肿瘤的部位及突出椎管外的程度和方向决定手术入路。侧后方的病变采取椎板切开及横突切除；腹侧肿瘤采取前方或前侧方入路；腰部病变采取腹膜后入路；胸部采取经胸入路；哑铃形肿瘤需采取联合入路。根据肿瘤的位置、手术的危险性及康复的可能性，可个体化地设计手术方案，包括选择部分切还是近全切除，但神经根和脊髓的充分减压才会获得神经功能的有效恢复。

硬膜下肿瘤以良性居多，包膜完整，手术全切率高，效果良好。一旦确诊，即应积极手术。手术目的是解除肿瘤对脊髓的压迫，术中要考虑到维持脊柱稳定性的问题。手术多采用后方入路，切开椎板时尽量保留小关节突防止脊柱变形。原则上采取肿瘤及其载瘤神经一并切除以防止复发，避免损伤其他邻近的神经根。对于"哑铃形"肿瘤常采用联合的前侧方入路，先切除椎间孔的狭窄部，避免切除椎管外部分时伤及脊髓。切除脊膜瘤时先游离肿瘤基底，将其与脊膜完全分离，再连同基底部脊膜一并切除以减少肿瘤复发的可能性。先天性肿瘤手术时应清除囊肿内容物，尽可能切除囊肿壁，但对与脊髓或神经根粘连过紧的部分囊壁不宜勉强全切，以免损伤神经组织。术中应尽可能地限制椎板切开的范围，保护椎间关节的完整性，肿瘤切除术后椎板复位可有效防止椎板切除术后的畸形，并对脊柱的稳定起重要的作用。术后支具固定也可有效地降低脊柱前凸、后凸的发生率。

（2）放、化疗：国外研究表明，对于硬膜外肿瘤中的小细胞恶性肿瘤，药物治疗和椎板减压对于神经功能的改善没有明显的区别，尤其是对存在运动功能障碍的儿童，放、化疗都能够较快地改善神经功能而不需椎板切开减压。但对于神经功能快速恶化或运动功能完全缺失的儿童，积极手术减压是首选治疗方式。髓外硬膜下肿瘤大多良性，如脊膜瘤、神经鞘瘤和皮样囊肿等，均对放疗不敏感，且肿瘤无论是否全切，术后皆不需放疗。

5. 预后　硬膜外肿瘤多为转移性恶性肿瘤，手术不能全切，预后差，常需要辅助放疗和化疗，肿瘤易复发。硬膜下肿瘤的手术治疗疗效较好，运动和感觉功能障碍常在术后逐渐改善，膀胱功能的恢复更为明显，手术造成的神经副损伤发生率低。除哑铃形神经鞘瘤外，脊膜瘤和神经鞘瘤全切除后很少复发，而上皮样囊肿或皮样囊肿因囊壁与脊髓或马尾神经根常粘连较紧，手术很难剥除干净，术后较易复发。

（三）髓内肿瘤

1. 概述　儿童髓内肿瘤发病率为4~10／千万，占儿童椎管内肿瘤的35%~40%，以低级别星形细胞瘤、神经节胶质瘤和室管膜瘤多见。好发于颈段和胸段，多以肢体无力和神经根痛为首发症状。显微手术切除肿瘤仍是目前最有效的治疗方法，手术不仅可以获得确定的病理学诊断，为术后放疗提供依据，并能解除肿瘤对脊髓的压迫和侵扰，保护或改善神经功能。

2. 病理学　最常见的儿童髓内肿瘤是星形细胞瘤，85%~90%为低级别胶质瘤（Ⅰ~Ⅱ级），常表现为髓内囊实性病灶。神经节细胞胶质瘤由神经节细胞和神经胶质成分混合组成，神经胶质成分通常是星形细胞，肿瘤的神经元以大细胞和相对成熟为特点，与星形细胞瘤相似的是肿瘤亦没有明确的边界。室管膜瘤约占小儿髓内肿瘤的10%，多起源于脊髓中央管的室管膜细胞，肿瘤与周边的脊髓组织有明显的分界。髓内血管网状细胞瘤较少见，是起源于血管内皮细胞的良性脊髓内肿瘤，界限清楚，无完整包膜，肿瘤实体内有丰富的扩张充血的毛细血管或海绵状血管网。髓内脂肪瘤亦少见，多位于于胸段，组织学上与正常脂肪组织相似，肿瘤生长缓慢。

3. 临床表现　儿童髓内肿瘤诊断较为困难，因肿瘤多为良性，生长慢，从而病程早期临床症状少且隐匿。

（1）运动、感觉功能障碍：儿童髓内肿瘤常以运动功能下降为首发症状，如肢体无力、步态变化、运动功能发育迟滞甚至倒退，查体可发现病理征阳性，年长儿可出现肢体肌萎缩。感觉障碍表现为痛觉、触觉、温度觉减退，该症状受语言表达和儿童查体不合作限制，同样具有隐匿性，感觉障碍平面与脊髓肿瘤所在部位相关。

（2）疼痛：脊髓受压常造成疼痛，婴幼儿表现为无原因哭闹、用手搔抓局部皮肤，学龄前期及学龄前儿童可描述症状。部分患儿表现为强迫体位，如颈部歪斜、腰背部屈曲受限等。

（3）括约肌功能障碍：常见为患儿尿频、排尿无力、尿潴留和尿失禁，大便次数增多或便秘。

4. 影像学检查　X片和CT可显示椎管内肿瘤引起的椎体改变，CT在横断面上可了解脊髓受压的程度。MRI是目前判断脊髓病变的确诊性检查。结合$T_1$和$T_2$加权像扫描的轴位和矢状位，很容易识别髓内肿瘤并精确定位。增强扫描可以确定诊断并显示肿瘤的囊实性成分及瘤周的水肿带。

星形细胞瘤的MRI影像表现多样化，常见脊髓不均匀增粗，肿瘤边界不明显，可延及数个节段，增强扫描呈不均匀强化；室管膜瘤边界清楚，增强扫描均匀强化，常伴有囊性变，并常伴有肿瘤两端的脊髓空洞样改变；血管网状细胞瘤、脂肪瘤均有明显的边界，部位局限，前者均匀强化，后者强化不明显。

5. 治疗

（1）治疗原则：近年来随着神经显微手术技术的发展及超声吸引、神经电生理监测等神经外科辅助技术的应用，儿童髓内肿瘤的治疗原则更趋向于积极手术，尤其是大多数的髓内肿瘤组织学上为低级别星形细胞瘤、室管膜瘤和胚胎残余组织肿等良性肿瘤，积极手术切除和尽可能地减少正常脊髓的损伤多能够获得满意的疗效。

（2）手术方法：儿童脊髓内肿瘤采用显微手术切除是最基本的和最有效的治疗方法。一般在打开椎管后采用显微镜下操作，在肿瘤最表浅的部位纵行切开脊髓组织显露肿瘤，尽量避免在后正中线处切开脊髓，以免损伤脊髓后正中动脉。暴露肿瘤后术中取样行冰冻切片病检以明确肿瘤的病理类型，便于确定切除范围。对于高度恶性的肿瘤如恶性胶质瘤者，手术应趋于保守，仅行内部部分切除硬脊膜减张缝合即可，以免过多切除损伤神经功能，术后尽快予以放疗；良性肿瘤力争全切，但低级别星形细胞瘤与正常脊髓间没有明确的分界，难以完全切除而不加重脊髓的损伤，因此不要勉强全切，以免造成不必要的神经功能损害；室管膜瘤与正常脊髓之间有明确的分界面，且供血多不丰富，一般沿肿瘤与瘤周胶质增生带之间切除肿瘤大多能够全切除，不会造成脊髓组织损伤；血管网状细胞瘤采取双极电微弱功率电灼肿瘤囊壁，使其回缩体积变小，并逐一处理供血血管，多数可以完整切除。如分块切除则易出现难以控制的大出血，盲目使用双极电凝止血更容易加重对正常脊组织的损伤。

髓内肿瘤术中应注意保护脊髓组织和神经表面的血管，以免破坏脊髓和神经的血供，同时应尽量减少牵拉、压迫脊髓。术中神经电生理检测是脊髓肿瘤手术必备条件，运动诱发电位能很好地反映皮质脊髓束的功能状态，为手术的安全提供了保证，同时对评价手术预后起到一定的作用。

（3）手术预后：髓内肿瘤术后瘫痪的发生率与术前运动功能状态有关，术前没有或仅有轻度神经功能障碍的患儿，术后出现严重并发症的可能性小，而术后病检为恶性肿瘤的儿童术前几乎都存在明显的运动神经功能障碍。由于术前的神经功能状态与手术后的结果密切相关，所以儿童髓内肿瘤在发展为严重的神经功能缺失前尽早手术是必要的。国外报道，儿童脊髓肿瘤术后普遍存在短期的神经系统功能障碍加重，但在数周内可以消失。术后6个月时，约60%患儿的神经功能级别恢复正常，16%的患儿功能有所改善。术前有严重神经功能障碍的患儿术后几乎没有任何改善，说明早期诊断和治疗是十分必要的。

### （四）椎管内胚胎残余组织肿瘤

1. 概述　儿童椎管内胚胎残余组织肿瘤约占椎管内肿瘤的15%，由胚胎发育期残存的胚层细胞异位发展而成。根据组织结构不同可分为表皮样囊肿、皮样囊肿、畸胎瘤、脂肪瘤、肠源性囊肿。

2. 表皮样囊肿、皮样囊肿、畸胎瘤　表皮样囊肿和皮样囊肿的来源多为皮毛窦内口，由其起源的表皮外胚层伸展到与其相应的神经外胚层某一节段并终止于椎管内，其末端扩张，脱落的上皮和胆固醇结晶构成了囊内干酪样物，形成表皮样囊肿。若其内容物中除表皮及其脱屑外，还存在真皮及皮肤附件，如汗腺、皮脂腺和毛囊等即为皮样囊肿。由于表皮通过突道与椎管内相通，即构成了感染的基础。这两种病变最常见于腰骶段，偶见于胸段。皮样囊肿好发于中线，而表皮样囊肿好发于两侧。表皮样囊肿和皮样囊肿很少孤立存在，常与其他先天性病变，如皮肤异常（脂肪垫、皮毛窦等）、双干脊髓或脊髓纵裂、脊髓低位和脊髓拴系等并存。畸胎瘤起源于胚胎早期多极胚芽细胞，含有3个胚层组织，是3个胚层衍化的器官样组织结构构成的肿瘤，也有人认为它是一种胚胎发育不良所致的病变。外胚层为鳞状上皮和神经组织，中胚层常见的为骨、软组织、平滑肌、纤维和脂肪组织，而内胚层常见的为消化道和呼吸道上皮及黏液腺和其他各种腺体。

（1）病理：肿瘤大小不一，瘤体大多为圆形、椭圆形，有完整包膜，呈膨胀性生长。表皮样囊肿一般外表光滑，囊壁内层呈角化的鳞状上皮，囊腔内充满白色角化物，故又称珍珠瘤、胆脂瘤，其外层为少量纤维结缔组织，较薄，与周围组织粘连较轻；皮样囊肿壁较厚，囊腔内层为皮肤组织，除了表皮外，还存在真皮层，可见到毛囊、皮脂腺和汗腺结构，腔内充满灰黄色豆渣样物，可有毛发，囊壁外层为增生的纤维结缔组织，可伴皮肤瘘管。皮样囊肿内容物溢出会引起无菌性或感染性脑膜炎，若多次反复发作，囊壁与周围神经组织形成不同程度的粘连。

畸胎瘤是由3个胚层演化的脏器组织结构构成的肿瘤，其界限清楚，但常与周围组织紧密粘连，瘤体内可有坏死，伴发感染。畸胎瘤分为成熟型、未成熟型和畸胎瘤恶变3个亚型，椎管内的畸胎瘤以成熟型多见。肿瘤多数位于髓外硬膜下，少数发生于硬脊膜外。可包裹整个马尾或脊髓并与之粘连。瘤体可发生囊变，瘤组织的某一部分可以发生恶变，如上皮成分的癌变、间叶组织的肉瘤变。未成熟型多数伴脊膜膨出和脊髓纵裂等先天发育畸形。

（2）临床表现：椎管内表皮样囊肿、皮样囊肿和畸胎瘤的临床表现无明显特异性，具有椎管内其他肿瘤共有的症状和体征。其自身的特点为：①发病年龄较小，病程长，症状常间歇性出现；②最常见症状为疼痛，以腰腿疼痛较多，疼痛常呈钝痛或剧烈神经根痛，屈曲且伸直下肢时可引起疼痛加重；③尿失禁或（和）便秘亦较常见；④肢体运动障碍不明显；⑤合并皮毛窦时，临床多有反复渗液、感染的病史，常可引发中枢神经系统感染反复发作；⑥常并发其他畸形，如马蹄内翻足等。

（3）影像学检查：脊柱X线平片能显示椎管管腔的改变以及隐性脊柱裂或脊柱弯曲畸形，多用于门诊筛查。脊柱CT和MRI检查对本病有定位甚至定性诊断的作用，其中MRI是最佳确诊方法。

皮样囊肿和表皮样囊肿的MRI检查可见椎管内局灶性短或等$T_1$长$T_2$信号影，信号较均匀，脊髓多受压变形。增强扫描病灶边界强化明显。偶可见囊壁有窦道经椎间隙、皮下组织与皮肤表面相通，在皮肤表面可见瘘口。畸胎瘤多为混杂信号，如以脂肪成分为主，脂肪抑制像可被抑制，是MRI诊断畸胎瘤的重要标志。

（4）诊断：

1）儿童腰背部正中线的皮肤异常，如包块、色素沉着、毛发增生等，肢体有进行性肌力下降，长期尿失禁或便秘。

2）腰背部有皮毛窦形成，长期有炎性分泌物，中枢神经系统感染反复发作，或伴有脊髓神经根症状。

3）病史较长，有一侧肢体肌萎缩或关节变形，或伴有脊柱畸形，逐渐有脊髓或神经根受压症状。

4）门诊X片筛查发现隐性脊柱裂者，应考虑先天性椎管内肿瘤的存在，MRI是确诊的可靠依据。

（5）治疗：椎管内表皮样囊肿、皮样囊肿和畸胎瘤一经确诊，应尽早手术切除。对于椎管内囊肿经皮下窦道与皮肤瘘口相连的病例，临床常出现感染反复发生、经久不愈的情况，已合并感染者应先抗感染治疗，感染控制后再行手术。由于硬脊膜下或脊髓内的皮样囊肿内多有感染存在，应力争完整切除以免破溃后感染扩散。同时，术中应以湿棉条保护周围组织，避免内容物溢出污染导致术后脑脊髓膜炎的发生。术中应在显微镜下尽可能全切除瘤壁避免复发，同时使用电生理监测避免损伤脊髓和神经。合并感染的肿瘤，术中用含抗生素的生理盐水反复冲洗手术野，防止感染扩散。肿瘤囊为纤维结缔组织，生长缓慢，术中如不能完整切除可采取部分或次全切除以获得症状缓解，择期再行第二次手术处理肿瘤复发。

3. 脂肪瘤

（1）概述：椎管内脂肪瘤常见于先天性脊柱裂的儿童，也称为"脂肪性脊膜膨出"，发病率约为0.25%。腰骶的椎管内脂肪瘤常与脊髓拴系合并存在，导致患儿进行性加重的神经功能缺失和括约肌功能障碍。手术主要目的是防止神经功能障碍进行性加重，对术前已经存在的神经功能障碍，术后难以得到显著的改善。所以目前主张在患儿生后2月左右即行手术治疗可获得较好的疗效。

椎管内脂肪瘤多合并神经管闭合不全，胚胎发育过程中腰骶部皮下异常增生的纤维脂肪组织穿过腰背筋膜经过缺损的椎板进入椎管内，粘连甚至浸润脊髓形成拴系，部分病例脂肪瘤浸润取代硬脊膜而失去正常的解剖结构。根据脂肪瘤存在部位不同可分为圆锥脂肪瘤、终丝脂肪瘤（或终丝脂肪变性）、脊髓内脂肪瘤、硬脊膜外脂肪瘤，其中以前两者多见。

（2）临床表现：

1）皮肤异常：表现为腰背部、骶尾部中线上无张力的突出于皮面的皮下脂肪包块，有时肿块偏向一侧；多数皮肤外观正常，少数伴有毛发增生、血管瘤、皮肤窦道或异常色素沉着等。

2）感觉、运动障碍：出生后逐渐出现进行性加重的神经功能障碍，常见双下肢进行性无力或跛行，伴感觉减退。可伴有单、双侧马蹄状内翻足畸形和脊柱侧弯畸形。

3）括约肌功能障碍：随着年龄增长，括约肌功能障碍逐渐加重，表现为小便失禁、顽固便秘等，尤以排尿功能异常为突出表现。

4）伴发脑积水：约25%患儿可伴有脑积水。

（3）影像学表现：临床上以大小便功能障碍或腰背部、骶尾部包块或皮肤先天异常来确定就诊患儿是否应进行影像学检查，以确定椎管有无异常。临床多采用脊柱X线平片或CT检查，可发现有无脊柱裂、脊膜膨出等畸形，异常者应进一步行MRI检查。CT显示脂肪瘤呈低密度影，MRI可以提供三位图像用于明确椎管内脂肪瘤形态及与脊髓神经的关系。典型的脂肪信号为短$T_1$短$T_2$信号，增强后无强化，脂肪抑制像可明确诊断，MRI矢状位片对脊髓圆锥低位、脊髓拴系和脊髓空洞的显示较为清楚。CT三维重建图像可以更清楚地显示其他脊椎畸形，如半椎体、椎体融合及骨刺型脊髓纵裂（脊髓双干）伴脊髓栓系等。

（4）治疗：既往认为椎管内脂肪瘤手术治疗的目的是减少脂肪瘤的体积，减轻对神经的压迫从而改善神经功能。现已证实，脂肪瘤固定脊髓圆锥及终丝，使其不能随脊柱的发育正常地上升，从而脊髓被牵拉导致脊髓慢性缺血缺氧，继而神经退行性变是形成脊髓栓系综合征的主要机制，也是术后迟发性括约肌功能障碍和运动功能障碍的危险因素。椎管内脂肪瘤的手术治疗原则是在保留神经功能的前提下尽可能切除肿瘤，解除栓系。因脂肪瘤与脊髓和神经根关系密切，术中多数只能大部切除肿瘤。因脂肪瘤生长缓慢或基本不再增大，且脂肪瘤的大部切除及栓系松解已达到改善和保护神经功能的目的，所以不主张勉强过多切除脂肪瘤，以免加重神经功能的损伤。术中电生理监测对于积极地切除肿瘤和松解栓系，同时避免神经损伤具有重要作用。

对无症状的椎管内脂肪瘤的处理存在争论，尤其是无症状圆脂肪瘤和终丝脂肪瘤（或终丝脂肪变性）可以维持多年无症状。部分学者主张积极预防性手术，而多数人认为手术不能改变未出现症状肿瘤的自然转归，因此，对于没有症状的儿童不提倡预防性松解手术。

4. 肠源性囊肿　是胚胎发育第3周时，内胚层原肠组织向背侧突起穿过中胚层（原椎）裂隙到达原始神经外胚层，在椎管异位形成的囊肿，或者是原肠内胚层在Hensen结节或原始胚痕处与神经外胚层粘连，导致椎管内形成原肠憩室。肠源性囊肿临床较少见，男性多于女性，可合并其他发育畸形，如椎体异常、胃肠道憩室、肠管畸形、纵隔或后腹膜囊肿等。

椎管内肠源性囊肿好发于颈段和上胸段，在延颈髓交界区、腰骶部少见，大多位于脊髓腹侧。病理检查可见囊肿壁由单层纤毛柱状上皮细胞构成，下方为基底膜和结缔组织，囊内为水样或胶冻状液体。临床症状根据囊肿所在的部位不同可表现为神经根痛、肢体运动障碍、感觉障碍、括约肌功能障碍等，症状可缓慢逐渐出现或突然加重。

影像学检查MRI矢状位成像可更好地确定囊肿的形态、部位及脊髓受压情况。囊肿多呈长$T_1$或等$T_1$长$T_2$囊性信号，边界清楚，增强常无囊壁强化。肠源性囊肿为良性病变，对已有神经功能障碍者宜尽早手术，以解除脊髓压迫。术中应争取全切囊肿，如囊壁与脊髓和神经根粘连紧密，可部分保留，并以电灼处理残余囊壁。囊肿切除后患儿在短期内即可有明显功能恢复。

## 第二节　脊髓血管畸形

### 一、脊髓动静脉畸形

#### （一）概述

脊髓动静脉畸形（spinal cord arteriovenous malformation，SCAVM）也被称为脊髓动静脉性血管病变（spinal cord arteriovenous vasculopathy，SCAVLs），是指动、静脉间存在短路的脊髓血管病变，为先天胚胎发育异常所致，约占脊柱疾病的2%～4%。脊髓动静脉畸形可分为脊髓髓内动静脉畸形（arteriovenous malformation，AVMs）和硬膜内髓周动静脉瘘。

脊髓髓内动静脉畸形是指由脊髓动脉供血，位于脊髓髓内的畸形血管团。脊髓髓内动静脉畸形与在神经胚形成期间的异常有关，与神经纤维瘤病、脊髓拴系综合征、Rendu-Osler-weber、Klippel-Trenaunay-Weber以及Parkes-weber综合征有关。SCAVM常伴发神经纤维瘤病及动脉瘤，约20%～44%的病例可伴发动脉瘤，并引起出血。该病较硬脊膜动静脉瘘发病率低，占脊髓血管病的36%～45%，是第二常见的脊髓血管病。男性患者稍多于女性，出现症状最常见的年龄是30～50岁。脊髓AVM位于颈髓的约为30%，胸腰段脊髓的约占70%，与脊髓各段的体积在整个脊髓的占比相对应。圆锥AVM是脊髓AVM的特殊类型。圆锥AVM通常范围较大，有多支供血动脉，常与脊髓拴系综合征伴发。

硬膜内髓周动静脉瘘由Jinjia等于1977年首先描述，由脊髓前和（或）脊髓后动脉与脊髓前、后静脉的直接交通，病灶（瘘口）位于脊髓表面，由1支或数支脊前、后动脉分支供血，并不存在畸形血管团，病变可位于脊髓的任意节段，常位于脊髓胸腰段结合处，以圆锥和马尾居多。该病一般多发于青年患者，无明显性别差异。

#### （二）病理与病理生理

脊髓动静脉畸形的发病机制主要有5种：①盗血，SCAVM形成动静脉间短路，使正常脊髓组织供血减少而致病；②动静脉间短路直接导致脊髓静脉压高，致使脊髓静脉回流减少、脊髓充血、血液淤滞；③较强的动脉血压作用于发育不全的畸形血管，导致其破裂出血，压迫或血管痉挛效应促使脊髓血供障碍；④畸形血管团或扩张的引流静脉形成占位效应，压迫脊髓；⑤少数SCAVM诱发血栓形成，致使周围脊髓组织供血障碍或静脉回流受阻。

1. 脊髓髓内动静脉畸形的病理生理　脊髓髓内动静脉畸形的特征是缺乏毛细血管

床的动静脉直接连接，由于其循环特征为低阻力循环，动脉端压力直接传导至静脉带，从而引起高流量的血管畸形，所以其压力低于正常的供血动脉但高于正常的引流静脉。

根据畸形血管团的形态可分为髓内球形动静脉畸形和髓内幼稚型动静脉畸形。球形AVM由脊髓动脉供血，畸形血管团位于脊髓髓内或软膜内的，局限呈球形，多为脊髓前、后动脉分支供血，引流静脉为正常脊髓静脉；幼稚型AVM主要见于15岁以下儿童，又被称为青少年型AVM。该型病灶范围广，充满受累节段的椎管内，与正常脊髓组织混杂在一起，畸形血管团可有多个供血动脉和引流静脉，脊髓前、后动脉均可参与畸形血管团和正常脊髓的双供血。

2. 硬脊膜下髓周动静脉的病理生理　　Gueguen和Merland等将硬脊膜下髓周动静脉瘘分为3个亚型：Ⅰ型（小型瘘）由单支细长的动脉供血，单支静脉引流，引流静脉轻度扩张，血流缓慢；Ⅱ型（中型瘘）由1~2支动脉供血，供血动脉明显扩张扭曲，引流静脉也明显扩张，血循环加速；Ⅲ型（巨型瘘）由多根粗大动脉供血，引流静脉显著扩张，血液循环更快。血液倒流造成的脊髓血流动力学改变是本病的主要病理生理学特征。由于动静脉血的短路，脊髓节段内的血液向压力较低的瘘口处分流，造成脊髓缺血，髓内血流速度减缓，引流静脉的扩张可造成对脊髓的压迫症状，本病造成的髓内出血较为少见。

（三）临床表现

脊髓动静脉畸形的症状可以是急性的，也可以是进展性的，大多数的症状进展相对急性。出血是最常见的症状，与出血相关的死亡率可达到10%~20%。儿童较成年患者更容易以出血为就诊症状，与脑AVM相比，脊髓AVM的再出血率高于前者。在初次的出血后，第1个月内的再出血率为10%，第1年的再出血率为40%。若没有出血症状，静脉瘀血也可导致其他症状。SCAVM其他常见症状有截瘫、感觉障碍、根痛及膀胱、直肠括约肌功能障碍，其他少见症状有小儿高流量SCAVM，可出现心衰，反复出血者可表现为脑膜刺激征、脑积水及高颅压等，使其表现不典型，影响早期诊断。少数硬膜内血管畸形可伴其他部位血管畸形，如脑血管畸形、胸腔血管畸形、皮肤血管瘤和椎体血管瘤等。圆锥AVM可表现为脊髓病或神经根病等。

硬膜内髓周动静脉瘘大多表现为缓慢进行性加重的圆锥及马尾的脊髓神经根症状，也有部分以自发性蛛网膜下腔出血起病。

（四）辅助检查

1. 髓内动静脉畸形

（1）MRI：可以无创、直观、全面地了解病灶及脊髓受损情况，其高度敏感，能够发现几乎所有的脊髓AVM，并能发现血管造影不能显影的隐匿型内动静脉畸形。典型脊髓AVM，MRI表现为：点、团、索状混杂的无信号区（流空），$T_2$加权图像上有高信号的脑脊液影对比，流空征象更为明显。较小的SCAVM，TWI为混杂信号，$T_2W_1$为高低信号不等的改变（慢性血肿与水肿相间）。亚急性出血在T₁加权像上呈高信号，病变附近脊髓增粗，T₂信号变化可表示因静脉瘀血导致的脊髓水肿。T₁和T₂加权可见血管巢周围的低信号区（对应血色素沉积），以及多发的血管流空（轴位）和迂曲扩张的血管结构（矢状位和冠状位），对应供血动脉和引流静脉。极少数患者，因其既无特异的临床表现，又无临床医师较为熟悉的典型MRI征象，故常使诊断延误。因此，对于临床上表现为慢性进行性脊髓功能障碍、MRI T₂W₁图像上显示高信号，而无低信号，并有血管流空影的患者，也应行脊髓血管DSA，以免将 SCAVLs引起的静脉充血性脊髓病误诊为脊髓炎或脊髓髓内肿瘤。

（2）磁共振血管成像（magnetic resonance angiography，MRA）：采用不同时相成像和三维重建成像的MRA，可以较好地显示供血动脉、引流静脉、畸形血管或瘘口。用MRA作为本病的筛选检查，可增强检测的敏感性。另外，用MRA进行术后随访、评估治疗效果，具有简易、无创等优点

（3）脊髓血管造影（digital subtraction angiography，DSA）：是诊断脊髓AVM的金标准，可以准确观察病变的供血动脉、引流静脉、有无动脉瘤及有无并发其他血管病变的情况，是制订治疗方案的基础，目前仍不能被其他方法所取代。对疑诊病例，应做选择性全脊髓血管DSA，以免因漏插脊髓血管（因病灶有时会有远距离供血）或因显影效果差影响判断而造成漏诊。其不足是：有创，不宜反复随访，不能显示脊髓受累情况，部分髓内AVM不能显影而成为隐匿型。

（4）脊髓碘油（水）造影及造影后脊髓CT检查：通过显示蚯蚓状充盈缺损，对脊髓AVM有初步了解，但阳性率不高。

2. 硬脑膜下周动静脉瘘

（1）腰穿脑脊液检查正常。

（2）X片见椎管扩大。

（3）脊髓造影可见异常血管影，可出现梗阻或充盈缺损，但脊髓直径正常。

（4）MRI图像上病变可见大的流空影。

（5）脊髓血管造影是诊断髓周动静脉瘘的金标准，对制订治疗方案有重要意义。脊髓血管造影可显示瘘口部位、大小、供血动脉、引流静脉及循环时间等。

（五）诊断与鉴别诊断

1. 脊髓AVM的诊断与鉴别诊断

（1）诊断：脊髓AVM的临床表现多样，其高流量病变表现为蛛网膜下腔出血和急性脊髓综合征，其低流量病变表现为因静脉高压引起的脊髓病变综合征。过去的辅助检查为椎管造影，典型表现为"虫袋征"和脊髓增粗。还可进行CT椎管造影检查，可判断AVM位于髓内或髓外，并可发现病变引起的骨质改变。目前，脊髓MRI可以准确地显示病变，但其诊断的金标准仍然是全脊髓血管造影，该检查可以为治疗提供血管构筑学

等关键性依据。

（2）脊髓AVM可与脊髓髓内海绵状血管瘤、脊髓感染等进行鉴别诊断。

1）脊髓髓内海绵状血管瘤：当隐匿性脊髓AVM在MRI出现环状低信号而无血管流空影时，易被误诊为脊髓髓内海绵状血管瘤。可以根据脊髓MRI进行鉴别。如TWI、T2WI有小的不规则高信号者，应首先考虑隐置性血管畸形。若病变环状低信号影或车轮状异常信号影很明显，可考虑脊髓髓内海绵状血管瘤的诊断。

2）急性脊髓炎：当脊髓AVM患者突然出现出血等急性脊髓功能障碍时，可被误诊为急性脊髓炎。如行MRI检查未出现明显的血管影，仅表现为轻度脊髓肿胀，则会更加倾向于急性脊髓炎的诊断。这些病例如经标准的内科治疗后复查，症状改善，且MRI显示脊髓肿胀减轻，脊髓变细，则考虑急性脊髓炎。如脊髓肿胀无改善，或复查MRI发现椎管内异常血管影者，考虑脊髓AVM等血管性病变，可行脊髓血管造影，明确诊断。

2. 髓周动静脉瘘的诊断与鉴别诊断

（1）诊断：根据患者缓慢进行性加重的圆锥及马尾的脊髓神经根症状及体征，辅以脊柱平片骨质破坏及MRI脊髓表面的血管扩张影像，可考虑本病，但最终确诊有赖于脊髓血管造影。

（2）鉴别诊断：髓周动静脉瘘一般要与脊髓髓内肿瘤、脊髓AVM鉴别。

1）脊髓髓内肿瘤：当局限性或弥漫性髓周动静脉瘘患者出现进行性脊髓功能障碍，MRI示局限性脊髓增粗，伴髓内出血、水肿时，若血管流空影不明显，往往误诊为脊髓髓内胶质瘤。另一种情况，当病变存在动脉瘤样或静脉瘤样扩张，且存在血栓形成，导致脊髓受压时，也可误诊为脊髓髓内肿瘤。其鉴别要点主要是分析脊髓MRI，当脊髓肿胀区域内可疑存在血栓形成的血管影，或在$T_1W_1$上发现低信号血管流空影，在TWI增强图像上发现细点状强化血管影时，应行全脊髓血管造影，明确诊断。

2）脊髓AVM：髓周动静脉瘘与脊髓AVM的MRI影像均显示脊髓增粗和脊内外的血管流空影，DSA亦可见多支供血动脉、多瘘口、多支引流静脉，其根本区别为：脊髓AVM的供血动脉和引流静脉之间存在畸形血管团，而髓周动静脉瘘的供血动脉和引流静脉之间是直接交通。

（六）治疗

1. 内动静脉畸形的治疗　不同类型的SCAVM应取不同的治疗态度与方法。治疗方法包括手术、栓塞两种。SCAVM可因脊髓静脉高压、畸形血管破裂出血、血栓形成、动静脉出血和扩张情形血管的占位压迫等因素，或直接压迫、破坏脊髓，或引起脊髓缺血、软化，从而导致严重的脊髓功能障碍，故及时、正确的治疗十分重要。

SCAVM文献中有球型与幼稚型之分，通常认为，球型AVM，若供血动脉较细长扭曲或为隐匿型AVM，适宜手术治疗。若供血动脉较粗直，选用栓塞治疗，既可避免手术对脊髓组织的损伤，又能栓塞病灶。青少年型AVM，最少见，病灶广泛，多根粗大动脉供血，手术及栓塞治疗效果均不理想。 Spetzler建议手术与介入结合进行，方法是先多次栓塞小供血动脉，再用不可脱球囊临时阻断脊髓前动脉，手术全切除病灶，为此病治疗提供了经验。目前也有专家指出，只要在MR和DSA上显示病灶局限和集中的，都可施行手术治疗：对于畸形灶位于背侧或背外侧、血供主要来自脊髓后动脉的，可直接施行手术；对于畸形灶位于腹外侧、优势血供来自脊髓腹侧，特别是源自病灶对侧时，可先行栓塞治疗，将优势供血动脉，特别是源自腹侧或对侧的供血动脉栓塞后再行手术治疗，以减少手术风险。手术前，要仔细分析MR与DSA，以清晰了解畸形灶在脊髓纵向与横向上的部位，所有供血动脉的来源、走向和进入畸形灶的部位，以及引流静脉，特别是优势引流静脉近畸形端的部位，制订正确的手术方案与步骤。

手术治疗能直接切除或闭合病灶，效果确切永久，不受供血动脉行程影响，能去除占位性病灶对脊髓的压迫。其缺点：相对创伤大，有可能损伤周围脊髓组织或术中畸形血管破裂出血，供血动脉或瘘口有时辨认困难。为克服这些缺点，已有学者开展术中脊髓血管造影、术中血管内临时阻断供血动脉、术中感觉诱发电位监测等技术，有利于识别病灶、保护正常脊髓组织及控制出血。

（1）手术治疗：一般采用标准的椎板切开术，至少暴露病变上下各一个节段椎体，从脊髓后正中沟进入。 SCAVM手术时，首先切开蛛网膜，确定畸形灶的确切部位，并根据血管的部位、色泽、粗细、形态、管壁厚薄与张力情况等，判断畸形灶周围血管是供应动脉，还是引流静脉。通常色泽偏红、管径较细、走行较直、管壁较厚和张力较大且有搏动的是供血动脉，而颜色暗红、走行迂曲、管壁较薄的为引流静脉。继而根据DSA提供的信息，探寻各主要供血动脉，分别在其接近畸形灶处离断之。在降低畸形血管张力后，用低功率双极电凝，边皱缩边分离畸形血管，最后离断引流静脉，切除畸形灶。切除隐置性 SCAVN时，宜在病灶最表浅处切开脊髓，进入血肿腔，沿畸形血管周围分离切除之，或像切除脊髓髓内肿瘤那样，沿血肿包膜分离，将畸形灶和继发的小血肿一并切除。由于这类 SCAVM无明显供血动脉，分离切除时通常不会引起麻烦的出血。

近年来，部分病例手术时，应用超声多普勒检测血管杂音的部位、音调和音强变化，以探寻畸形灶或瘘口、判断供血动脉（分别于临时阻断某血管的前后，用超声多普勒测定病灶部位的血管杂音，如在血管阻断后杂音强度降低的，提示该血管为供血动脉，如杂音强度无变化，提示该血管为引流静脉），并于术中评估畸形灶切除程度或瘘口闭合情况。

手术时，除应掌握前述的手术方法外，还应注意以下几点：①切忌在未离断大部分供血动脉前电凝引流静脉，以免引起畸形灶难以控制的出血，妨碍手术正常进行；②脊髓血管畸形的供血动脉也和脑血管畸形一样，有终末动脉供血型和侧向分支供血型两种，前者供血动脉可以离断，因其只供应畸形灶而不供应脊髓；后者供血动脉主干（即影像学上的供血动脉）则不能离断，因其只是发出更为细小的动脉（即真正的供血动脉）供应畸形灶，而动脉主干还供应脊髓，如果损伤这些动脉主干，会影响脊髓的正常血供，引起脊髓功能障碍；③需自髓外向髓内方向分离切除畸形灶，只有当畸形灶与脊髓组织界面十分清楚时，分离、切除畸形灶才可不断深入进行；如难以分离出理想界面，就不宜强求手术切除的彻底性，以免损伤功能脊髓组织。至于隐匿性 SCAVM，则应视病灶在脊髓横断面上的部位而定，病灶接近脊髓后外侧表面时，宜取后正中入路切除病灶；病灶位于脊髓腹侧表面，宜取前外侧入路切除病灶；若病灶位于脊髓中央或位于脊髓腹侧表面但无明显临床症状者，宜暂行观察。如能早期获得解剖根除，才可望获得较好的长期疗效。对于完全位于脊髓腹侧、血供丰富、手术切除十分困难的 SCAVM，以及以前手术未能切除的残留畸形灶，可酌情施行栓塞治疗或放射外科治疗。

（2）介入治疗：血管内栓塞治疗始于1972年，由 Jinjia 首先提出。随着导管逐渐变细变软，栓塞材料改进，目前已广泛应用，其优点是创伤小、恢复快、供血动脉易于寻找、可及时了解治疗后病灶的改变。缺点：① SCAVM 供血动脉较细长，弯曲时导管难以达到病灶，使栓塞困难；②栓子随血液流动有异位栓塞危险；③介入栓塞病变血管，即使部分栓塞，均可有效减轻症状，但是因复发较频繁，需定期复查脊髓造影。早期的栓塞材料多见于使用固体栓子，如干燥硬膜线段、lvalon 及微球等，目前应用液体栓塞剂（ONYX， GLUBRAN）直接注入病灶，疗效可靠。栓塞时微导管尽可能靠近病变血管巢进行栓塞。介入栓塞还可用于辅助手术，术前栓塞主要的供血动脉有利于手术治疗，尤其是对于有多支供血动脉的病变，如圆锥 AVM 等。

介入栓塞治疗适应证为：SCAVM 供血动脉粗，微导管能达到病灶或瘘的前端者。反之，微导管不能插至病灶或瘘口，则不宜选用栓塞治疗。为预防异位栓塞的发生，已有学者提出栓塞治疗应注意如下几点：①选用安全的栓塞途径，如同时有脊髓前、后动脉供血，则首选经脊髓后动脉；②若使用固体栓子，栓子直径不能小于 $100\mu m$，因脊髓动脉常发出直径小于 $100\mu m$ 的沟联合动脉，这些动脉在造影时不能显影，使用小于 $100\mu m$ 栓子有时可能致使这些动脉栓塞；③栓塞应分次进行，不能企图一次将所有畸形血管闭塞，因栓塞后常伴有继发性血栓形成，要留有余地；④栓塞过程中进行脊髓功能监测，如脊髓感觉、运动诱发电位等，对防止并发症的发生有重要意义。目前，通过合理选择栓塞治疗，可以使大部分的 SCAVM 患者得到好转或治愈。

2. 髓周动静脉瘘（perimedullary arteriovenous fistula，PMAVF）的治疗

（1）手术治疗：型 PMAVF 供血动脉细长，宜手术治疗，禁忌栓塞。对于由脊髓前动脉供血的小的瘘一般考虑手术切除，因为脊髓前动脉微导管到位难度大，可以使用电凝闭塞瘘口。术中确定 PMAVF 瘘口困难时，可用超声多普勒探寻瘘口和术中评估瘘口闭塞是否满意。Ⅱ型瘘有 1~2 支供血动脉，手术夹闭瘘口较安全，若选用栓塞，有时易引起脊髓前后动脉的栓塞，须慎用；对于供应动脉迂曲、导管不能到达瘘口，特别是瘘口位于脊髓背侧与两侧、手术易于显露者，可采取手术治疗。

（2）介入治疗：是Ⅲ型PMAVF的首选治疗方法。对于供血动脉较短，走行较直，管径较大，导管能顺利到达瘘口，特别是瘘口位于脊髓腹侧者，由脊髓前后动脉供血的病变，适宜栓塞治疗。对于大得多的瘘口，多根粗大供血动脉，高流量，手术暴露困难，易出血，首选栓塞治疗。栓子可用球囊、弹簧圈或液体栓塞剂（ONYX，GLUBRAN），弹簧和液体栓塞剂效果较好且安全可靠。必要时可联合手术治疗。

## （七）预后与展望

未经治疗的髓内AVM自然病程尚不清楚。由脊髓病变的进展和继发的出血引起的症状会进行性加重，这在31%～71%的多年随访患者中得到了验证。手术对于致密型动静脉畸形的效果好于弥散型动静脉畸形。手术后神经症状改善率约为40%～87%。无变化为53%～10%。较术前加重约为3%～7%，功能良好率约为86%。约2/3的患者遗留慢性钝痛综合征。介入治疗完全闭塞率约为24%～53%，短期及长期并发症发生率均为10.6%～14%，术后约20%的患者出现症状恶化。术后患者神经功能的恢复主要取决于术前功能障碍持续的时间和程度。不论手术还是介入治疗，如治疗及时，许多患者在术后均可能有明显的症状改善或痊愈；但如果治疗延误，患者在2～3年内可发展至不可逆转的严重功能障碍，预后很差。

# 二、硬脊膜动静脉瘘

## （一）病因学

硬脊膜动静脉瘘（spinal dural arteriovenous fistula，SDAVF）是一种能治愈的脊髓血管畸形，指供应硬脊膜或神经根的一条或多条动脉在椎间孔处穿过硬膜时，与脊髓引流静脉（根静脉）的直接交通通道，是一种常见的脊髓血管畸形，约占所有脊髓动静脉畸形的70%。1926年，Foix和Alajouanine首次报道了这种疾病所致脊髓损伤的晚期病理形态，称之为Foix-Alajouanine综合征。他们认为这是一种"亚急性坏死性脊髓炎"。该病的血管病理学基础直至50年后才由kendall和togue认识清楚。它是指硬脊膜在椎间孔平面出现动静脉间的微小瘘口（约140μm）所致的一系列异常改变，其临床表现没有特异性，常呈隐匿性发病。患者从发病到被明确诊断的时间平均为15个月。往往患者就诊时即有不同程度的功能障碍，延误了最佳的治疗时间，因此，早期诊断、早期治疗显得非常重要。

## （二）流行病学

硬膜AVF是最常见的脊髓血管病，占65%～80%，男性多见，病变多见位于脊髓胸腰段，以$T_7$～$T_9$最常见。

硬膜AVF占脊髓AVM的55%～80%，好发于男性，男女发病率之比为7：1，多于40岁后发病，出现症状的时间平均为60岁，范围为28～83岁，以中老年男性多见。该病目前被认为是一种后天获得性疾病，多发生在下胸段和腰段，其中$T_7$、$T_8$、$T_9$是最常见的病变节段，85%的病变在$T_6$以下。

（三）病理与病理生理

多数AVM可通过血管造影明确其供血动脉、血管团或瘘口及引流静脉的形态，但硬膜AVF有时因病灶太小，血管造影难以清楚地显示其血管行程，Mccucheor等将手术切下之6例$T_6$～$T_{12}$范围内硬膜血管畸形的整块病灶，包括附近的硬膜、神经根及硬膜袖等，进行显微解剖研究，即用稀硫酸钡插管注入与病灶有关的硬膜动脉及脊髓静脉，同时进行连续高清晰度X线照片，发现有数根发自肋间动脉及腰动脉的中小型动脉分支会聚至病灶（瘘口）处，这些供血动脉在硬膜中先分为2～3支，后分支小血管吻合1～3次，并绕成索状动脉袢，最后经或不经毛细血管从直接与一根脊髓静脉相通。研究结果从显微解剖上证明，硬膜血管畸形实际为动静脉瘘，由多根动脉供血，一根静脉引流，也可解释硬膜AVF经栓塞后为何会有再通可能。简单来说，就是病灶（瘘口）主要位于神经根附近的硬脊膜上，由肋间动脉或腰动脉的硬膜支供血，引流静脉为脊髓表面静脉。Anson和Speller主张将此型分为两个亚型：Ⅰa为单根动脉供血，Ⅰb为多根动脉供血。

SDAVF的病因尚未明确，现认为是多因素造成的。国外也有文献认为是脊髓空洞、外伤和手术造成的。现已证实，在腰骶部的动脉和静脉之间存在着流速缓慢、低流量、高压力的瘘口，引流到髓周蛛网膜下腔的静脉系统。由于引流静脉与脊髓冠状静脉丛交通，压力可传递到冠状静脉丛，使动静脉压力梯度下降，导致髓内血管扩张和组织压升高。这种血管内压力的变化，向邻近的脊髓实质传递，使脊髓水肿逐渐加重，甚至造成脊髓脱髓鞘或坏死。大部分患者脊髓水肿是慢性起病，严重的坏死或急性起病的很少见。约有1%的SDAVF患者，临床表现为蛛网膜下腔出血，其确诊时间相对较短。高位脊髓节段硬膜动静脉分流，特别是在颅颈交界区，有可能引起蛛网膜下腔出血。因此，对有蛛网膜下腔出血而脑血管造影阴性者，需要考虑是否有延颈髓交界区SDAVF。目前，多数学者认为，脊髓静脉高压是SDAVF的主要病理生理学机制。

（四）临床表现

SDAVF多见于中老年男性，表现为自下向上缓慢进展的脊髓感觉、运动和括约肌功能障碍。一般症状呈进行性加重，常继发出现步态、运动系统及感觉症状异常，如脊髓运动神经元受累，可出现肢体软瘫或痉挛性瘫痪。患者可出现用力后症状加重（神经源性跛行）或当体位改变时症状加重。如不经治疗，可在1～4年内完全截瘫。早期常被认为是多发的神经根病或前角运动神经元病，到确诊时，患者往往已完全丧失了自主活动的能力。

（五）辅助检查

确诊本病的最好方法是选择性脊髓血管造影，因它能清晰地显示病变处的异常血管和在蛛网膜下腔内扩张迂曲的血管。脊髓血管造影是诊断瘘口位置、辨别供血动脉和评价静脉引流的金标准。因临床体征的平面是脊髓水肿的反应，与瘘口的位置可完全不一致。为了确定瘘口位置，所有供应硬膜的供血动脉都必须造影。80%~90%的SDAVF分布在胸髓的下部和腰髓的上部，在肋间动脉和腰动脉注射对比剂，大部分情况下能找到瘘口。如果水肿位于颈髓，应该通过在主动脉弓上（锁骨下、椎动脉、肋颈干、甲状颈干和颈外动脉）置管寻找颈部瘘的来源。其次，MRI检查也是脊髓SDAVF重要的筛查手段之一，MRI图像上$T_2$像及增强后$T_1$像病变脊髓表现高信号，有明显的脊髓水肿表现。MRI可以作为筛选的手段，它可以提供很多有诊断意义的信息，如有无髓周扩张血管、脊髓充血水肿及脑脊液循环障碍。现代MRI的发展，使充血扩张的冠状静脉和正常增宽的蛛网膜下腔冠状静脉丛更易区分。正常的静脉表面光滑，很少有扭曲，而充血的冠状静脉丛表面粗糙有结节，血管多扭曲。据报道，大约有90%的MRIT2加权像中蛛网膜下腔出现血管流空影，强化后期方出现扩张迂曲的静脉。计算机体层摄影血管造影（computed tomography angiography，CTA）技术在确定瘘口的节段方面很有前景。

（六）诊断与鉴别诊断

1. 诊断　根据患者进行性加重的脊髓功能障碍的病史和体征，结合脊髓MRI和脊髓血管造影可确诊本病。尤其对于中年以上男性出现进行性的双下肢感觉运动障碍，更应进行脊髓MRI和脊髓血管造影检查。脊髓血管造影是诊断脊髓SDAVF的金标准，一般可先行胸腰段脊髓血管检查再行骶部，如未发现病变需再行全脑血管造影。

2. 鉴别诊断　脊髓SDAVF一般要与脊髓AVM和PMAVF、脊髓积水症、椎间盘突出相鉴别。

（1）脊髓AVM和PMAVF：因脊髓SDAVF与脊髓AVM临床表现相似，MRI表现都是血管流空影像，故可能出现误诊。脊髓SDAVF因脊髓水肿，其MRI影像可不增粗或轻微增粗，血管流空影在脊髓周围，DSA显示根髓动脉的硬脊膜支与根静脉间直接交通，通常仅一个接口，很少出现动脉瘤样和静脉瘤样扩张，故有别于脊髓AVM和脊髓髓周动静脉瘘。

（2）脊髓积水症：脊髓SDAVF患者表现为慢性进行性脊髓功能障碍，在MRI上出现脊髓中央腔化且无明显血管流空影时，可被误诊为脊髓积水症。两者的鉴别为：当患脊髓积水症时，往往存在Amold-Chiari畸形，脊髓中央的空腔大而明显。脊髓SDAVF患者多无Amold-Chiari畸形，脊髓中央的空腔呈细管状，椎管内往往可见细点状血管影，以此可以鉴别。

（3）椎间盘突出：当脊髓SDAVF患者表现为上下肢的麻木、疼痛、乏力，X线检查有椎间隙狭窄等退行性病变时，如患者脊髓的血管流空影不明显，往往被误诊为椎间盘突出。两者的鉴别为：椎间盘突出时，多呈间歇性发作，外伤诱因明显，疼痛剧烈，呈放射性，定位准确，但运动障碍轻微。脊髓SDAVF多为渐进性发病，无明显诱因，脊髓功能障碍进行性加重，MRI显示脊髓水肿，有时可见血管流空影，此时可进一步行脊髓血管造影，明确诊断。

（七）治疗

手术及介入治疗都能有效治疗此病。手术治疗效果较为确切，但损伤较大，栓塞治疗创伤较小，两者各有利弊。

1. 手术治疗　SDAVF应首选手术治疗。手术的目的与成功的关键是准确定位和闭塞瘘口，以及切断或闭塞瘘口处的引流静脉近端，但不能广泛切除引流静脉，否则会加重脊髓功能障碍，因为引流静脉也参与脊髓血液的回收。绝大多数瘘口位于脊神经后根硬脊膜袖口的上下或背侧附近，故手术闭塞瘘口操作简单、疗效可靠。但有时瘘口位于神经根的腹侧，需切开蛛网膜，分离神经根，仔细探查方能发现。当供血动脉起始部与瘘口部位远离充血性脊髓病变区域时，应根据DSA提供的信息，即在显示瘘口的部位，施行瘘口闭塞术。具体操作为：术中暴露两个节段的椎板，充分暴露病变处神经根，至中线处打开硬膜并向两侧牵开，充分暴露硬膜处的根引流静脉，予以电凝阻断。术中判断手术成功的标志是：怒张的引流静脉塌陷、颜色变暗红、超声多普勒检测病变区血管杂音消失。对于因各种原因造成病情急剧恶化，甚至完全性软瘫的患者，也应积极准备，施行急诊手术，往往能收到意想不到的效果。手术后病情没有改善的病例多是那些术前呈慢性进行性神经功能障碍较为严重的病例，可能与较长时期充血性脊髓病变导致脊髓不可逆性变性有关。这同样提示，对SDAVF早诊早治尤为重要。对有手术禁忌者，可施行介入治疗。

2. 介入治疗　对于该病的治疗还有不同的观点，有人认为，SDAVF可首选介入治疗，只有当栓塞物（ONYX等）不能弥散至引流静脉近端时，才考虑手术治疗。介入治疗时，需栓塞瘘口，并保留引流静脉的通畅，栓塞剂一般选择是GLUBRAN及ONYX胶，在栓塞过程中，只有当栓塞物到达引流静脉的近段时，栓塞才能最有效，否则有再次复发的可能。本病栓塞的不利因素不利于严重的粥样硬化性病变，病变供血动脉太细，导管难以到位，供血动脉同时供应正常脊髓的血管等。介入治疗不仅适用于不适合手术治疗的患者，也可以作为临时措施有效减轻静脉的瘀血症状，为下一步手术提供准备。

（八）预后与展望

本病预后取决于就诊时的神经功能缺失情况。随着对本病的病理解剖和病理生理学的深入了解，以及MRI、DSA技术的发展，使得诊断和治疗水平有了很大的提高。而且通过MRI、增强MRI和CTA更易于对这种患者进行筛选。然而该病发展缓慢，症状不典型，就诊时脊髓损伤已经很重，故目前往往治疗效果欠佳。如何改善患者术后功能，尚有待进一步研究。

# 第七章　功能神经外科疾病

## 第一节　癫痫

癫痫包括一组疾病及综合征，以在病程中反复发作的神经元异常放电所导致的暂时性神经系统功能失常为特征，表现为运动、感觉、意识、行为和自主神经等不同障碍或合并发生。

### 一、诊断标准

#### （一）临床表现

详细询问病史、病因，儿童应着重了解出生史、发热史、家族史；有无发作先兆及发作诱因，发作前和发作时及发作后表现，发作频率变化，服药情况（何种药物、服药剂量、时间、效果）。

按症状可分为部分性与全面性两类。部分性（局灶性）发作分为以下几种。

1. 单纯部分性发作（无意识障碍）

（1）运动性发作：包括局限性运动性发作、旋转性发作、姿势性发作和失语性发作，表现为每次发作中所波及的范围固定在某一范围内，意识清楚。

（2）感觉性发作：指体感性、视觉性、听觉性、嗅觉性和眩晕性发作。

（3）自主神经性发作：表现为腹部不适、面部潮红或苍白、出汗、恶心、呕吐等。

2. 复杂部分性发作（意识障碍、颞叶或精神运动性发作）　单纯部分性发作之后出现意识障碍或开始即有意识障碍，临床常伴自动症，可有精神症状样发作。

3. 部分性发作继发全面性发作（继发出现强直-阵挛、强直或阵挛发作）　全面性发作（惊厥性或非惊厥性）分为以下几种：失神发作（癫痫小发作）、肌阵挛发作、强直发作、张力发作、痉挛发作、强直-阵挛发作（大发作）。此外，仍有未分类的癫痫发作。

#### （二）辅助检查

1. 电生理检查　脑电图等电生理检查，可视情况缓慢减停抗癫痫药，脑电图监测时间较长为好，记录到临床发作更有利于诊断治疗，但需征求患者及家属同意。

（1）普通脑电图（包括过度换气、闪光刺激、睁闭眼实验等），睡眠诱发，剥夺睡眠和药物诱发。

（2）长程（24小时及以上）视频脑电图，除上述实验外，必要时可加用睡眠诱发、睡眠剥夺和药物诱发。

（3）必要时加做蝶骨电极、咽电极、卵圆孔电极。

（4）诱发电位检查，如视听及体感诱发电位。

（5）手术评估的病例，如果癫痫灶定位困难或者需要精确定位神经功能区时，进行必要的颅内皮层电极和深部电极记录。

2. 神经影像学检查

（1）头部MRI：可以加做冠状位扫描$T_2$或Flairy像，薄层扫描。

（2）单光子发射计算机体层摄影（single photon emission computed tomography，SPECT）或正电子发射体层成像（positron emission tomography，PET）：有条件者可做SPECT或PET检查。

3. Wada（异戊巴比妥钠）试验　如果需要确定优势半球，特别是语言、记忆优势半球，术前可以做本试验。

4. 神经心理学检查。

5. 脑磁图检查　如果定位癫痫灶需要，有条件者可以进行脑磁图检查。

## 二、治疗原则

（一）手术治疗适应证

1. 系统服用抗癫痫药物，并在血药浓度监测下治疗2年以上仍难以控制的顽固性癫痫。

2. 脑内存在明确的结构性病变，发作难以控制的继发性癫痫。

3. 手术后不致出现严重并发症者。

4. 患者及家属充分理解手术，且手术愿望强烈。

（二）术前处理

术前缓慢减停对术中皮层脑电图影响明显的抗癫痫药，但要注意可能出现癫痫发作频繁或癫痫持续状态。注意长期服用抗癫痫药物对肝、肾及凝血功能的影响，做好相应准备。

（三）手术治疗

1. 术中常规皮层脑电图（electrocorticogram，ECoG）监测，必要时行深部电极或深部核团监测。

2. 皮质病灶及癫痫灶切除术。

3. 颞叶前部及其他脑叶切除术。

4. 选择性杏仁核海马切除术。

5. 大脑半球切除术。

6. 胼胝体切开术。

7. 立体定向核团损毁术。

8. 软脑膜下横切术

9. 多脑叶纤维离断术。

10. 迷走神经刺激术、脑深部核团刺激术。

（四）术后处理

术后1～3天给予静脉或肌内注射抗癫痫药物，其后可改口服抗癫痫药。

（五）疗效评定

1. 满意　术后癫痫发作完全消失或偶有发作。

2. 显著改善　术后癫痫发作率减少75%以上。

3. 良好　癫痫发作频率减少50%以上。

4. 较差　癫痫发作频率减少少于50%。

5. 无改善　癫痫发作无改善或更差。

（六）出院医嘱

1. 休息3～6个月，以后酌情参加有规律、无危险性的工作。

2. 定期复查（半年、1年、2年、3年）抗癫痫药物血药浓度、神经心理检查和脑电图。

3. 继续正规服用抗癫痫药物2～3年，如无发作，遵医嘱逐渐减量，如再发作，则恢复原药量。


# 第二节　帕金森病


帕金森病又称震颤麻痹，是易发生于中、老年的中枢神经系统变性疾病。主要病变在黑质和纹状体，是一种以肌肉震颤、僵直，运动减少为临床特征的疾病。原因不明者称为原发性帕金森病或震颤麻痹；脑炎、脑动脉硬化、脑外伤及中毒等产生的类似临床表现称帕金森综合征。

## 一、诊断标准

（一）临床表现

1. 病史　帕金森病多起病缓慢，逐渐加剧。

2. 震颤　是因肢体的促动肌与拮抗肌连续发生节律性（每秒4~6次）收缩与松弛而引起。震颤最先出现于一个肢体远端，多由一侧上肢的远端（手指）开始，然后范围逐渐扩至同侧的上下肢。手指的节律性震颤形成所谓的"搓丸样动作"。症状在睡眠时消失。

3. 僵直　系锥体外系性肌张力增高，伸肌与屈肌的肌张力均增高。在关节做被动运动时，增高的肌张力始终保持一致，使检查者感到有均匀的阻力，临床上称之为"铅管样僵直"。在合并有震颤的情况下，在伸屈肢体时，感到在均匀的阻力上出现断续的停顿，称之为"齿轮样肌张力增高"。

4. 运动障碍　肌僵直以及姿势、平衡及翻正反射等的障碍，从而引起一系列运动障碍。患者不能做精细动作，表现为书写困难，越写越小，面肌运动减少，形成"面具脸"。生活不能自理。

（二）实验室检查

1. 脑脊液检查　常规指标正常，仅多巴胺的代谢产物高香草醛酸和5-羟色胺的代谢产物5-羟吲哚醋酸含量降低。

2. 尿常规检查　尿中多巴胺及其代谢产物高香草醛酸含量亦降低。

（三）辅助检查

头部CT和MRI检查可见到脑萎缩等非特异性改变。

## 二、治疗原则

（一）手术适应证

病程5年以上、药物出现不良反应或不能耐受药物治疗、年龄小于75岁、无重要脏器功能障碍，在征得患者及家属同意后，可行脑立体定向手术。

（二）术前处理

1. 常规术前检查和准备，特别注意合并其他老年性疾病的治疗。
2. 术晨停用抗震颤麻痹药。

（三）手术治疗

1. 神经核团射频损毁术。
2. 脑深部电刺激术（deep brain stimulation，DBS）。

（四）术后处理

调节电刺激参数及神经内科协助用药。

# 第三节 面肌痉挛

面肌痉挛是面神经支配的一侧面部肌肉发作性、不自主反复抽动，无法自控，发作时颜面随意运动受限，常因精神紧张及劳累时加重，入睡时消逝，多见于中年女性。

## 一、诊断标准

### （一）临床表现

1. 病史 一侧面部肌肉快速频繁的抽动，发作数秒或数分钟，间歇期一切如常。发作严重者可终日不停。

2. 体征 发作时可见面部肌肉抽动；间歇期正常，部分患者可伴有轻度面瘫。

### （二）辅助检查

1. 神经影像检查 头部CT、MRI检查，除外颅内器质性病变。

2. 肌电图检查。

### （三）鉴别诊断

1. 局限性癫痫 抽动幅度较大，抽动范围较广，如累及颈、上肢等；脑电图可见棘波。

2. 面神经炎 伴同侧面肌不同程度瘫痪，观察数月可恢复。

3. Meige综合征 属于局限性肌张力障碍的一种，表现为双侧眼睑、面部或下颌肌肉抖动。

4. 肿瘤 伴有其他脑神经损害症状，头部MRI检查可显示肿瘤。

## 二、治疗原则

1. 术前处理 同开颅术前常规检查和准备。

2. 手术治疗 桥小脑角区（cerebellopontine angle，CPA）开颅探查，行显微血管减压术。

3. 术后处理 同一般开颅术，一般不用脱水药。


# 第四节 扭转痉挛

扭转痉挛又称变形性肌张力障碍、扭转性肌张力障碍。临床上表现为肌张力障碍和骨骼肌、躯干肌呈缓慢而剧烈的不随意扭转为特征的运动。肌张力在肢体扭转时增高，扭转停止时则正常。目前本病病因不明，少数病例有家族史，常见于儿童或少年。

## 一、诊断标准

### （一）临床表现

1. 病史　多见于7～15岁，40岁以上发病者罕见。先起于一侧肢体远端，运动或精神紧张时加重，安静或睡眠中扭转动作消失。
2. 体征　以躯干、肩带、髋带肌为主的肌痉挛，近端重于远端。颈肌受侵表现为痉挛性斜颈；躯干肌受累则呈全身性痉挛或螺旋形运动。口齿不清，吞咽受限；智力减退。无肌萎缩，反射及感觉正常。

### （二）辅助检查

头部CT和MRI检查，除外颅内器质性病变。

### （三）鉴别诊断

1. 舞蹈病　舞蹈样不自主运动，但肌张力普遍降低。
2. 肝豆状核变性　家族性，以手足徐动、舞蹈样运动为主。

## 二、治疗原则

### （一）术前处理

同开颅术前常规检查和准备。

### （二）外科治疗

1. 立体定向核团损毁术。
2. 脑深部电刺激术（deep brain stimulation，DBS）。
3. 痉挛性斜颈者，采用受累肌群的选择性颈和项肌切断术；副神经前根切断术。
4. 术后处理同一般开颅术，但应使用镇静止痛剂。

# 第五节　三叉神经痛

三叉神经痛属于神经根性疼痛，多见于中老年，是颜面部的反复发作性疼痛，病因明确者（如该神经根近脑干段受异常血管压迫或肿瘤、多发性硬化、蛛网膜粘连、带状疱疹后）称继发性三叉神经痛，原因不明者则称原发性三叉神经痛。临床多以血管压迫为常见病因。

## 一、诊断标准

### （一）临床表现

1. 疼痛局限于感觉根分布区，多以单侧牙痛或颜面、下颌鼻旁疼痛起病。

2. 在三叉神经1支或多支的分布区呈刀割样、电击或烧灼样剧烈疼痛。突发而持续数秒或数分钟后骤停，或伴发同侧流涎、流泪，面肌反射性痉挛。

3. 疼痛区常有扳机点，因洗脸、刷牙、进餐、说话等机械性因素而诱发疼痛发作。

### （二）辅助检查

头部CT和MRI检查可以明确病因。

## 二、治疗原则

### （一）非手术治疗

1. 药物治疗

（1）卡马西平0.1~0.2g，每日2~3次，口服。

（2）苯妥英钠0.1g，每日3次，口服。

（3）野木瓜片3~4片，每日3次，口服。

2. 经皮穿刺三叉神经周围支封闭术　使用无水乙醇、甘油或石炭酸阻滞。

3. 经皮穿刺三叉神经根射损毁术　三叉神经半月节热疗（60~75℃，30~60秒）。

### （二）手术治疗

1. 经耳后枕下入路探查三叉神经根近脑干端，如有血管压迫，则行微血管减压术，如无血管压迫，则行感觉根切断术。

2. 经颞下三叉神经感觉根切断术。

3. 三叉神经脊髓束切断术。

4. 三叉神经根岩骨段γ刀治疗。

5. 对继发三叉神经痛应采取病因治疗。

# 第六节　舌咽神经痛

舌咽神经痛是指舌咽神经分布区的阵发性剧痛，病因常为舌咽神经根近脑干段受血管刺激、肿瘤压迫或不明原因所导致。

## 一、诊断标准

### （一）临床表现

1. 疼痛　发作突然，起于一侧舌根部、扁桃体区、咽后壁，呈刀割样、烧灼状剧痛，尚可向外耳道、耳后区或颈部放射。持续数秒钟，呈间歇性发作。

2. 扳机点　舌根部、扁桃体区、咽喉部可有疼痛扳机点，常因进食、吞咽、说话等机械性动作而诱发。

3. 偶见疼痛发作时伴晕厥、抽搐及心脏停搏。

4. 用4%丁卡因喷射咽后壁或扁桃体区，如疼痛减轻可与三叉神经痛下颌支痛鉴别。

### （二）辅助检查

头部CT和MRI检查可以明确病因。

## 二、治疗原则

### （一）药物治疗

1. 卡马西平　0.1~0.2g，每日2~3次，口服。
2. 苯妥英钠　0.1g，每日3次，口服。

### （二）手术治疗

药物治疗无效者或愿意首选手术者，可考虑如下手术。

1. 经颅后窝探查　如发现有血管压迫，可行微血管减压术。
2. 经枕下入路　舌咽神经根切断术。

### （三）病因治疗

查明肿瘤者行肿切除，同时行舌咽神经根切断术。


# 第七节　脑性瘫痪


脑性瘫痪是指包括多种大脑病变所导致的，自出生起即已存在的肢体肌张力异常和运动障碍。

## 一、诊断标准

### （一）临床表现

1. 病史　出生前产妇曾有过如一氧化碳中毒、围生期病毒感染及难产史。

2. 体征　常表现为四肢肌张力增高，腱反射亢进，以双下肢为主，伴有双侧病理征阳性（Babinski征阳性）。上肢呈肘部内收，下肢呈股部内收，步行时呈剪刀或交叉步态，往往有马蹄内翻足存在。

3. 肌张力的测定（改良的 Ashworth5级法）

（1）Ⅰ级肌张力正常。

（2）Ⅱ级肌张力轻度增高，腱反射亢进。

（3）Ⅲ级肌张力中度增高，踝阵挛（＋），关节活动"折刀感"。

（4）Ⅳ级肌张力明显增高，关节屈伸受限。

（5）Ⅴ级为完全僵直，关节活动能力丧失。

（6）Ⅲ级以上者，有手术指征。

（二）辅助检查

头部CT、MRI检查除外颅内器质性病变。

## 二、治疗原则

（一）术前检查

1. 头部CT、MRI检查。

2. 脑电图。

3. 神经心理检查（IQ值低于50为手术禁忌）。

（二）手术治疗

1. 立体定向脑内核团损毁术。

2. 选择性脊神经后根切断术（selective posterior rhizotomy，SPR）。

3. 脊髓埋藏电极刺激术。

# 第八节　精神外科疾病

利用外科学的方法治疗精神疾病已历经一个世纪，由于除神经外科的基础与临床外，尚涉及精神科学、神经病学和社会心理学等诸领域，该学科运用起来应极为慎重。目前主要用以治疗心理、药物、电休克及胰岛素休克等未能奏效的慢性精神病患者，手术病例应由精神科医师直接提供。

## 治疗原则

### （一）手术指征

1. 难治性慢性精神分裂症

（1）应符合DSM-ⅧR，病史在4年以上。

（2）抗精神病药物至少应用3种以上（其中必须包括氯氮平），每种药物必须足量并连续应用2个月以上无效者。

2. 难治性情感性精神病

（1）病史在3年以上的慢性抑郁症和反复发作的快速循环型躁郁症。

（2）抗抑郁药至少轮流应用阿米替林及丙咪嗪。

（3）抗躁狂药至少交替应用锂盐及卡马西平。

（4）三环类抗抑郁药足量2个月无效者。

3. 神经症

（1）症状持续3年以上的强迫症。

（2）严重的焦虑症、恐怖症等。

### （二）术前检查

1. 头颅CT、MRI检查除外颅内器质性病变。

2. 脑电图。

3. 神经心理检查。

### （三）立体定向术

损毁脑内靶点是目前精神外科干预的主要手段。

### （四）手术疗效评价标准

1. Ⅰ级　无任何症状，无须辅助治疗。

2. Ⅱ级　轻症状，不影响日常生活。

3. Ⅲ级　症状减轻，副作用明显，已影响日常生活。

4. Ⅳ级　症状无改变。

5. Ⅴ级　加重。

# 参考文献

［1］刘毛光. 简明神经外科学. 济南：山东科学技术出版社. 2010.

［2］薛胜祥. 现代神经外科疾病诊疗对策. 长春：吉林科学技术出版社，2010.

［3］赵世光. 神经外科危重症诊断与治疗精要. 北京：人民卫生出版社，2011.

［4］冯华，朱刚，林江凯. 颅脑创伤基础与临床. 北京：人民军医出版社，2011.

［5］刘仍利. 现代临床神经外科学. 北京：科学技术文献出版社，2011.

［6］米宽庆，高培君. 神经外科急危重症学. 武汉：湖北科学技术出版社，2012.

［7］姚志刚. 神经外科急危重症诊疗指南. 北京：科学技术文献出版社，2013.

［8］赵宗茂. 神经外科急症与重症诊疗学. 北京：科学技术文献出版社，2013.

［9］王立波，邝鸿泽. 实用外科诊疗新进展. 北京：金盾出版社，2013.

［10］郭剑峰，罗仁国，魏国明，等. 临床神经外科诊断治疗学. 北京：科技文献出版社，2014.

［11］赵继宗，周定标. 神经外科学. 北京：人民卫生出版社，2014.

［12］何永生，黄光富，章翔. 新编神经外科学. 北京：人民卫生出版社，2014.

［13］周良辅. 现代神经外科学. 上海：复旦大学出版社，2015.

［14］张永红. 神经外科常见疾病诊治指南及专家共识. 兰州：兰州大学出版社，2016.

［15］张建宁. 神经外科学高级教程. 北京：中华医学电子音像出版社，2016.

［16］张建宁，王任直，胡锦. 神经外科重症监护手册. 北京：人民卫生出版社，2016.

［17］郭世绂. 骨科临床解剖学. 济南：山东科技出版社，2016.

［18］赵定麟，等. 现代脊柱外科学. 北京：世界图书出版公司，2016.

［19］金大地. 现代脊柱外科学。北京：人民军医出版社，2017.

［20］许乙凯，陈建庭. 脊柱脊髓CT、MR诊断学. 北京：人民卫生出版社，2017